본초학 입문 필독서

시리즈 1 약성가괄사백미

편저 최 현 명

HERBAL MEDICINE GUIDE BOOK

도서출판 정담

서문

2015년도에 한의과대학에 강의를 나가면서, 학생들에게 가장 많이 들었던 이야기가 어떻게 공부하면 좋을까에 대한 질문이었습니다. 아직도 많은 학생들이 한의학 공부에 대해서 갈피를 잡지 못하고, 헤메는 것에 대해서 선배로서 책임을 느끼게 된 계기였습니다.

한의학은 발전하고 있습니다. 따라서 우리도 발전해야 합니다. 현재 한의학은 옛날의 의서와 옛날 의학 이론을 바탕으로 현대과학과 접목하여 새로운 치료방법을 개발해내고 있고, 본초학에서도 기존에 있던 약효 외에도 새로운 약효를 현대약리학으로 밝혀내 신약을 개발하기도 합니다. 이런 상황에서 우리가 어떻게 한의학을 공부하여야 할까요?

다양한 방법이 있지만, 저는 옛 어른들이 하셨던 이야기를 추천합니다. 바로 온고지신(溫故知新)이라는 말입니다. 옛것을 완벽히 알아야 제3, 제4 의학을 창출해낼 수 있습니다. 제게 공부 방법을 물어보는 많은 학생들과 이야기해보면, 불행히도 전통의학과 현대적 한의학 사이에서 갈피를 못 잡고, 허둥대는 모습을 많이 봤습니다. 단언컨대, 옛날 우리 전통의학을 완벽히 모르고서는 새로운 한의학을 만들어갈 수 없습니다. 우리 선조들이 만든 의학 이론을 숙지하고, 그것을 바탕으로 해야만 그 위에 새로운 것을 쌓아갈 수 있는 것입니다.

'어떻게 하면 전통한의학을 제대로 공부할 수 있을까'에 대한 고민의 결과물로 약성가괄사백미라는 책을 출간합니다. 이 책은 한의학입문시리즈 4권 중에 하나로 순서로 따지면 3번째 책입니다.

예전에 의원에 어린 아이가 의생(醫生)이 되고자 입문을 하게 되면, 스승은 아이가 쉽게 의학을 외울 수 있도록, 가결(歌訣) 즉 노래로 학문을 익히게 하였습니다. 예컨대, 첫 번째로 의학 이론인 '의학삼자경(醫學三字經)', 두 번째 진단학인 '빈호맥학(瀕湖脈學)', 세 번째로 본초를 외우는 '약성가괄사백미(藥性歌括四百味)', 네 번째로 방제학인 '탕두가결(湯頭歌訣)'이 바로 그것입니다.

노래로 익히기 때문에 외우기 쉽습니다. 일단 암기를 해놓으면 나중에 진료를 하여 환자를 대면하고 있을 때도, 잠재의식 속에 남아있는 가결(歌訣)들이 떠오르고, 진단과 처방선택에 도움을 줄 것입니다. 또한 이러한 가결을 외워서 기본적인 소양들을 학습하면, 동의보감(東醫寶鑑)이나 의학입문(醫學入門) 등의 의서를 보는데 많은 도움을 줄 것입니다.

이 책을 지으신 공정현(龔廷賢) 선생은 명나라 시대의 의사로, 아버지인 공신(龔信)에게 의학을 배워 태의원(太醫院)에서 벼슬을 하였습니다. 의학 연구에 매진하여 만병회춘(萬病回春), 수세보원(壽世保元), 종행선방(種杏仙方), 운림신구(雲林神彀), 본초포제약성부정형(本草炮製藥性賦定衡), 노부금방(魯府禁方), 고금의

감(古今醫鑑) 등을 펴내었고, 만병회춘과 수세보원에 실려있던 약성가(藥性歌)를 따로 떼서 약성가괄사백미라는 책을 지었습니다. 공정현의 약성가괄사백미는 우리나라에 수입되어 제중신편(濟衆新編)에 최초로 실리게 되고, 주촌신방(舟村新方), 의종손익(醫宗損益), 방약합편(方藥合編) 등에 변형되어 실리면서 한국 한의학에 많은 영향을 주었습니다.[1] 중국에서도 명나라때부터 지금까지도 본초학의 기본을 다지는 책으로 많이 읽히고 있는 책입니다.

부디 많은 학생들이 이 책으로 공부를 하셔서 훌륭한 한의학, 진보된 한의학을 만드는데 도움이 되었으면 합니다. 책 내용에 대하여 문의하실 점이 있으시면 카카오톡 nicehmchoi 로 문의주시기 바랍니다. 마지막으로 많은 조언을 해주시고, 식약처에서 가지고 있는 사진을 제공해주시고 사용을 허락해주신 식품의약품안전평가원 생약연구과 성락선과장님께 감사의 말씀을 전합니다.

한의학박사 **최 현 명**

---

[1] 황종순, 최달영 『조선후기 한의학에서 龔廷賢 藥性歌의 수용과 변천과정에 대한 연구』, 동의생리병리학회지 24(6): 924~934, 2010

일러두기

1. 이 책은 가결(歌訣), 가결해설, 약성설명, 효능과 응용, 주의사항으로 구성되어 있습니다.

2. 약성 설명은 약재에 대한 대략적인 설명입니다.

3. 효능과 응용은 약재를 사용하는 조금 더 구체적인 효능을 밝히고, 응용을 기록하였습니다.

4. 마두령, 서각, 해합각, 목률, 석남엽, 종려자, 송지, 몰식자, 공청, 복룡간, 석회, 구인, 지주, 자위피, 와우, 전라, 상아, 수질, 패자, 합리육, 석해, 무명이, 경묵, 황형자, 앵속각, 인발, 작란, 자하거, 붕사, 비상, 만려어, 방해, 마육, 백합육, 토육, 우육, 저육, 양육, 웅계육, 압육, 리어, 즉어, 려육, 선어, 백아육, 견육, 별육, 석련자, 우, 연수, 시자, 석류피, 진창미, 개채, 장수, 이당, 마유, 리, 내복근, 천초, 식염, 다, 주, 초, 인유, 동변을 제외한 모든 약재의 사진은 식품의약품안전평가원 생약연구과에서 제공받았습니다.

목차

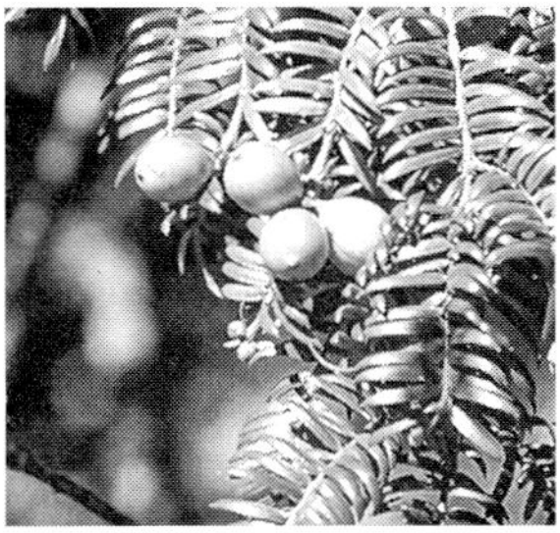

약성가괄사백미

藥性歌括四百味

1. 人蔘인삼

가 결

人蔘味甘인삼미감 大補元氣대보원기
止渴生津지갈생진 調營養衛조영양위

人蔘은 味甘하고 元氣를 크게 보하며
渴症을 멎게 하고 津液을 生하며, 榮衛를 調營한다.

【약성설명】

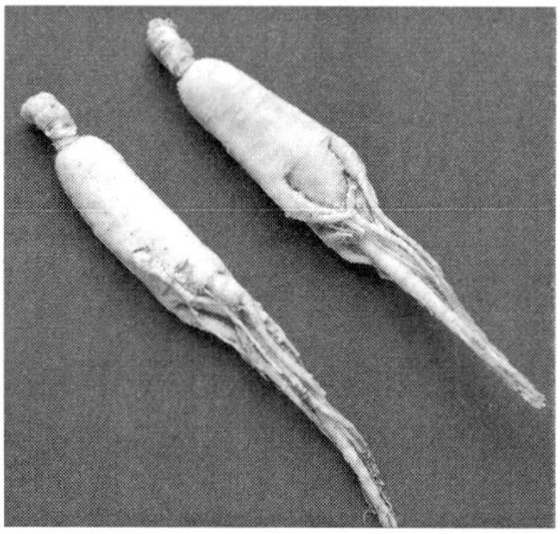

인삼은 味甘하고 微苦하며, 성질이 平한 편이지만 溫性에 가깝다. 인삼은 大補元氣하는 효능이 강하여 生命之本을 보하고, 固脫, 益損, 止渴, 安神한다. 따라서 남녀를 막론하고 일체의 虛症에 사용할 수 있고, 陰陽氣血이 부족한 사람들에게 모두 응용할 수 있는 약재로서, 內傷虛勞에 쓸 수 있는 가장 중요한 약이다.

【효능과 응용】

1. 익기고탈(益氣固脫): 元氣가 虛脫한 증세에 적용
   (1) 기허욕탈(氣虛欲脫): 面色蒼白, 心悸不安, 虛汗不止, 脈微欲絶하는 경우 사용한다.
   (2) 기허망양(氣脫亡陽): 冷汗淋漓, 四肢不溫한 경우에 부자(附子)와 함께 사용한다.

2. 보비익기(補脾益肺): 脾肺의 氣虛를 치료
   (1) 비위허약(脾胃虛弱): 食少便溏, 倦怠無力, 面色痿白, 舌淡脈緩한 경우에 사

용한다.

(2) 폐기부족(肺氣不足): 咳喘乏力, 動則益甚하고, 自汗脈虛하고 易感風寒한 증상에 사용한다.

3. 생진지갈(生津止渴): 진액 손상으로 인해 口渴이 있거나 消渴症이 있는 경우에 사용

(1) 진상구갈(津傷口渴): 熱傷氣陰으로 身熱煩燥, 汗出體倦, 脈大無力한 경우에 사용한다. 석고(石膏)나 지모(知母)와 함께 사용한다.

(2) 內熱消渴로 煩渴不止, 脈數無力한 경우는 모두 內熱로 인해 氣陰이 부족한 것이므로 養陰淸熱하는 약들과 같이 사용한다.

4. 안신익지(安神益智): 氣血不足으로 인한 心神不安, 失眠健忘을 치료한다. 養心安神하는 약들과 배합하여 사용한다.

이외에도 血虛症이나 陽痿症뿐만 아니라 正虛邪盛한 증에 인삼을 사용할 수 있는데, 氣旺生血하며 陽强해지고 扶正祛邪하는 효능이 있다.

【주의사항】

여로(藜蘆)와 상반(相反)하고 오령지(五靈脂)와 상외(相畏)하고 조협(皂莢)과 상오(相惡)한다. 인삼을 복용할 때는 차를 마시는 것과 나복자(萊菔子) 복용을 금한다.

2. 黃芪황기

가 결

黃芪性溫황기성온 收汗固表수한고표
托瘡生肌탁창생기 氣虛莫少기허막소

黃芪는 性溫하고 汗을 收斂시키며 固表한다.
瘡을 헤쳐 肌肉을 生하게 하며, 氣虛한 데 많이 사용한다.

【약성설명】

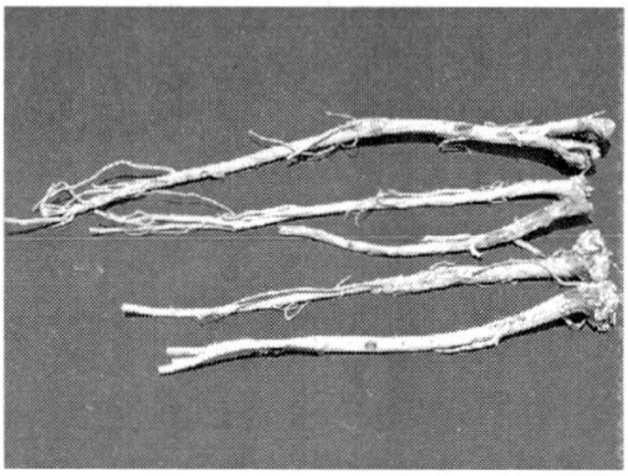

황기는 성미가 甘溫하고 주로 脾肺의 기운을 보하면서 中陽을 상승시킨다. 또, 脾肺의 氣를 충실하게 하며, 肌表를 고밀하게 하고, 水濕을 운화시키며 生肌托瘡하게 한다. 기가 왕성해지면 生血, 統血, 行血작용이 좋게 된다. 脾肺氣虛 및 中氣下陷에 이르는 증상에 상용하며 補氣의 가장 중요한 약이라 할 수 있다.

【효능과 응용】

1. 보기승양(補氣升陽): 氣虛 및 氣陷의 증상을 치료

(1) 肺氣不足으로 久咳虛喘, 自汗, 脈虛, 易感風寒한 경우에 사용한다. 보통 補肺止咳平喘藥과 같이 사용한다.

(2) 脾胃虛弱으로 食少納呆, 消瘦便溏, 倦怠乏力, 舌淡脈緩할 때 사용한다.

(3) 中氣下陷하여 久瀉, 脫肛하거나 下垂된 장부가 있을 때 사용한다.

2. 고표지한(固表止汗): 體虛와 多汗을 치료한다. 滋陰降火하는 약과 배합하여 사용하면 陰虛盜汗도 치료할 수 있다.

3. 이수소종(利水消腫): 脾失建運으로 인한 水濕停留, 水腫, 小便不利를 치료한다. 利尿藥들과 같이 사용한다.

4. 탁창생기(托瘡生肌): 오래된 瘡癰을 잘 치료한다. 氣血虧虛하여 癰疽不潰하거나 혹은 潰했으나 久不斂하는 경우에 補氣養血하는 약들과 배합하여 사용한다.

이 외에 血虛, 血瘀, 失血의 모든 증상에 사용 가능하며, 기를 왕성하게 하여 生血, 行血, 統血하는 의미를 가진다.

3. 白朮 백출

가결

白朮甘溫 백출감온 **健脾强胃** 건비강위
止瀉除濕 지사제습 **兼祛痰痞** 겸거담비

白朮은 甘溫하고 脾胃를 建强하게 하고, 止瀉, 除濕하며 겸하여 痰, 痞를 없앤다.

【약성설명】

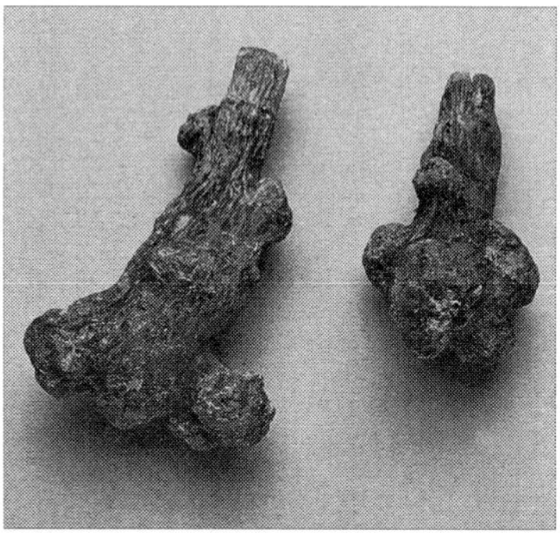

백출은 甘溫하여 益氣하고, 苦溫하여 除濕하며 주로 脾胃로 入하여 脾氣를 더하고 脾濕을 제거한다. 더불어 固表, 止瀉, 利水, 消痰하는 효능이 있다. 脾虛濕盛한 모든 증상에 상용하는 약이다.

【효능과 응용】

1. 익기고표(益氣固表): 脾虛와 自汗에 적합
   (1) 脾氣虛弱하여 食少便溏, 倦怠乏力한 증에 사용한다.
   (2) 中焦虛寒하여 脘腹冷痛, 大便瀉泄하는 경우에 생강과 배오하여 사용한다.
   (3) 氣虛自汗을 치료하는데, 특히 脾氣虛弱하거나 肌表不固한 경우에 사용한다.

2. 조습이뇨(燥濕利尿): 痰飮과 水腫을 치료
   (1) 痰飮眩悸하여 胸脇支滿, 心悸目眩, 短氣, 咳嗽하는 경우에 사용한다.
   (2) 水濕內停하여 발생되는 水腫, 泄瀉, 小便不利에 사용한다.

3. 安胎를 하는 효능이 있다. 脾虛氣弱으로 인한 胎氣不安에 적용한다.

4. 茯苓 복령

가결

茯笭味淡 복령미담 滲濕利竅 삼습리규
白化痰涎 백화담연 赤通水道 적통수도

茯苓은 味淡하고 滲濕하고 利竅한다.
白茯苓은 痰涎을 化하고, 적복령은 水道를 通하게 한다.

【약성설명】

복령의 甘味는 益脾하고, 淡味는 滲濕, 利濕하여 脾를 운행시키는 좋은 약이 되며 겸하여 安神의 작용도 있다. 脾虛濕停에 적용하며, 失眠과 健忘 등을 치료한다. 백복령은 痰飮을 잘 제거하고, 적복령은 利濕의 효능으로 사용한다.

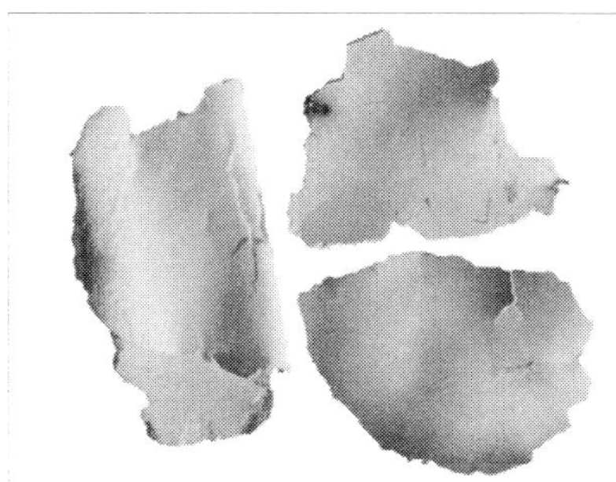

【효능과 응용】

1. 이수삼습(利水滲濕): 脾虛濕停으로 인한 水腫脹滿, 小便不利, 痰飮眩悸 등의 증상을 주로 치료한다.

2. 보익비위(補益脾胃): 脾胃虛弱으로 水失運化하여 생긴 食少倦怠, 腹脹腸鳴, 大便溏瀉 등을 다스린다.

3. 녕심안신(寧心安神): 心脾不足으로 인한 氣血兩虧, 失眠, 健忘 등의 증상을 치료한다. 항상 養心安神藥과 배오한다.

5. 甘草감초

가결

甘草甘溫감초감온 調和諸藥조화제약
炙則溫中자즉온중 生則瀉火생즉사화

甘草는 甘溫하고 모든 藥을 調和시킨다. 炙하면 溫中하고, 生用하면 瀉火한다.

【약성설명】

감초는 甘味는 12경락에 들어가 補氣, 緩急, 解毒, 약들을 조화시키는 등의 다양한 효능을 나타낸다. 炙한 것은 補하고 生으로 쓰는 것은 瀉하는데, 쓰임새가 많고 광범위하게 응용되기 때문에 "國老"라고도 부른다.

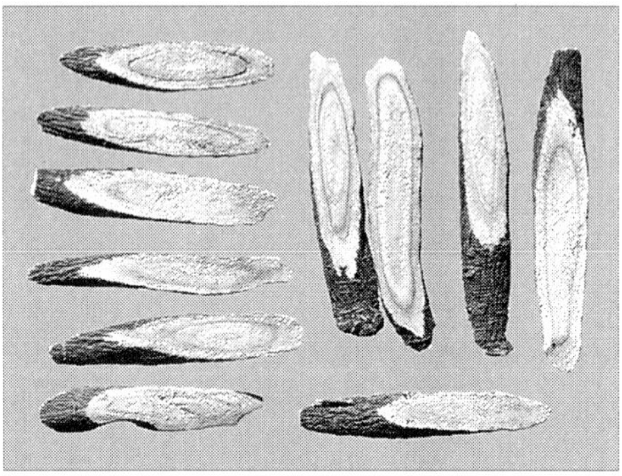

【효능과 응용】

1. 보비익기(補脾益氣): 脾胃虛弱과 中氣不足으로 인한 氣短乏力, 食少便溏 등을 치료할 때 사용한다.

2. 윤폐지해(潤肺止咳): 咳嗽氣喘을 치료할 때 쓰이며 적절히 배합하면 寒熱虛實을 막론하고 모두 응용할 수 있다.

3. 완급지통(緩急止痛): 腹中攣急作痛과 四肢拘攣疼痛할 때 적용한다. 보통 白芍藥과 함께 사용한다.

4. 조화약성(調和藥性): 여러 약물의 독성과 맹렬함을 緩解할 때 쓸 수 있다. 또 약물 간 상호작용을 조화시키는 용도로 사용한다.

그 외에 감초는 해독작용을 가지고 있어서 음식물, 약물, 농약으로 인한 중독을 치료할 때도 쓰인다.

【주의사항】

대극(大戟), 감수(甘遂), 원화(芫花), 해조(海藻)와 상반(相反)한다. 대량으로 오래 복용할 시 부종을 일으킬 수 있으니 주의해야 한다.

6. 當歸 당귀

가결

當歸甘溫 당귀감온　生血補心 생혈보심
扶虛益損 부허익손　逐瘀生新 축어생신

當歸는 甘溫하고 生血하며 補心한다.
虛損을 扶益하고, 瘀를 몰아내어 새로운 것이 生하게 한다.

【약성설명】

당귀는 甘溫하고 성질이 潤하여 血을 補하고, 辛溫하고 향이 강하여 血을 行하게 한다. 補하면서도 動하게 하고, 行하는 중에 補益하게 하며 혈분을 잘 조화롭게 하므로 "혈중의 聖藥"이라 부른다. 모든 血虛와 血瘀로 인한 증에 적용할 수 있다.

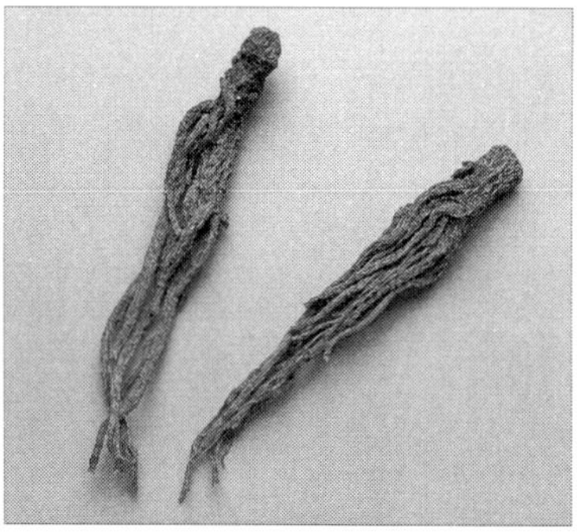

【효능과 응용】

1. 보혈조경(補血調經): 血虛證과 월경병에 적용

(1) 혈허(血虛): 面色萎黃, 頭暈耳鳴, 心悸失眠, 舌淡脈細한 경우에 사용한다.

(2) 月經不調, 痛經, 閉經 등의 증상에는 寒熱虛實을 막론하고 사용할 수 있다.

2. 활혈지통(活血止痛): 血瘀로 인한 모든 통증을 치료

(1) 타박손상으로 인해 瘀腫과 통증이 생겼을 때 散瘀止痛하는 약들과 배합하여 사용한다.

(2) 風寒痹證에 肢節疼痛할 때 祛風濕하는 약들과 배합하여 사용한다.

(3) 氣血虛寒하여 腹中冷痛이 있을 때 溫中散寒하는 약들과 배합하여 사용한다.

(4) 어혈제통(瘀血諸痛): 頭痛, 脇痛, 胸痺, 瘡腫 등의 경우에 活血止痛하는 약들과 배합하여 사용한다.

3. 윤장통변(潤腸通便): 血虛로 인한 腸燥와 便秘에 肉蓯蓉, 火麻仁과 배합하여 사용한다.

7. 白芍藥 백작약

가 결

白芍酸寒 백작산한　能收能補 능수능보
瀉痢腹痛 사리복통　虛寒勿與 허한물여

白芍藥은 酸寒하며, 능히 收斂시키고 능히 補한다.
瀉痢와 腹痛을 치료하나, 虛寒에는 투여하지 말라.

【약성설명】

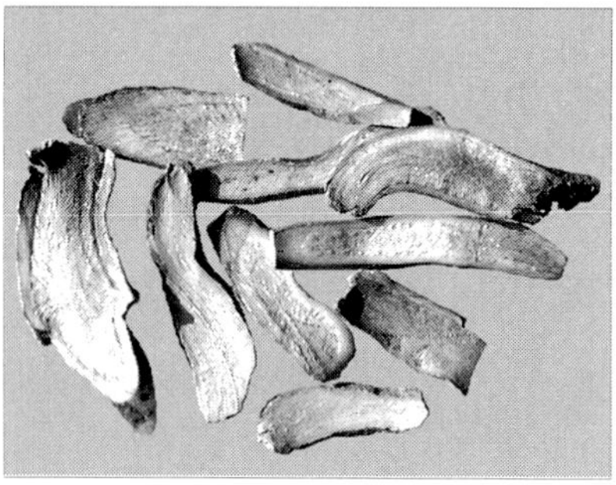

백작약은 酸寒하며 質潤하다. 주로 간경에 들어가 養血斂陰함으로써 肝體不足을 補한다. 또 平肝柔肝함으로써 瀉肝하기도 한다. 그러므로 肝陽이 偏旺하거나 陰血不足한 證에 쓸 수 있는 중요한 약이 된다.

【효능과 응용】

1. 양혈렴음지한(養血斂陰止汗): 血虛陰虧한 증세에 적용

(1) 혈허제증(血虛諸證): 面色萎黃, 月經不調, 血虛腸燥할 때 등의 경우에 사용한다.

(2) 陰虛盜汗과 陽虛自汗을 치료한다. 陽虛自汗에는 계지(桂枝)와 함께 사용한다.

2. 평간유간지통(平肝柔肝止痛): 陰虛肝旺한 증세에 적용

(1) 血虛肝旺하여 頭暈目眩, 煩燥易怒한 경우에 사용한다.

(2) 血虛肝鬱하여 脇肋疼痛, 多夢易驚한 경우에 사용한다.

(3) 血不養筋하여 四肢拘攣作痛한 경우에 감초(甘草)와 함께 사용한다.

이외에도 肝强犯脾하여 생긴 腹痛泄瀉와 痢疾痛瀉에 사용할 수 있다.

【주의사항】 여로(藜蘆)와 상반(相反)한다.

8. 赤芍藥 적작약

가 결

赤芍酸寒 적작산한 能瀉能散 능사능산
破血通經 파혈통경 產後勿犯 산후물범

赤芍藥은 酸寒하며, 능히 瀉하고 능히 散한다.
破血하고 通經하나, 產後에는 함부로 사용하지 않는다.

【약성설명】

적작약은 味苦하여 開泄行瘀하고, 性寒하여 清熱凉血한다. 오직 肝經에 들어가고, 血分으로 들어가서 작용하기 때문에 血分의 實熱과 瘀滯가 겸하여 일어나는 모든 병에 가장 적합한 약이다.

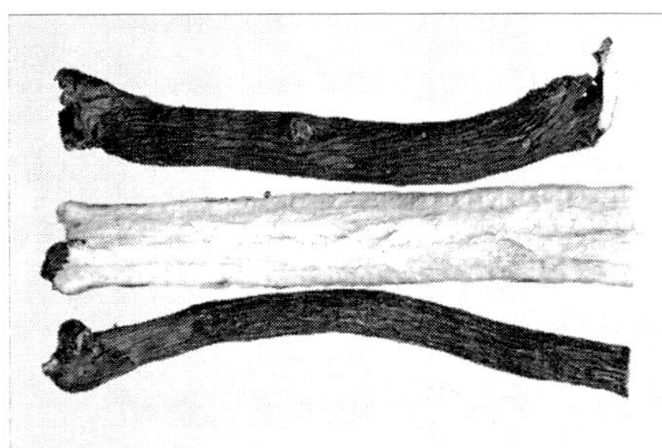

【효능과 응용】

1. 청열량혈(清熱凉血): 熱入營血하여 高熱譫語, 發斑出疹, 血熱出血하는 등의 증상을 치료한다.

2. 산어지통(散瘀止痛): 血瘀로 인한 모든 통증에 적용
   (1) 血瘀로 인한 月經不調, 痛經, 閉經에 사용한다.
   (2) 打撲損傷으로 인한 瘀腫作痛에 사용한다.
   (3) 癰瘡腫痛, 目赤腫痛에 清熱解毒하는 약들과 배합하여 사용한다.

【주의사항】

여로(藜蘆)와 상반(相反)한다.

9. 生地黃 생지황

가 결

生地微寒 생지미한 能消濕熱 능소습열[1]
骨蒸煩勞 골증번로 養陰涼血 양음량혈

生地黃은 微寒하고, 능히 濕熱, 骨蒸, 煩勞를 가시게 하며, 養陰하고 涼血한다.

【약성설명】

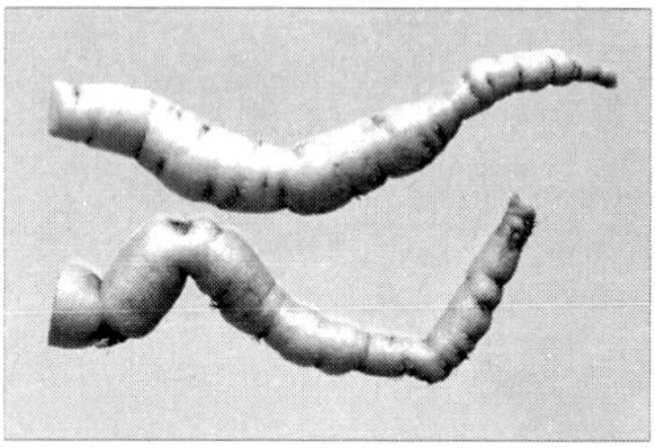

생지황은 甘寒質潤하여 凉血瀉熱과 養陰生津하는 작용이 우수하다. 血分에 열이 있거나, 모든 津傷으로 인한 陰不足에 상용하는 약재이다.

【효능과 응용】

1. 청열량혈(淸熱凉血): 血熱證에 적용

(1) 血分熱盛하여 高熱譫語, 舌絳한 경우에 사용한다.

(2) 血熱動血하여 吐血, 衄血, 尿血, 崩漏 등의 증상이 생긴 경우에 사용한다.

(3) 熱病 후에 津傷發熱, 陰虛內熱한 경우에 사용한다.

2. 양음생진(養陰生津): 津液이 虧損된 증세에 적용

(1) 熱病傷陰하여 口乾口渴, 舌紅無苔한 경우에 사용한다.

(2) 內熱消渴로 煩渴多飮하는 경우에, 養陰하는 약과 배합하여 사용한다.

(3) 熱傷陰液으로 腸燥하여 오는 변비에 사용한다.

---

[1] 원문에는 能消溫熱로 되어있으나 王孝義판본을 참고하여 能消濕熱로 바꾸었다.

10. 熟地黃숙지황

가결

熟地微溫숙지미온 滋腎補血자신보혈
益髓塡精익수진정 烏鬚黑髮오수흑발

熟地黃은 微溫하고 滋腎하며 補血한다. 精髓를 益塡하고, 鬚髮을 검게 한다.

【약성설명】

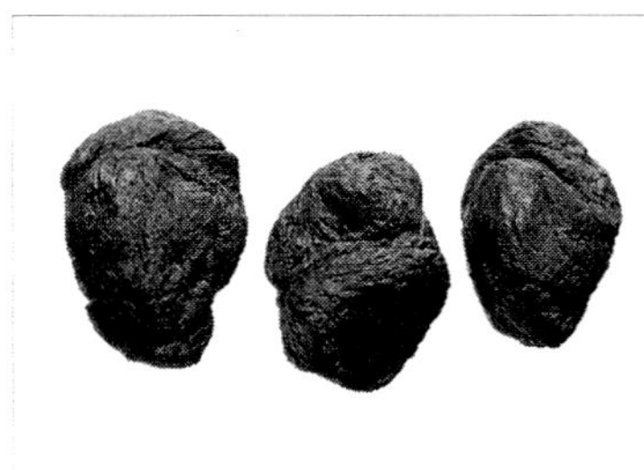

숙지황은 微溫하며 달고 潤하다. 바탕이 滋膩하니 心肝의 血을 보하며 肝腎의 음을 滋하니 溫補精血의 要藥이 된다.

【효능과 응용】

1. 보혈(補血): 일체의 血虛症 및 月經不調를 치료

(1) 血虛하여 面色萎黃, 頭暈目眩, 心悸不眠한 경우에 사용한다.

(2) 婦女가 血虛하여 月經不調, 崩漏失血하는 등의 증상에 사용한다.

2. 자음(滋陰): 肝腎陰虛한 증세에 적용

(1) 肝腎陰虛하여 腰痠腿軟, 頭目眩暈, 失眠健忘, 遺精盜汗한 경우에 사용한다.

(2) 陰虛火旺으로 骨蒸勞熱한 경우 淸瀉相火하는 약과 배합하여 사용한다.

(3) 內熱消渴로 煩熱多飮하는 경우에 사용한다.

11. 麥門冬맥문동

가 결

麥門甘寒맥문감한 解渴祛煩해갈거번
補心淸肺보심청폐 虛熱自安허열자안

麥門冬은 甘寒하며 煩渴을 제거하고 補心, 淸肺하며 虛熱이 저절로 편안해진다.

【약성설명】

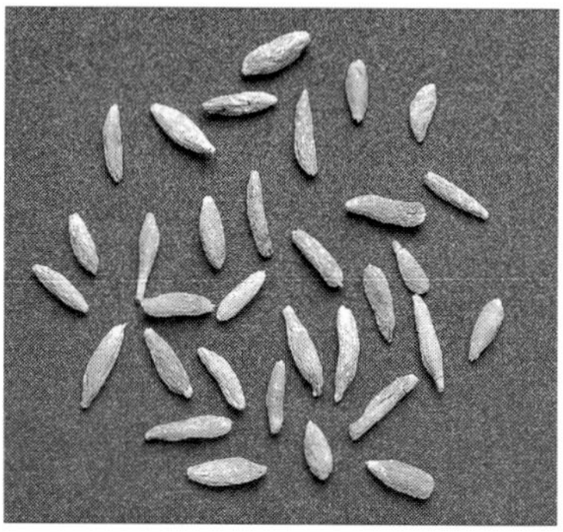

맥문동은 甘寒하고 淸潤하여 心肺의 열을 잘 내리고 養陰하여 除煩한다. 겸하여 위장을 淸潤하고 갈증을 멎게 하며 潤燥한다. 淸心, 潤肺, 止渴의 要藥이 된다.

【효능과 응용】

1. 청심제번(淸心除煩): 內熱擾心의 증세에 적용
   (1) 血分熱盛으로 心煩躁擾, 高熱發斑, 舌絳한 경우에 사용한다.
   (2) 熱傷氣陰하여 心煩口渴, 汗出體倦한 경우에 사용한다.
   (3) 心陰不足으로 心煩不眠, 舌紅少苔한 경우에 사용한다.

2. 양음윤폐(養陰潤肺): 주로 陰虛肺燥로 乾咳, 燥咳, 勞熱咳血하는 등의 증상에 사용한다.

3. 익위생진(益胃生津): 胃陰不足으로 口乾口渴, 保納不飢한 증상을 잘 치료한다.

그 외, 陰虛腸燥하여 생긴 변비에도 사용할 수 있다.

12. 天門冬 천문동

가 결

天門甘寒 천문감한　肺痿肺癰 폐위폐옹
消痰止嗽 소담지수　喘熱有功 천열유공

天門冬은 甘寒하고 肺痿와 肺癰을 치료한다.
痰을 삭히고, 嗽를 그치게 하며 喘熱에 효과가 있다.

【약성설명】

天門冬은 味甘하고 성질이 大寒하다. 주로 肺腎으로 들어가 위로는 肺熱을 내리며 潤燥시키고 아래로는 腎陰을 滋養하여 降火시킨다. 肺腎이 陰虛하여 火旺된 모든 증상에 활용될 수 있다.

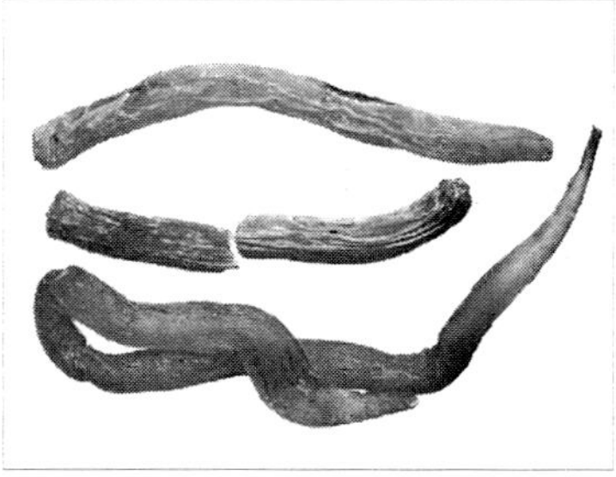

【효능과 응용】

1. 청폐강화(淸肺降火): 주로 肺腎陰虛로 火旺하여 생긴 燥咳痰粘, 勞嗽咳血 등의 증상을 치료한다. 麥門冬과 함께 사용된다.

2. 자음윤조(滋陰潤燥): 津傷燥熱의 증상에 활용한다.
   (1) 熱傷氣陰하여 口乾口渴, 心煩體倦한 증상에 사용한다. 人蔘과 함께 사용한다.
   (2) 津傷腸燥하여 오는 便秘에 사용한다.

13. 黃連황련

가 결

黃連味苦황련미고 瀉心除痞사심제비
淸熱明眸청열명모 厚腸止痢후장지리

黃連은 味苦하고 心을 瀉하며 除를 除去한다.
淸熱하고 눈을 밝게 하며 腸을 厚하게 하여 瀉痢를 멎게 한다.

【약성설명】

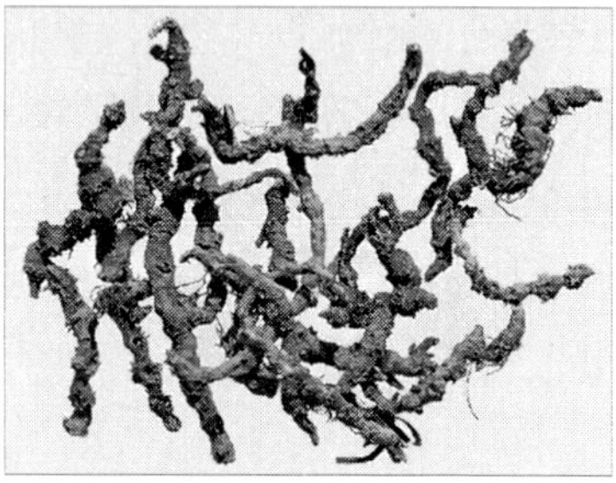

황련은 苦寒하여 淸燥하고 除濕瀉火하여 心과 中焦의 열을 잘 내리며 겸하여 淸肝하여 눈을 밝게 한다. 心肝의 火가 성하며 胃腸濕熱의 증상으로 인한 諸症에는 본 약재가 要藥이 된다.

【효능과 응용】

1. 청열조습(淸熱燥濕): 濕熱이 胃腸에 停滯된 경우에 활용

(1) 濕熱中阻하여 胸悶, 苔膩, 不飢, 嘔吐한 경우에 사용한다.

(2) 濕熱痢疾로 腹痛腹瀉, 裏急後重하고 변에 膿血이 섞인 경우에 사용한다.

2. 사화해독(瀉火解毒): 熱毒을 치료한다.

(1) 實火內盛으로 煩燥譫語, 壯熱神昏한 경우에 사용한다.

(2) 心火偏旺으로 煩燥不眠하고, 血熱로 인해 吐하고 衄血이 있는 경우에 사용한다.

(3) 熱毒瘡瘍과 疔毒內攻한 경우에 淸熱解毒약들과 배합하여 사용한다.

(4) 肝火上炎하여 目赤하거나 肝火犯胃로 嘔吐할 때 사용한다.

이외에도, 胃熱로 인하여 생긴 中消로 多食하는 경우에도 사용한다.

14. 黃芩 황금

가 결

黃芩苦寒황금고한 **枯瀉肺火**고사폐화
子淸大腸자청대장 **濕熱皆可**습열개가

黃芩은 苦寒한데, 枯芩은 肺火를 瀉하고,
子芩은 大腸을 淸하며 濕熱에 모두 사용할 수 있다.

【약성설명】

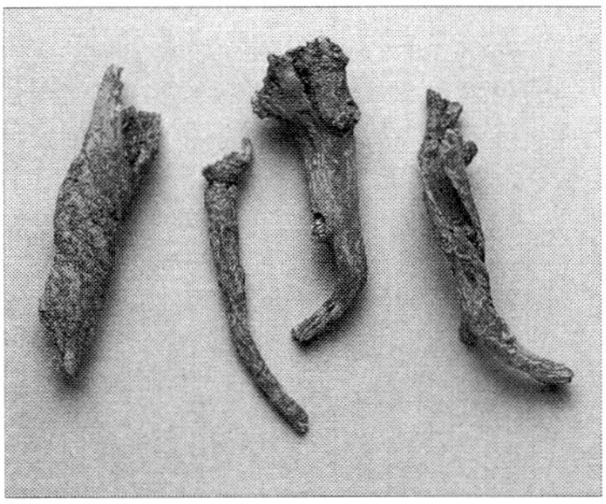

황금은 味苦하고 性寒하니 淸燥瀉火하고 解毒하는 작용을 한다. 枯芩은 가볍고 비어있어 上行하여 肺와 上焦의 火를 잘 淸해주고 止血하며 安胎한다. 子芩은 質重하여 下行하니 오로지 大腸의 濕熱을 淸함으로써 痢疾을 다스린다. 그러므로 황금은 熱이 上焦에 있어 血熱로 인한 出血과 濕熱로 인한 설사와 痢疾같은 증상에 적용된다.

【효능과 응용】

1. 청열조습(淸熱燥濕): 濕熱로 인한 질환에 적용

(1) 濕熱痢疾, 腹痛, 변의 膿血, 裏急後重에 사용한다.

(2) 濕熱黃疸로 身目黃染한 경우에 사용한다. 일반적으로 茵陳과 같이 사용한다.

(3) 外感濕溫과 發熱, 胸悶, 舌苔黃膩한 경우에 사용한다.

(4) 濕熱이 下注하여 발생하는 熱痲과 澀痛에 사용한다.

2. 사화해독(瀉火解毒): 熱毒으로 인한 증상에 적용

(1) 肺熱로 인한 咳嗽, 痰黃質稠, 舌紅咽痛에 사용한다.

(2) 外感熱病으로 邪鬱上焦, 壯熱煩渴하는 사람에게 사용한다.

(3) 內熱亢盛으로 迫血妄行하여 발생하는 出血證에 사용한다.

(4) 熱毒으로 인한 瘡瘍, 咽腫目赤등의 증상 중에 實火로 인한 것에 사용한다.

3. 안태(安胎): 胎熱로 인한 胎動不安을 주로 치료한다.

15. 黃柏황백

가 결

黃柏苦寒황백고한 降火滋陰강화자음
骨蒸濕熱골증습열 下血堪任하혈감임

黃柏은 苦寒하고 火를 내려주며 滋陰한다. 骨蒸, 濕熱, 下血을 감당할 수 있다.

【약성설명】

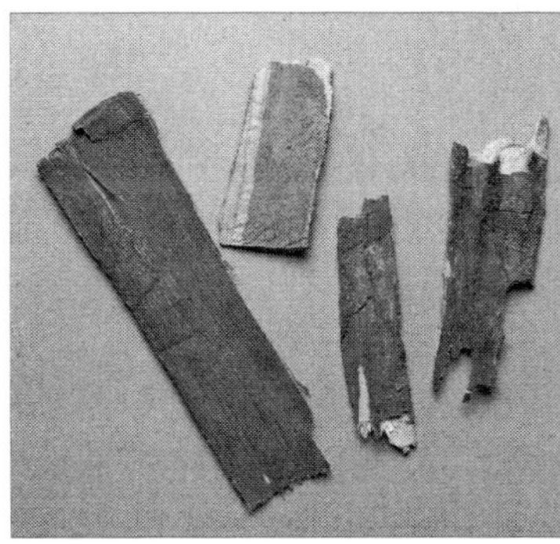

황백은 味苦性寒하여 清燥한다. 특히 下焦의 濕熱을 잘 清하고 相火를 瀉한다. 濕熱이 下注하는 것과 陰虛火旺한 증상을 낫게 한다.

【효능과 응용】

1. 청열조습(清熱燥濕): 下焦濕熱로 인한 모든 증상을 주로 치료한다. 예를 들어 濕熱로 인한 痢疾, 帶下, 淋痛, 痹證과 黃疸등에 사용한다.

2. 사화해독(瀉火解毒): 熱毒으로 인한 질환과 相火偏旺에 적용한다.
   (1) 熱毒으로 인한 瘡瘍과 濕瘡, 濕疹에 사용한다.
   (2) 陰虛火旺, 盜汗과 遺精, 骨蒸勞熱에 사용한다. 滋陰降火하는 약과 배오하여 사용한다.

16. 梔子 치자

가결

梔子性寒 치자성한 **解鬱除煩** 해울제번
吐衄胃痛 토뉵위통 **火降小便** 화강소변

梔子는 性寒하고 鬱을 풀고 煩을 除去한다.
吐衄, 胃痛을 다스리며, 火를 내리고 小便을 나오게 한다.

【약성설명】

치자는 味苦性寒하여 淸降하고, 大小便을 아래로 通하게 한다. 心, 肺, 三焦의 熱을 아래로 끌어내려 小便을 通하게 하고, 淸熱除煩, 解毒除濕하는 효과가 좋다. 熱病에 心煩한 것과 血分熱毒, 下焦濕熱 등의 증상에 적용된다.

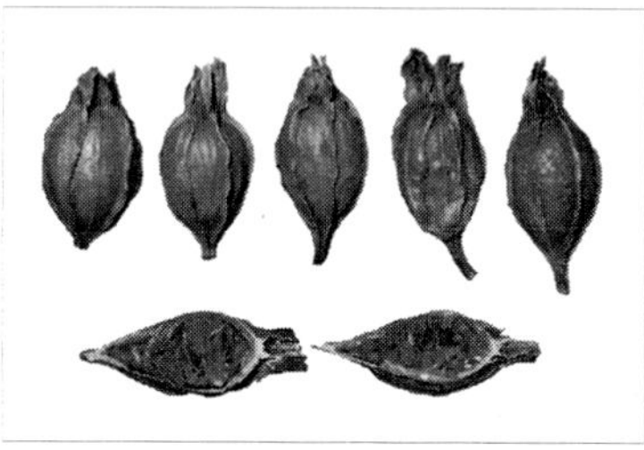

【효능과 응용】

1. 사화제번(瀉火除煩): 열이 心神에 영향을 끼치는 증상을 치료

(1) 外感熱病, 邪鬱上焦하여 心胸煩悶, 不眠이 있을 때 사용한다.

(2) 火毒이 치성하고 高熱이 煩燥하여 神昏譫語에 심하게 이르렀을 때 사용한다.

2. 양혈해독(凉血解毒): 血分熱毒증에 적용

(1) 血熱妄行, 吐血, 衄血, 尿血등에 사용한다.

(2) 咽腫, 目赤과 熱毒瘡瘍 實火가 內盛한 것이 속한다.

3. 청열습열(淸熱濕熱): 肝膽과 下焦濕熱症에 적용

(1) 肝經의 濕熱이 鬱火하여 心煩易怒, 脇痛口苦에 사용한다.

(2) 濕熱이 發黃하고 濕熱이 下注하여 熱淋澀痛할 때 사용한다

17. 連翹연교

가결

連翹苦寒연교고한 能消癰毒능소옹독
氣聚血凝기취혈응 溫熱堪逐온열감축

連翹는 苦寒하고 癰毒, 氣聚, 血凝, 溫熱을 잘 몰아낸다.

【약성설명】

연교는 맛이 쓰고 성질이 寒하여 淸解하는 약이다. 開泄하고 散結하는 효능이 있어 瘡病의 聖藥이 된다. 질이 가벼워 上浮하여 心火를 淸하고 또 上焦를 凉散할 수 있다. 그러므로 이 약은 瘡癰腫毒과 風溫 초기의 要藥이 된다.

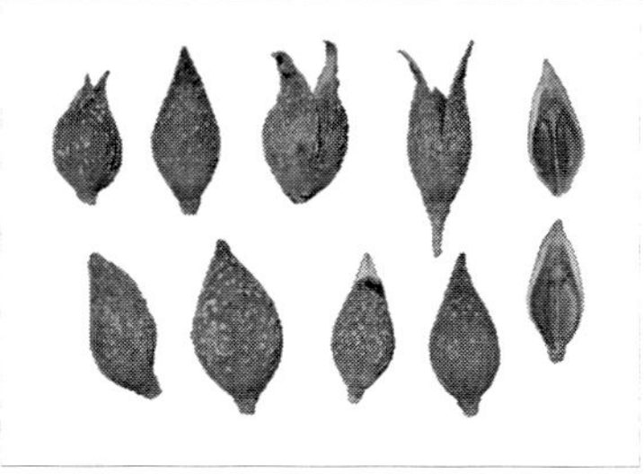

【효능과 응용】

1. 청열해독(淸熱解毒): 外感熱病에 적용
   (1) 外感風熱 혹은 溫病初期에 辛凉解表약과 배오한다.
   (2) 熱陷心包하고 高熱로 躁搖하며 神昏譫語에 사용한다.

2. 소종산결(消腫散結): 熱毒으로 인한 瘡瘍과 瘰癧結核을 잘 치료한다.

18. 石膏 석고

가 결

石膏大寒 석고대한 能瀉胃火 능사위화
發渴頭疼 발갈두동 解肌立妥 해기립타

石膏는 大寒하고, 胃火를 능히 瀉한다. 渴症, 頭疼, 解肌를 바로 낫게 한다.

【약성설명】

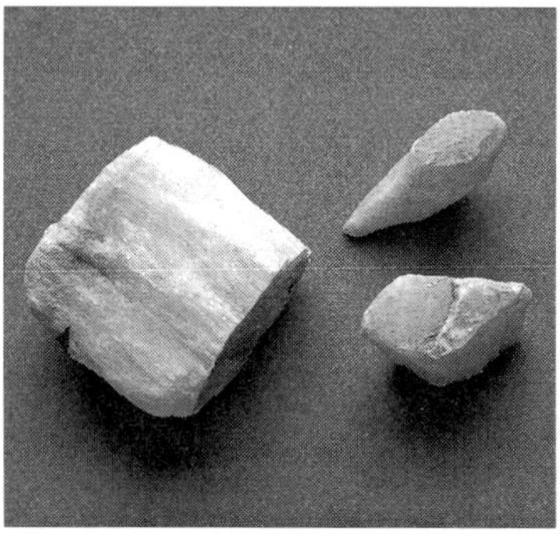

석고는 辛甘하고 大寒하여 氣分의 實熱과 肺胃의 實火 및 煩渴을 제거해준다. 이와 동시에 肌表의 熱을 解肌시켜준다. 肺胃氣分의 實熱의 증세에 가장 먼저 선택할 수 있는 약재이다.

【효능과 응용】

1. 청열사화(淸熱瀉火), 제번지갈(除煩止渴): 熱病으로 인한 煩渴에 적합하다.
   (1) 기분실열(氣分實熱), 고열구갈(高熱口渴): 氣와 血이 모두 마르고, 壯熱과 發斑이 나타날 때 사용한다. 후자는 항상 서각(犀角)과 配伍한다.
   (2) 사열울폐(邪熱鬱肺)로 高熱이 나고, 喘急할 때, 마황(麻黃)과 配伍하여 사용한다.
   (3) 위화상공(胃火上攻)으로 牙痛, 咽腫하거나 비교적 심한 頭痛에 사용한다.

2. 수습렴창(收濕斂瘡) (煅用: 불에 구워서 사용한다.): 주로 濕瘡, 濕疹, 화상 입은 것을 치료한다. 복용보다는 외용한다.

19. 滑石 활석

가 결

滑石沈寒 활석침한 滑能利竅 활능리규
解渴除煩 해갈제번 濕熱可療 습열가료

滑石은 沈寒하고 竅를 능히 滑利시킨다. 解渴, 除煩하며, 濕熱을 가히 낫게 한다.

【약성설명】

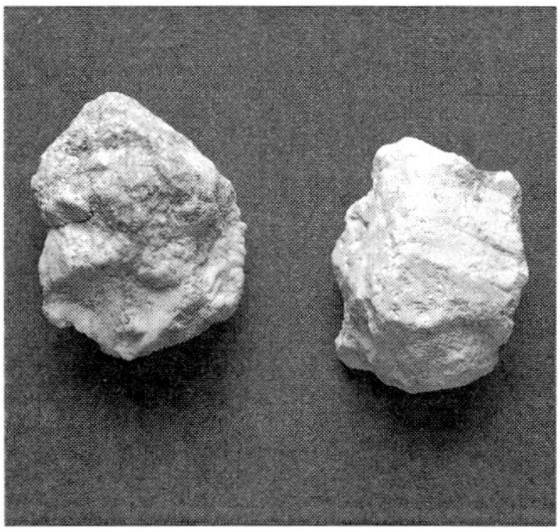

활석은 甘寒하여 淸熱解暑할 수 있고, 성질이 滑하여 利竅하고 通淋한다. 暑熱로 인한 煩渴과 熱淋에 일반적으로 사용한다.

【효능과 응용】

1. 리뇨통림(利尿通淋): 주로 熱淋으로 인한 澁痛을 치료한다.

2. 청열해서(淸熱解暑): 暑熱로 인한 煩渴, 濕溫으로 인한 胸悶, 그리고 濕熱로 인한 泄瀉에 적합하다.

이외에 외용으로 사용하면, 濕瘡, 濕疹과 痱子[1] 등의 피부병을 치료할 수 있다.

[1] 땀띠

20. 貝母패모

가결

貝母微寒패모미한 止嗽化痰지수화담
肺癰肺痿폐옹폐위 開鬱除煩개울제번

貝母는 微寒하고 嗽를 그치게 하고, 痰을 삭게 한다.
肺癰, 肺痿를 치료하고, 開鬱하며 除煩한다.

【약성설명】

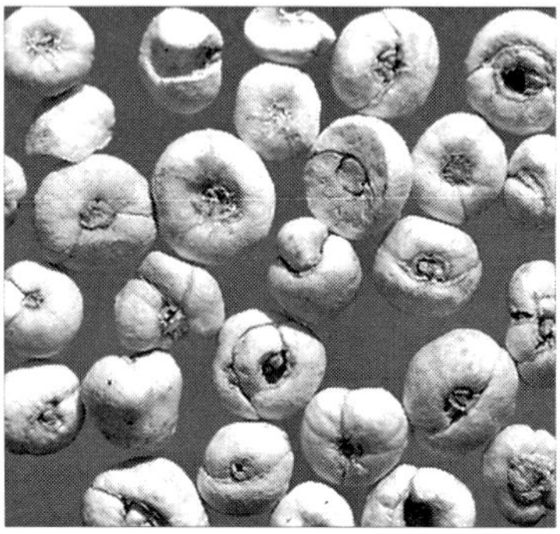

천패모(川貝母)는 味는 甘하고, 性은 凉하다. 清肺潤燥하여 止咳化痰하고 燥咳와 久嗽를 잘 치료한다. 절패모(浙貝母)는 味는 苦하고, 性은 寒하여 開泄, 清火散結하고 瘰癧과 瘡癰을 치료하는데 뛰어나다.

【효능과 응용】

1. 화담지해(化痰止咳): 風熱咳嗽, 痰熱咳嗽, 陰虛燥咳 등과 같은 熱咳에 적합하다.

2. 청열산결(清熱散結): 주로 瘡癰, 乳癰, 肺癰, 瘰癧 등의 증상을 치료한다. 消腫散結하는 약들과 配伍하여 사용한다.

【주의사항】

오두(烏頭)와 상반(相反)한다.

21. 大黃 대황

가결

大黃苦寒 대황고한　實熱積聚 실열적취
蠲痰潤燥 견담윤조　疏通便閉 소통변폐

大黃은 苦寒하여 實熱에 사용하며 積聚를 제거한다.
痰을 맑게 하고, 潤燥하며 便閉를 疏通시킨다.

【약성설명】

대황은 성미가 苦寒하고 沈降하며 走而不守[1]하여 胃腸의 實熱이 積滯된 것을 깨끗이 잘 씻어내 줄 뿐만 아니라 血分의 熱毒을 瀉하고 破瘀하는 효능도 있다. 대황은 약효가 맹렬하여 장군(將軍)이라는 별칭을 가지고 있다. 陽明實熱로 인한 변비와 血分의 熱毒이 瘀滯된 증상에 대황이 要藥이 된다.

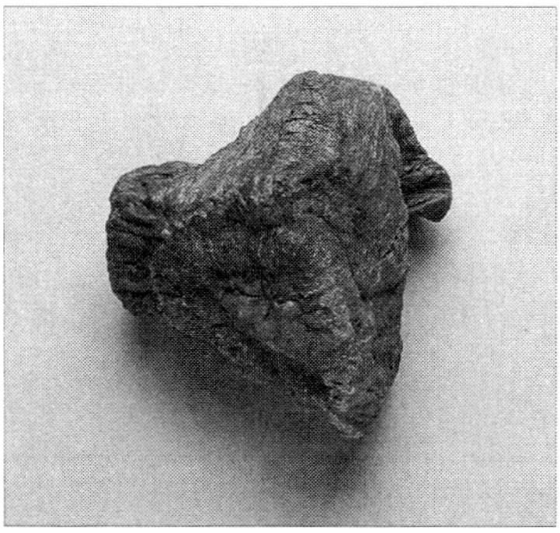

【효능과 응용】

1. 사열통변(瀉熱通便): 便秘腹實의 증상에 적합

(1) 위장실열적체(胃腸實熱積滯)로 인한 高熱, 譫語, 腹痛, 便秘에 사용한다.
(2) 한적내정(寒積內停)로 인한 腹脹滿과 刺痛을 치료하고 便秘腹實을 다스린다. 附子와 配伍한다.
(3) 습열이질(濕熱痢疾)로 인한 裏急後重과 膿血이 대변에 섞여 나오는 증상에 사용한다. 黃連과 配伍한다.

---

[1] 약성이 강함을 말한다. 예를 들어, 生薑은 주이불수(走而不守), 乾薑은 능주능수(能走能守), 炮薑은 수이불주(守而不走)라고 한다.

2. 양혈해독(凉血解毒): 주로 熱毒으로 인한 질환을 치료

(1) 혈분실열(血分實熱)로 인한 박혈망행(迫血妄行): 吐血, 衄血

(2) 實火熱毒으로 인하여 咽腫하거나, 目赤, 牙痛, 瘡瘍이 생긴 경우에 사용한다.

(3) 腸에 癰腫이 생김으로써 발생하는 腹痛에는 凉血散瘀消腫하는 약들과 配伍하여 사용한다.

3. 파혈축어(破血逐瘀): 瘀血閉經, 癥瘕積聚, 外傷瘀腫 등의 증상을 치료한다. 또한 濕熱로 인한 黃疸과 濕熱로 인한 淋痛에 사용할 수 있으며, 화상에 외용할 수 있다.

22. 柴胡 시호

가 결

柴胡味苦시호미고 能瀉肝火능사간화
寒熱往來한열왕래 瘧疾均可학질균가

柴胡는 味苦하고 능히 肝火를 瀉한다. 寒熱往來와 瘧疾에 모두에 사용할 수 있다.

【약성설명】

시호는 辛散苦泄하고 芳香이 있으며 升散하는 작용을 한다. 특히 半表半裏에 있는 邪氣를 제거하는데 뛰어나다. 또한 疏肝, 升陽하는 효능을 가지고 있다. 邪氣가 少陽을 침범하여 肝鬱不舒하거나 中氣下陷의 증세가 있는 경우 要藥이 된다.

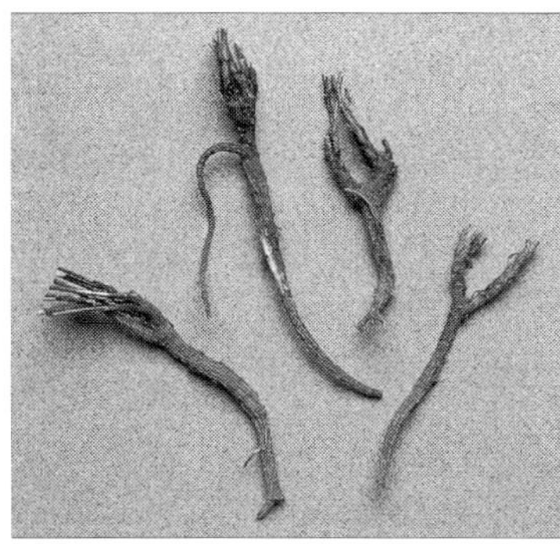

【효능과 응용】

1. 화해퇴열(和解退热): 邪氣가 少陽을 침범하여 발생하는 寒熱往來를 치료한다. 감기로 인한 發熱 및 瘧疾로 인한 寒熱을 치료한다.

2. 소간해울(疏肝解鬱): 肝鬱氣滯로 인해 胸脇苦滿한 것과 여자의 月經不調를 치료한다.

3. 승거양기(昇擧陽氣): 氣虛下陷으로 인한 久瀉, 脫肛, 子宮下垂에 활용한다. 보통 補氣藥과 함께 배오하여 사용한다.

23. 前胡 전호

가 결

前胡微寒 전호미한 寧嗽化痰 녕수화담
寒熱頭痛 한열두통 痞悶能安 비민능안

前胡는 微寒하고 咳嗽를 편안하게 하고 化痰한다.
寒熱, 頭痛, 痞悶을 능히 편안하게 한다.

【약성설명】

전호는 辛凉한 성질이 있으며 風熱의 독을 발산하여 해소하고, 쓴 맛은 기를 아래로 내리고 痰을 제거하여 風熱, 痰熱로 인한 기침에 적용한다.

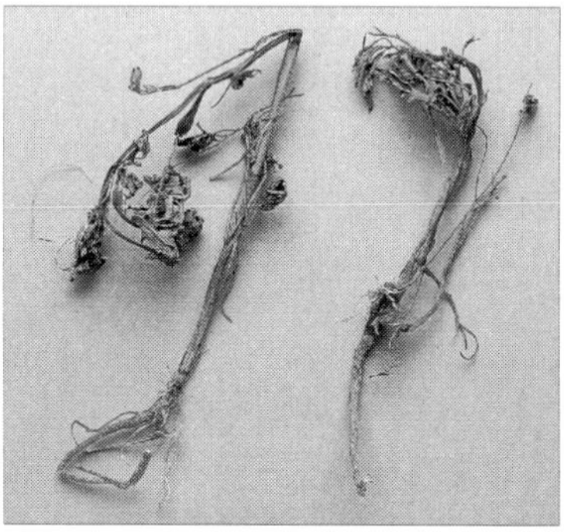

【효능과 응용】

1. 강기제담(降氣除痰): 肺熱로 인한 咳嗽와 粘稠한 黃痰을 치료한다.
2. 선산풍열(宣散風熱): 外感風熱로 인한 咳嗽咽痛을 치료한다.

24. 升麻승마

가결

升麻性寒승마성한 清胃解毒청위해독
升提下陷승제하함 牙痛可逐아통가축

升麻는 性寒하고 淸胃하며 解毒한다.
下陷된 것을 升提하고, 齒牙의 痛症을 몰아낼 수 있다.

【약성설명】

승마는 辛凉하여 升散하기도 하고, 甘凉하여 淸解하기도 하는 약이다. 解表力이 약하지만 升陽하는 힘과 透疹하는 힘은 최고로 강하고, 또 陽明의 熱毒을 매우 잘 풀어낸다. 痲疹과 氣陷, 陽明熱毒 등의 증상에 적용한다.

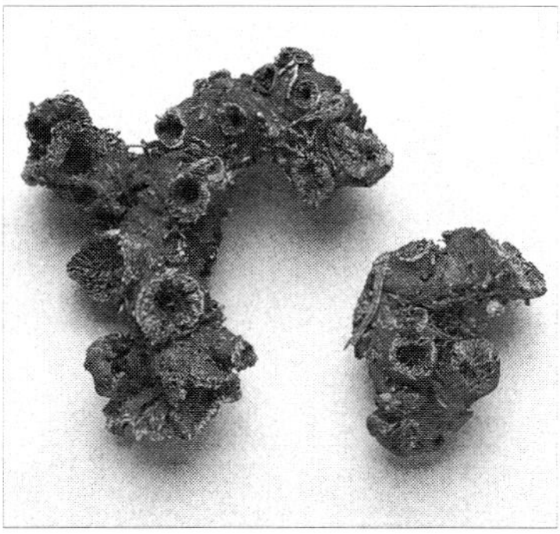

【효능과 응용】

1. 발표투진(發表透疹): 外感風熱 또는 痲疹 초기의 透發不暢한 경우에 사용한다.
2. 승양거함(升陽擧陷): 中氣下陷으로 인한 久瀉, 脫肛, 子宮下垂 등 증을 치료한다.
3. 청열해독(淸熱解毒): 熱毒으로 인한 瘡瘍, 癤腫, 牙痛口瘡, 胃火頭痛, 溫病發癍을 치료한다.

25. 桔梗 길경

가 결

桔梗味苦 길경미고 療咽腫痛 료인종통
載藥上升 재약상승 開胸利壅 개흉리옹

桔梗은 味苦하고 咽喉의 腫痛을 치료한다.
藥氣를 上升시키며, 開胸하고 壅滯된 것을 通利한다.

【약성설명】

길경은 성질이 平하고 辛味가 있어서 발산하고 苦味가 있어서 泄한다. 肺氣를 開宣하며 痰濁을 없애고, 胸咽을 통하게 한다. 또 다른 약의 기운을 끌고 상승시키는 효능이 있고, 肺로 引經하여 들어간다. 모든 痰阻氣滯와 咳嗽胸悶 등의 증상에 사용할 수 있다.

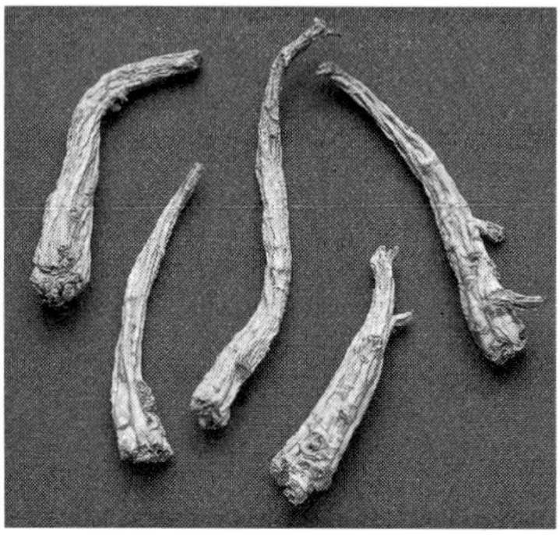

【효능과 응용】

1. 선폐거담(宣肺祛痰): 風寒, 風熱로 인한 咳嗽와 痰阻氣滯, 咳嗽胸悶를 치료한다.
2. 배농(排膿): 肺癰으로 膿을 토하는 것과 咳喘胸痛에 사용한다.

26. 紫蘇葉자소엽

가 결

紫蘇葉辛자소엽신 風寒發表풍한발표
梗下諸氣경하제기 消除脹滿소제창만

紫蘇葉은 味辛하고, 風寒을 發表한다.
紫蘇梗은 모든 氣를 아래로 내려서 脹滿을 가라앉게 한다.

【약성설명】

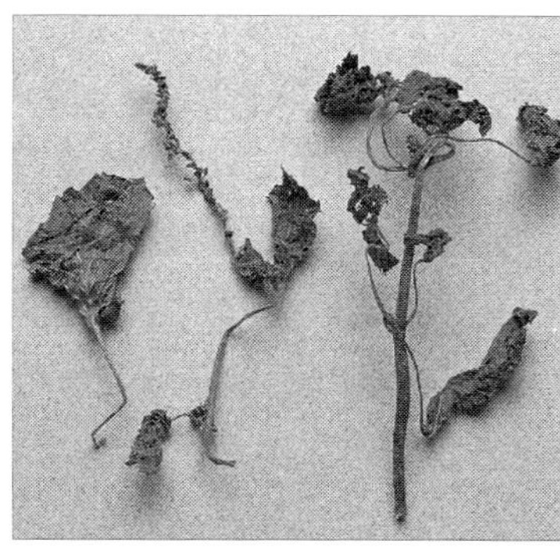

자소엽은 성미가 辛溫하여 行散시키는 효능이 있다. 잎 부분은 폐경으로 들어가서 風寒을 발산시키고 宣肺하며 기침을 멈춘다. 줄기는 脾胃로 들어가서 行氣和中하고, 利氣安胎시킨다. 자소엽은 주로 風寒으로 인한 咳嗽와 脾胃의 氣滯에 상용하는 약이다. 이 외에 또 생선과 게의 독을 解毒한다.

【효능과 응용】

1. 발표산한(發表散寒): 風寒感冒로 인해 惡寒無汗을 치료한다. 風寒犯肺, 咳嗽痰多를 치료한다. 外感風寒에 內部의 氣滯를 겸한 사람에게 사용하면 더 좋다.

2. 행기관중(行氣寬中): 脾胃氣滯로 인해 中焦失和, 胸悶脘脹, 氣逆嘔惡한 것을 치료한다. 姙娠惡阻로 구토가 멈추지 않는 것과 胎動不安, 胸腹滿悶 등을 치료한다.

3. 해어해독(解魚蟹毒): 변질된 어류와 게로 인한 식중독으로 吐瀉가 나거나 복통이 있을 때 활용한다.

27. 麻黃 마황

가결

麻黃味辛 마황미신 解表出汗 해표출한
身熱頭痛 신열두통 風寒發散 풍한발산

麻黃은 味辛하고, 表를 풀며 땀을 낸다. 身熱, 頭痛을 치료하고, 風寒을 發散한다.

【약성설명】

마황은 성미가 辛溫하여 宣發하는 약이다. 주로 폐경으로 들어가서 肺氣를 開宣하는 작용이 우수하여 외부로는 風寒을 발산시키고 내부에서는 咳嗽를 그치게 하며, 아래로는 水道를 통하게 한다. 宣發하는 힘이 상당히 강력하기 때문에 風寒表實症과 肺氣壅遏된 實喘 및 風水로 인한 水腫과 無汗한 사람에게 적합하다.

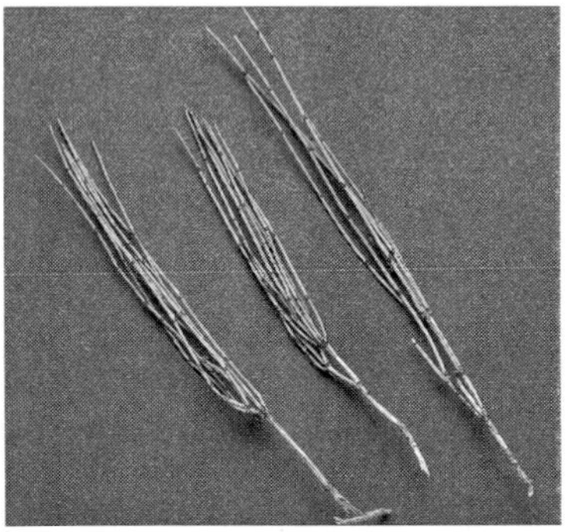

【효능과 응용】

1. 발한해표(發汗解表): 外感風寒으로 인해 惡寒無汗, 發熱身痛한 表實症을 주로 치료한다.
2. 선폐평천(宣肺平喘): 주로 實喘을 치료
   (1) 風寒外束으로 인해 肺氣不宣하고, 惡寒喘逆증이 있을 때 사용한다.
   (2) 寒飮伏肺하여 痰阻氣機, 咳嗽痰多, 胸悶氣喘한 경우에 사용한다. 溫肺化飮藥의 배오하여 사용한다.
   (3)淸肺瀉火藥과 배합하여 邪熱壅肺, 高熱喘急증을 치료한다.
3. 이수소종(利水消腫): 風水로 인한 水腫, 小便不利를 치료한다. 항상 利尿藥과 배합하여 사용한다.

28. 葛根갈근

가 결

葛根味甘갈근미감 祛風發散거풍발산
瘟瘧往來온학왕래 止渴解酒지갈해주

葛根은 味甘하고 祛風하며 發散한다.
瘟瘧이 往來하는 것을 치료하고, 渴症을 멎게 하며 酒毒을 풀어준다.

【약성설명】

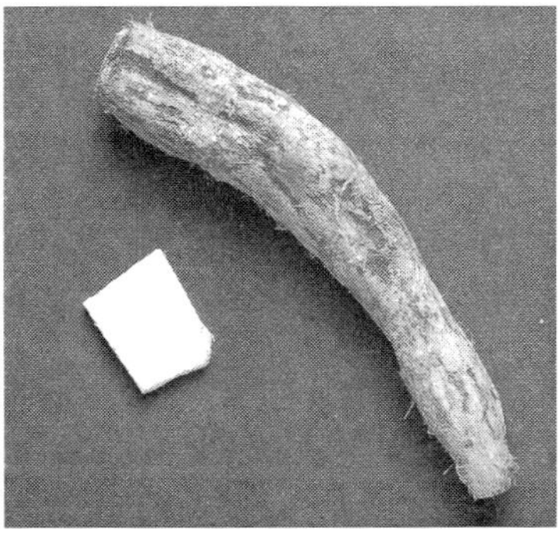

갈근의 辛凉함은 升散하고, 甘凉함은 潤하게 하는 성질이 있다. 肌肉, 腠理, 經絡의 邪氣를 善散하고, 升陽透疹하게 한다. 또한 生津止渴의 효능이 있다. 外感으로 인한 項强, 痲疹, 久瀉에 사용할 수 있고 津傷으로 인한 구갈 등의 증상에도 적용할 수 있다.

【효능과 응용】

1. 해기투진(解肌透疹): 外感表證 및 麻疹에 적용
   (1) 外感風寒, 風熱로 인한 발열두통, 項背가 强緊된 증상 등에 사용한다.
   (2) 마진 초기에 透發不暢한 증상에 사용한다.
2. 승양지사(升陽止瀉): 脾虛로 인한 久瀉에 사용한다. 痢疾 초기 증상과 表證이 있는 경우에 사용하는데 황련과 배오하여 사용한다.
3. 생진지갈(生津止渴): 熱病으로 인한 津傷, 口渴 및 內熱로 인한 消渴에 사용한다.

이 외에도 葛花는 解酒醒脾하고 음주과다로 인한 모든 증상을 치료할 수 있다.

29. 薄荷 박하

가 결

薄荷味辛 박하미신 最清頭目 최청두목
祛風化痰 거풍화담 骨蒸宜服 골증의복

薄荷는 味辛하고 머리와 눈을 가장 맑게 한다.
風을 제거하고 痰을 삭게 하며, 骨蒸에 마땅히 복용한다.

【약성설명】

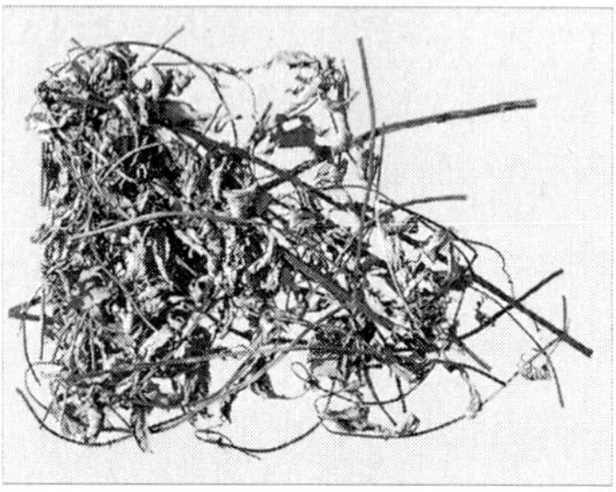

박하는 辛凉하고 疏散시키며 성질이 가벼워 上浮하는 약이다. 上焦의 風熱邪를 善散하고, 머리를 맑게 하고 明目작용이 있다. 또, 利咽透疹하며 겸하여 肝鬱을 疏泄시키는 효능이 있다. 주로 風熱外感에 중요하게 사용한다.

【효능과 응용】

1. 해표투진(解表透疹): 風熱感冒, 發熱頭痛을 주로 치료한다. 麻疹 초기, 透發不暢한 증상에 사용한다.

2. 청리두목(清利頭目): 風熱上攻으로 인한 咽喉腫痛, 頭痛, 目赤 등의 증상에 적용한다.

3. 소간해울(疏肝解鬱): 肝鬱氣滯, 胸脇不舒를 치료한다.

【주의사항】

방향이 중요한 약재이므로 탕제로 사용할 경우 後下한다.

30. 防風방풍

가 결

防風甘溫방풍감온 能除頭暈능제두훈
骨節痺疼골절비동 諸風口噤제풍구금

防風은 甘溫하고 頭暈, 骨節의 痺疼, 諸風症, 口噤을 능히 제거한다.

【약성설명】

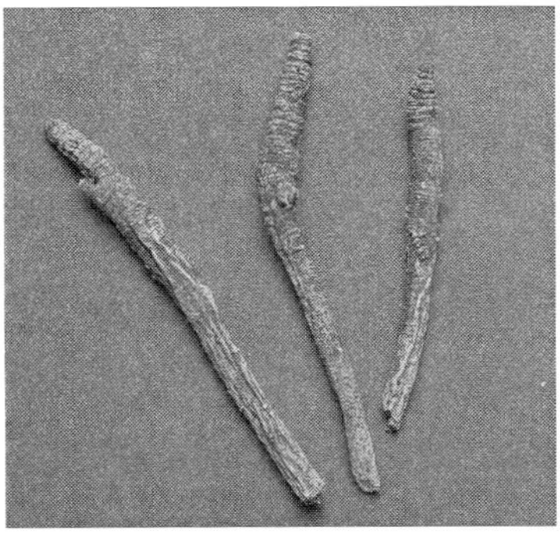

방풍은 辛味로 風邪를 發散하는 약인데, 또한 微溫하여 燥하지 않고, 甘緩하여 峻烈한 약재가 아니다. 모든 風症을 通治하는 약이므로 防風이라 이름 지어졌다. 外風, 內風을 막론하고 모두에 응용할 수 있는 약재이다.

【효능과 응용】

1. 거풍해표(祛風解表): 外感風寒으로 인한 頭痛과 風熱로 인한 頭痛, 風疹瘙痒을 치료한다.

2. 승습지통(勝濕止痛): 風濕痺證, 關節疼痛, 四肢攣急을 치료할 수 있다.

3. 지경(止痙): 破傷風으로 인한 角弓反張과 抽縮痙攣에 적용한다.

31. 荊芥 형개

가 결

荊芥味辛 형개미신 能清頭目 능청두목
表汗祛風 표한거풍 治瘡消瘀 치창소어

荊芥는 味辛하고 머리와 눈을 맑게 한다.
表에 땀을 내어 風을 제거하고, 瘡을 치료하며 瘀血을 삭힌다.

【약성설명】

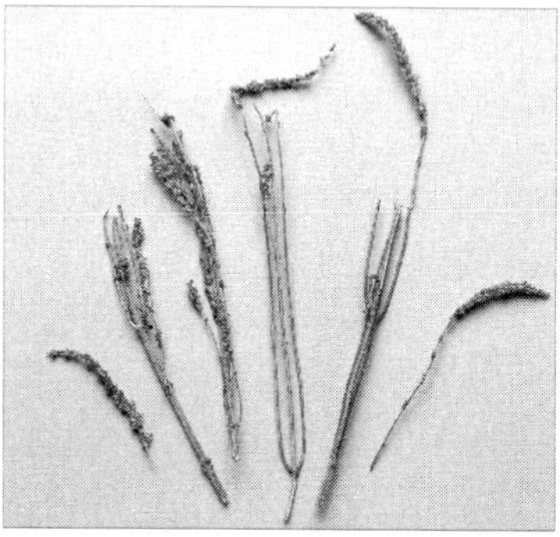

형개는 性平하여 기세가 맹렬하지 않은데 형개의 辛味는 風邪를 疏散하여, 外感風寒이나 風熱 모두에 상용약으로 쓰인다. 炒炭하면 지혈 작용이 있다.

【효능과 응용】

1. 거풍해표(祛風解表): 外感風寒으로 인한 頭痛, 風熱感冒로 인한 發熱을 치료하고, 風疹과 皮膚瘙痒, 麻疹透發不暢을 치료한다.

2. 지혈(止血): 衄血, 便血, 崩漏 등 다양한 종류의 출혈증에 적용한다.

이 외에도 또한 瘡瘍 초기에 表證이 있는 경우에도 사용할 수 있다.

32. 細辛 세신

가 결

細辛辛溫 세신신온 少陰頭痛 소음두통
利竅通關 리규통관 風濕皆用 풍습개용

細辛은 辛溫하여 少陰頭痛, 關竅를 通利하는 것, 風濕에 모두 사용한다.

【약성설명】

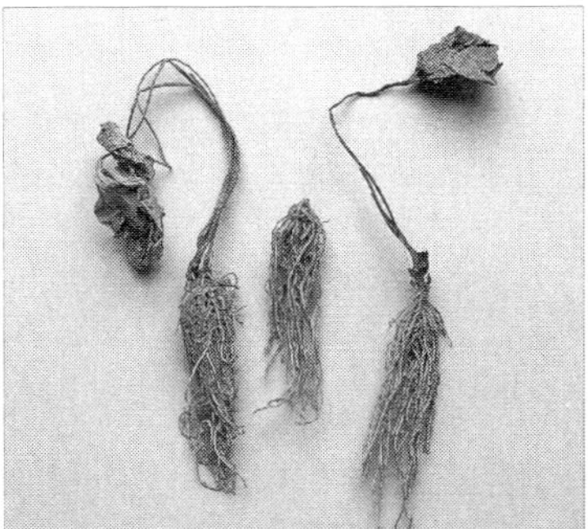

세신은 辛散하고 溫通하는 약으로 방향성이 있어 表裏에 모두 작용한다. 그래서 表寒을 散 하게 할 수도 있고 裏寒을 없앨 수도 있다. 또한 止痛의 효능이 있어, 少陽頭痛의 중요한 약재가 된다. 이 외에도 溫肺化飮의 효능이 있다.

【효능과 응용】

1. 거풍지통(祛風止痛)
   (1) 陽虛外感으로 惡寒發熱頭痛이 있는데 맥은 반대로 沈한 경우는 少陰頭痛인데 細辛을 溫腎助陽藥과 함께 사용한다.
   (2) 外感風寒, 偏正頭痛, 鼻塞不通에 사용한다.
   (3) 風寒濕痺, 肢節疼痛에 사용한다.
   (4) 風火로 인한 牙痛, 牙齦腫爛에 석고, 황금 등 淸熱瀉火藥과 배오하여 사용한다.
2. 온폐화음(溫肺化飮): 寒飮伏肺으로 인한 痰多淸稀, 咳嗽氣喘을 치료한다.

이 외에도 鼻淵頭痛 치료에 사용한다. 또한 散風하고 通竅하는 효능도 있다.

【주의사항】

용량을 지나치게 많이 쓰면 안되고, 여로(藜蘆)와 상반(相反)한다.

33. 羌活강활

가결

羌活微溫강활미온 祛風除濕거풍제습
身痛頭疼신통두동 舒筋活絡서근활락

羌活은 微溫하며 風濕, 身痛, 頭疼을 없애고 근육을 풀고 경락을 잘 돌게 한다.

【약성설명】

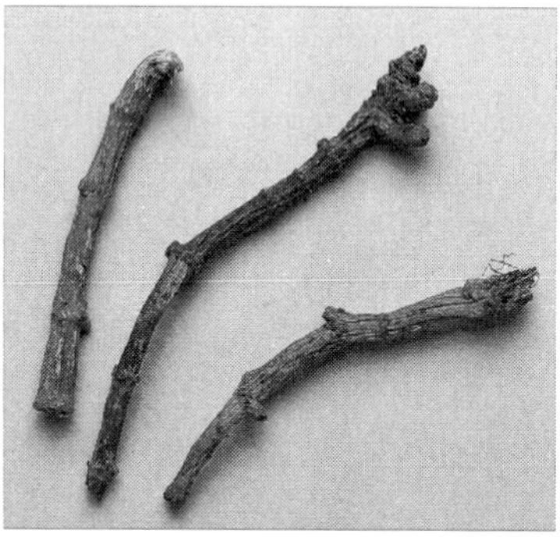

강활은 辛苦溫하여 發散작용과 除濕작용을 하여 기육과 피부의 風寒之邪를 없앤다. 또 經絡의 寒濕痺阻를 없앤다. 작용이 비교적 강하며, 작용부위가 상부와 표부에 치우쳐 있어서 상반신의 風濕痺痛에 적합하다.

【효능과 응용】

1. 해표산한(解表散寒): 風寒感冒, 惡寒과 無汗, 頭痛身痛 등의 증상을 주로 치료한다.

2. 승습지통(勝濕止痛): 風濕痺症과 關節 및 肩背의 疼痛에 적합하고 祛風濕藥과 같이 쓰인다.

34. 獨活 독활

가 결

獨活辛苦 독활신고　頸項難舒 경항난서
兩足濕痺 양족습비　諸風能除 제풍능제

獨活은 辛苦하고, 목을 펴기 어려운 증과 양발의 濕痺를 치료하며, 諸風을 능히 제거한다.

【약성설명】

독활의 辛한 味는 散하게 하고 苦한 味는 燥하게 하여 祛風除濕하는데, 효능이 강활(羌活)과 비슷하나, 작용이 아래와 안쪽으로 치우쳐 있다. 足少陰의 伏風頭痛 및 허리와 무릎의 風濕痺痛을 잘 치료한다.

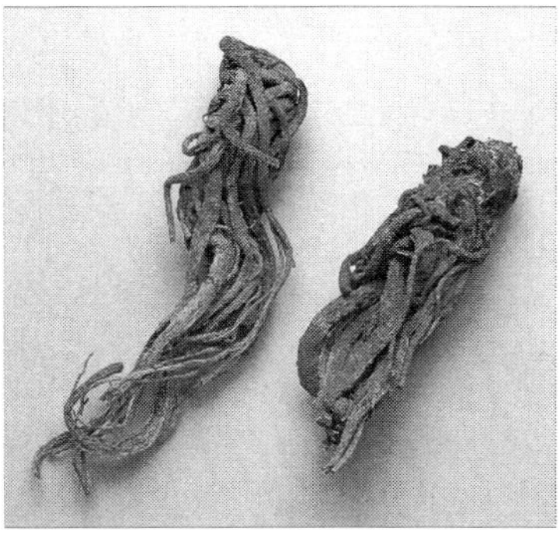

【효능과 응용】

1. 거풍지통(祛風止痛): 風濕痺痛으로 인한 腰膝疼痛을 주로 치료하고, 伏風頭痛으로 잘 낫지 않는 것을 치료한다.

2. 해표거습(解表祛濕): 風寒外感에 겸하여 濕瀉가 성한 경우에게 적합한데, 증상은 惡寒, 發熱, 頭痛身重, 舌苔白厚 등을 보인다.

35. 知母지모

가 결

知母味苦지모미고 熱渴能除열갈능제
骨蒸有汗골증유한 痰咳皆舒담해개서

知母는 味苦하고, 熱渴을 능히 제거하며, 骨蒸, 發汗, 痰咳를 모두 멎게 한다.

【약성설명】

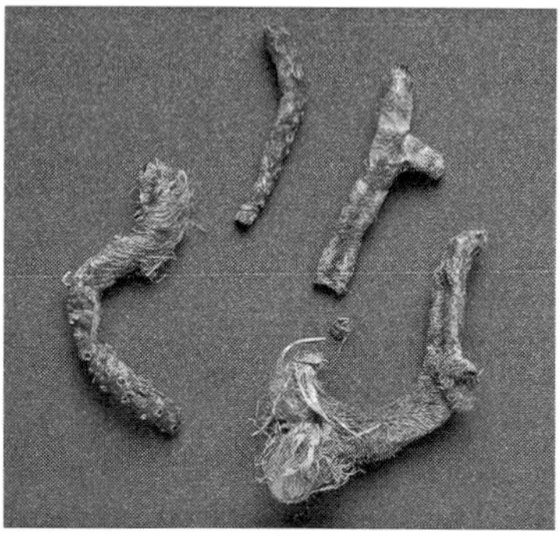

지모는 苦寒淸泄하고 液이 많아 潤하기 때문에 上, 中, 下 三焦의 열을 잘 꺼주고, 滋陰潤燥한다. 모든 肺胃腎의 陰虛火旺의 증상에 널리 상용되는 약재이다.

【효능과 응용】

1. 청열사화(淸熱瀉火): 外感溫熱, 壯熱로 인한 煩渴, 脈洪大有力, 氣分實熱의 증상을 치료할 수 있다.

2. 자음윤조(滋陰潤燥): 肺燥로 인한 乾咳, 內熱에 의한 消渴, 陰虛火旺, 骨蒸勞熱 등의 증상을 치료할 수 있다.

36. 白芷 백지

가 결

白芷辛溫 백지신온 陽明頭痛 양명두통
風熱瘙癢 풍열소양 排膿通用 배농통용

白芷는 辛溫하며 陽明頭痛과 風熱로 인한 瘙癢과 排膿하는 데에 通用한다.

【약성설명】

백지는 辛散하여 風을 없애고 止痛한다. 또 溫燥하기 때문에 濕을 없애고, 芳香이 있어 通竅하며, 특히 陽明風寒을 치료하는데 뛰어나서, 陽明頭痛과 鼻淵頭痛의 要藥이 된다. 또한 배농작용이 있어 癰腫을 치료할 수 있다.

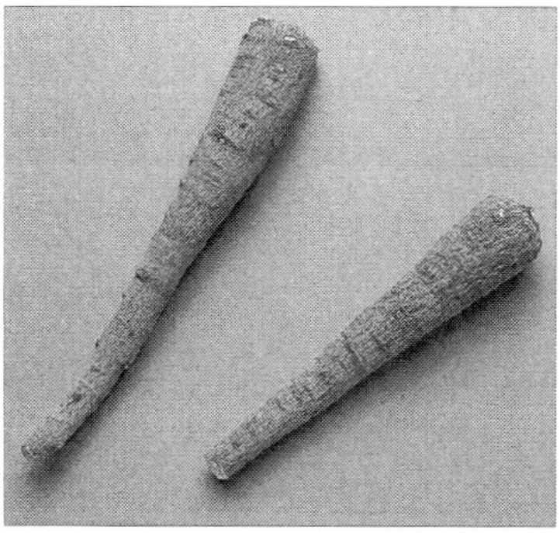

【효능과 응용】

1. 산풍통규지통(散風通竅止痛): 風寒外感, 頭痛鼻塞, 陽明風寒, 眉稜骨痛, 鼻淵頭痛 등을 치료한다. 석고(石膏)와 배오하면 胃火로 인한 牙痛을 치료할 수 있다.

2. 소종배농(消腫排膿): 瘡瘍 초기증세 혹은 膿盛不潰한 경우에 적합하다.

그 외 백지의 祛濕작용으로 여자의 濕盛으로 생긴 帶下와 風濕으로 인해 피부가 가려운 것을 치료할 수 있다.

37. 藁本고본

가결

藁本氣溫고본기온 除頭巓頂제두전정
寒濕可袪한습가거 風邪可屛풍사가병

藁本은 氣가 溫하고, 巓頂頭痛을 없애고,
寒濕을 가히 제거하며, 風邪를 물리칠 수 있다.

【약성설명】

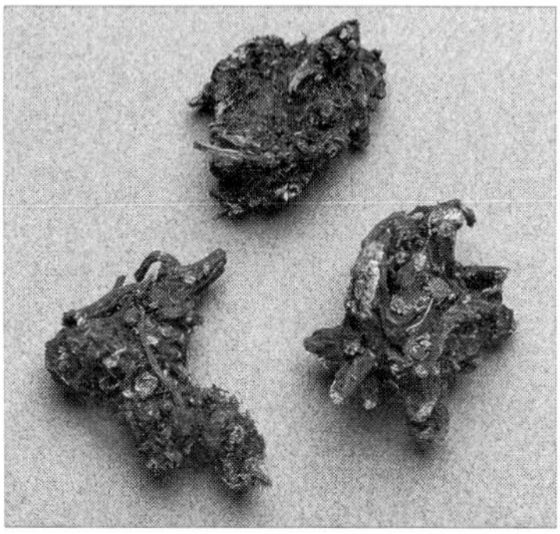

고본은 辛溫하며 香燥하여 약성이 위로 올라가 風寒으로 인한 巓頂頭痛과 風濕痺症을 치료한다.

【효능과 응용】

1. 거풍해표(祛風解表): 風寒感冒, 巓頂頭痛을 주로 치료한다.

2. 산한지통(散寒止痛): 風寒濕痺, 팔다리 마디뼈의 疼痛에 적합하다.

그 외, 寒濕으로 인한 泄瀉, 腹痛에 가히 쓰여 치료할 수 있다.

38. 香附子향부자

가 결

香附辛苦향부신고 快氣開鬱쾌기개울
止痛調經지통조경 更消宿食갱소숙식

香附子는 辛苦하고, 氣를 상쾌하게 하며, 開鬱한다.
痛症을 멈추게 하고 調經하며, 또 宿食을 삭힌다.

【약성설명】

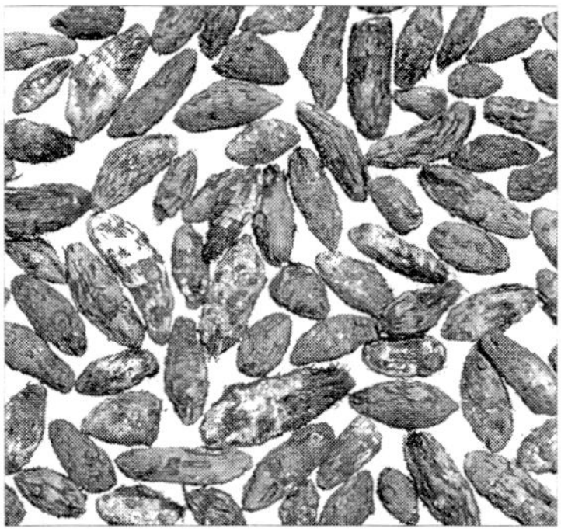

향부자는 辛散하고 苦泄하며, 芳香이 있고 舒緩한다. 성질이 平하여 사납지 않고, 肝鬱을 잘 풀어주며, 三焦의 氣滯를 없애고 月經을 고르게 할 수 있다. 그러므로 氣病之總帥라고 부르며, 부인과의 聖藥이 된다.

【효능과 응용】

1. 소간이기(疏肝理氣): 肝鬱氣滯로 脇肋脹滿한 것과 肝氣犯胃로 생긴 脘痛嘔吐, 寒疝腹痛 등의 증상에 적합하다.

2. 조경지통(調經止痛): 肝氣鬱結로 인한 月經不調와 痛經, 經閉, 乳房硬結 등의 증상을 치료한다.

39. 烏藥오약

가결

烏藥辛溫오약신온 心腹脹痛심복창통
小便滑數소변활삭 順氣通用순기통용

烏藥은 辛溫하고, 胸腹脹痛을 낫게 하고,
小便滑數을 順氣시키는데 通用한다.

【약성설명】

오약은 辛味로 발산하며, 溫性이 있어 通하게 약이다. 走竄하기 때문에 行氣시키는데 뛰어나고 아울러 溫腎하여 散寒止痛한다. 寒鬱로 인한 氣滯를 치료하고 下元의 虛冷에 상용하는 약재이다.

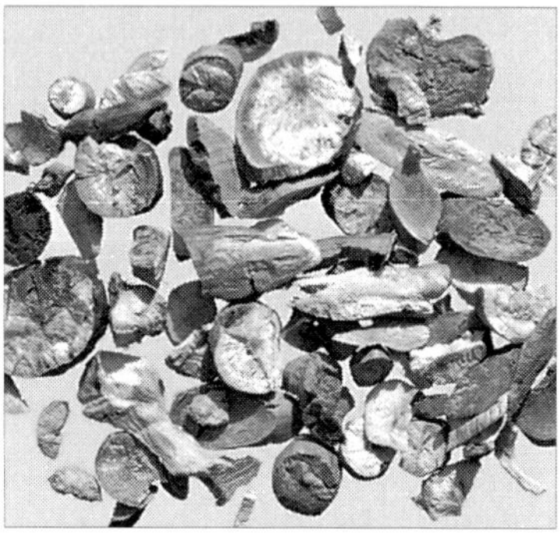

【효능과 응용】

1. 행기지통(行氣止痛): 寒鬱氣滯로 인한 胸腹脹痛을 치료한다. 寒滯肝脈으로 인한 少腹抽痛을 치료한다. 氣滯血瘀로 인한 月經不調를 치료한다.

2. 온신산한(溫腎散寒): 腎陽不足으로 인한 小便頻數과 遺尿를 잘 다스린다.

40. 枳實 지실

가 결

枳實味苦 지실미고　消食除痞 소식제비
破積化痰 파적화담　沖牆倒壁 충장도벽

枳實은 味苦하고, 消食하며 痞症을 제거한다.
破積하고 化痰하는 효능이 담벽을 넘어뜨리는 것과 같다.

【약성설명】

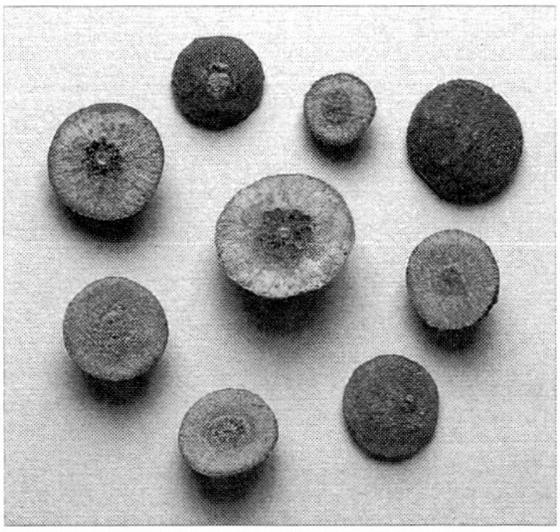

지실은 辛味로 散하고 苦味로 泄하며 沈降下行하여 破氣導滯, 消痰散結하는 약이다. 지실의 藥力이 빠르고 맹렬하기 때문에 '담장을 헐어내고 벽을 넘어뜨린다(沖牆倒壁)'라고 약성가에 실어놓았다. 積滯脹滿과 痰濕胸悶에 사용한다.

【효능과 응용】

1.파기도체(破氣導滯): 胃腸積滯腹脹을 치료

(1) 實熱結滯로 인한 腹痛脹滿, 便秘不通을 치료한다. 大黃과 함께 사용한다.

(2) 食積不消로 인한 食少, 噯腐, 脘腹脹滿을 치료한다.

(3) 濕熱積滯로 인한 瀉痢復痛, 里急後重을 치료한다.

2. 화담소비(化痰消痞): 痰阻氣滯痞滿을 치료

(1) 痰濕中阻로 인한 胸悶痞滿, 保納倦怠 등을 치료한다.

(2) 胸陽不振으로 인한 寒痰阻滯, 胸痺絞痛을 치료한다.

41. 枳殼지각

가결

枳殼微溫지각미온　快氣寬腸쾌기관장
胸中氣結흉중기결　脹滿堪嘗창만감상

枳殼은 微溫하고, 氣를 상쾌하게 하며 腸을 넓힌다.
胸中의 氣結과 脹滿에 복용하면 낫는다.

【약성설명】

지각은 효능이 지실과 비슷하지만 지실에 비해 약성이 완만하다. 舒肝和胃함으로써 行氣除痞하는 효능이 뛰어나다. 肝胃氣滯로 脹滿한 경우에 사용한다.

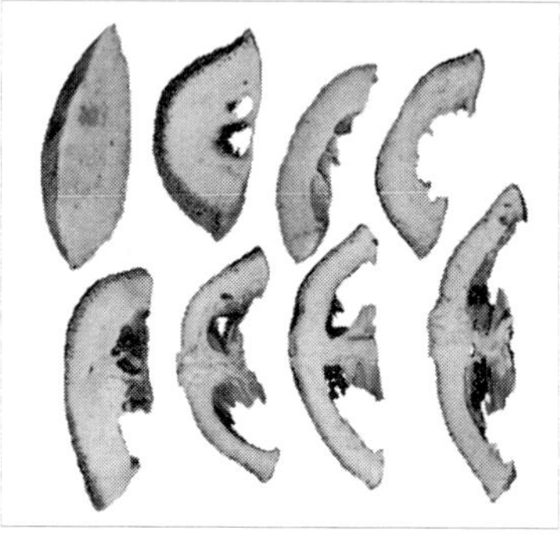

【효능과 응용】

1. 이기제만(理氣除滿): 飮食不消하여 胸腹滿悶한 증세를 치료한다. 肝鬱氣滞하여 胸脇脹痛한 것을 치료한다. 이밖에 補氣藥을 함께 배오하여 臟器下垂를 치료한다.

42. 白荳蔲백두구

가 결

白蔲辛溫백구신온 能祛瘴翳능거장예
益氣調元익기조원 止嘔和胃지구화위

白荳蔲는 辛溫하고 瘴疫, 目翳를 치료한다.
益氣하고 元氣를 調和시키며, 止嘔하고 胃를 조화롭게 한다.

【약성설명】

백두구는 辛散하며 행기시키는 芳香化濕하는 약이다. 주로 脾胃로 들어가 行氣和中과 化濕醒脾의 효능이 있어, 중초의 濕阻氣滯에 상용하는 약이 된다.

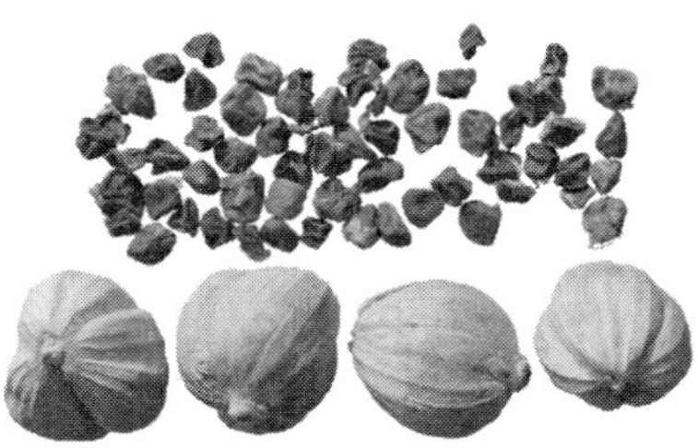

【효능과 응용】

1. 화습행기(化濕行氣): 濕阻中焦로 인한 苔膩, 納呆에 활용한다. 脾胃氣滯로 脘腹脹滿한 것을 다스린다. 濕溫初起에 胸悶苔膩한 것을 치료한다.

2. 온중지구(溫中止嘔): 寒濕嘔吐를 치료한다.

【사용주의】

방향이 있기 때문에 탕제로 사용할 때는 後下한다.

43. 青皮청피

가결

青皮苦溫청피고온 能攻氣滯능공기체
削堅平肝삭견평간 安胃下食안위하식

青皮는 苦溫하고, 氣滯를 능히 공격한다.
堅한 것을 풀고, 平肝하게 하며 음식을 내려보내어 安胃하게 한다.

【약성설명】

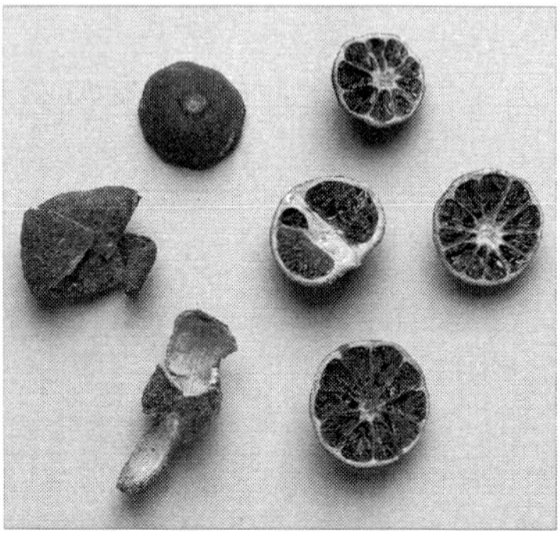

청피는 辛散하고 溫通하게 하며 苦泄함으로 下行시키는 약이다. 간경에 주로 入하며 疏肝鬱, 破氣滯효능이 뛰어나다. 작용이 猛烈하여 肝氣鬱滯에 활용한다. 또, 위경에 入해 消積化滯의 효능을 겸하여 가지고 있다.

【효능과 응용】

1. 파기서간(破氣舒肝): 肝鬱氣滯를 주로 치료한다.

(1) 肝鬱氣滯으로 인한 胸脇脹痛을 치료하거나 活血消癥약과 배오하여 氣體血鬱로 인한 肝脾腫大를 치료한다.

(2) 肝鬱化火로 인한 유방통증에 清熱解毒藥과 배오하여 사용한다.

(3)寒滯肝脈으로 인한 寒疝腹痛에 溫裏藥과 배오하여 사용한다.

2. 소적화체(消積化滯): 食積氣滯로 인한 脘腹痞悶을 치료한다.

44. 陳皮 진피

가 결

陳皮苦溫 진피고온 順氣寬膈 순기관격
留白和胃 유백화위 消痰去白 소담거백

陳皮는 苦溫하고, 順氣시키고 胸膈을 편안하게 한다.
留白[1]은 和胃하고, 去白[2]은 消痰한다.

【약성설명】

진피는 성미가 辛溫하여 行氣和中하고 苦溫하여 濕을 말리고 脾를 운화시킨다. 모든 脾胃의 氣滯와 痰濕이 壅盛한 증상을 고루 치료하는 중요한 약이다.

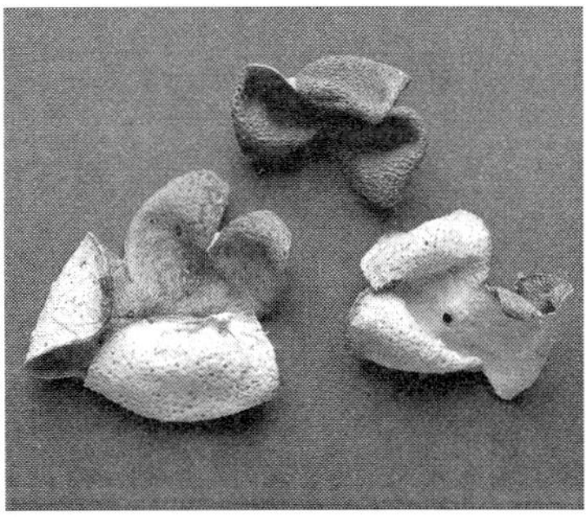

【효능과 응용】

1. 행기화중(行氣和中): 中焦에 氣滯가 있고 조화롭지 못할 경우에 사용
   (1) 脾胃氣滯로 인한 脘腹脹滿, 嘔惡, 食少保納하는 경우에 사용한다.
   (2) 痰濕阻滯하여 脘痞嘔逆, 胸悶苔膩한 경우에 사용한다.
   (3) 적당한 약물을 배오하면 脾胃虛弱, 食少保納하는 증상을 치료할 수 있다. 또 肝强乘脾하거나 腹痛腹瀉하는 증을 치료한다.

2. 조습화담(燥濕化痰): 濕痰壅滯로 인한 咳嗽痰多, 保納嘔逆 등의 증상에 사용한다. 燥濕化痰하는 약들과 함께 사용한다.

---

[1] 귤껍질 안쪽의 흰 부분을 같이 사용하는 것을 말함

[2] 귤껍질 안쪽의 흰부분을 긁어내고 橘紅만 사용하는 것을 말함

45. 蒼朮창출

가 결

蒼朮苦溫창출고온 健脾燥濕건비조습
發汗寬中발한관중 更祛瘴疫경거장역

蒼朮은 苦溫하고 健脾하고 燥濕한다. 땀을 내고 속을 편안히 하며, 瘴疫[1]을 제거한다.

【약성설명】

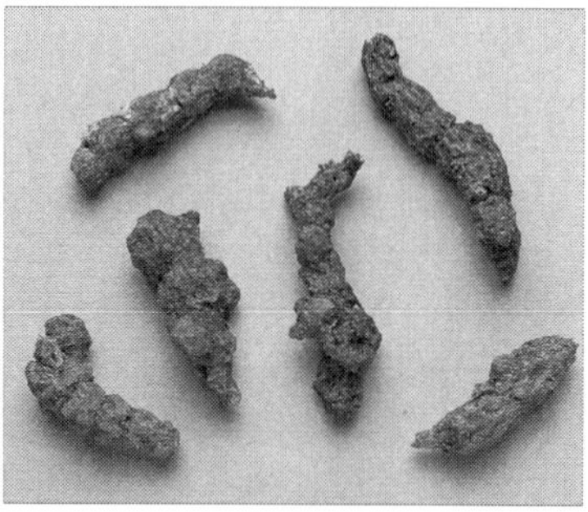

창출의 辛溫한 성미는 發散시키고, 苦溫한 성미는 濕을 마르게 한다. 밖으로는 風濕을 제거하고 안으로는 脾를 튼튼히 하고 濕을 마르게 하므로 內, 外를 막론하고 濕邪로 인한 모든 환자에게 고루 사용한다.

【효능과 응용】

1. 조습건비(燥濕健脾): 濕濁으로 인한 困脾한 증세를 치료

(1) 濕阻中焦로 保納脘痞, 嘔惡苔膩한 경우에 사용한다.

(2) 脾虛濕盛으로 인한 여자의 帶下過多에 사용한다.

2. 거풍제습(祛風除濕): 風濕에 外感되었을 경우 사용한다.

(1) 風濕外感으로 頭痛發熱, 惡寒無汗한 경우 사용한다.

(2) 濕溫外感으로 發熱胸悶, 身痛苔膩한 경우 사용한다.

(3) 風濕痺症으로 關節腫痛, 痿軟無力한 경우에 사용한다.

이외에도 눈을 밝게 하는 효능을 이용하여 夜盲症치료에 응용할 수 있다.

---

[1] 중국 남방지역의 산림에 습열이 훈증하여 瘴毒이 쌓여 생긴 일종의 疫癘病
《三國演義. 第八九回》: 「南方不毛之地,瘴疫之鄉；丞相秉鈞衡之重任,而自遠征,非所宜也。
"남만은 불모지이고 장역이 있는 곳입니다. 승상이 중임을 맡았는데 스스로 원정에 나서는 것은 옳지 않습니다."
(삼국지에서 제갈공명이 남만을 정벌하려고 할 때 왕연이 말리면서 하는 말)

46. 厚朴후박

가 결

厚朴苦溫후박고온 消脹泄滿소창설만
痰氣瀉痢담기사리 其功不緩기공불완

厚朴은 苦溫하여 脹滿을 消泄한다.
痰氣와 瀉痢를 치료하는데 그 효능이 느리지 않다.

【약성설명】

후박은 辛散苦泄하여 行氣消積하고, 苦溫燥濕하여 消痰平喘한다. 實滿와 濕滿을 잘 제거하기 때문에 모든 積滯腹滿과 痰濕喘滿을 고루 치료한다.

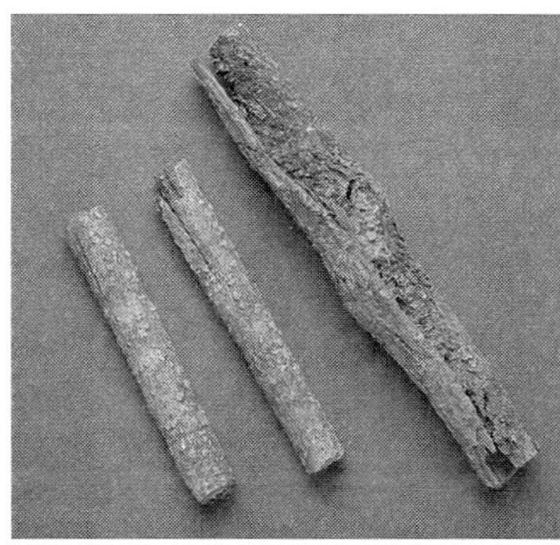

【효능과 응용】

1. 행기제만(行氣除滿): 積滯腹滿일 때 사용
   (1) 食積氣滯로 인해 脘腹脹滿, 食少保納하는 경우에 사용한다.
   (2) 熱結便秘, 痞滿脹痛, 發熱躁動한 경우에 大黃과 함께 사용한다.

2. 조습소담(燥濕消痰): 痰濕으로 인한 喘滿을 치료
   (1) 濕阻中焦와 氣滯不調로 痞滿嘔惡하는 경우에 사용한다.
   (2) 痰濕阻肺로 咳逆喘滿한 경우에 化痰止咳하는 약들과 같이 사용한다.

47. 天南星천남성

가 결

南星性熱남성성열　能治風痰능치풍담
破傷强直파상강직　風搐自安풍축자안

南星은 性熱하여 능히 風痰을 치료한다.
破傷風, 强直과 風搐이 저절로 편안해진다.

【약성설명】

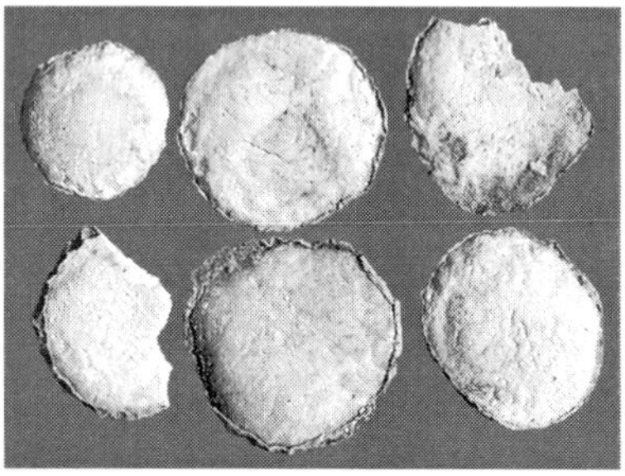

천남성은 辛味로 開하고 苦味로 泄하며, 溫燥하여 化痰시키는 약재이다. 경락의 風痰과 脾胃의 濕痰을 제거하여 息風止痙하는데 뛰어나다. 風痰의 제반증상과 완고한 痰으로 인한 咳喘을 치료하는 溫燥한 性이 강한 약이다.

【효능과 응용】

1. 거풍지경(祛風止痙): 風痰眩暈, 中風半身不遂, 破傷風, 痰熱驚風 등의 風痰증상을 치료한다.
2. 조습화담(燥濕化痰): 痰濕壅滯, 咳嗽喘滿, 胸膈脹悶하는 등의 증상에 사용한다.

이외에도 癰疽痰核을 外用하여 치료할 수 있다.

【주의사항】

임신부는 사용을 삼가한다. 生品으로는 먹지 않는다. 痰熱症인 경우 膽南星을 사용한다.

48. 半夏반하

가 결

半夏味辛반하미신 健脾燥濕건비조습
痰厥頭疼담궐두동 嗽嘔堪入수구감입

半夏는 味辛하여 健脾燥濕한다. 痰厥頭疼과 咳嗽, 嘔吐에 복용한다.

【약성설명】

本品은 辛溫하고 性燥하여 주로 脾胃肺經으로 들어가 濕을 말리고 脾를 튼튼히 하여 消痰하고, 和胃降逆하여 嘔逆을 멈추는데 뛰어나다. 脾에 濕痰이 盛하여 나타나는 기침과 胃의 和降기능의 실조로 나타나는 嘔逆 등의 증상을 고루 치료하는 중요한 약이다.

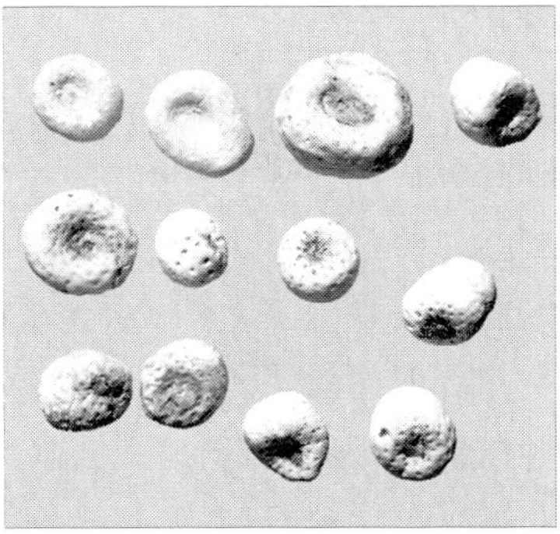

【효능과 응용】

1. 조습화담(燥濕化痰): 濕痰壅滯, 痰多咳喘을 치료한다. 건강(乾薑)을 함께 사용하면 寒痰으로 인한 기침을 치료할 수 있고, 황금(黃芩)과 함께 사용하여 熱痰으로 인한 기침을 치료할 수 있다.

2. 강역지구 (降逆止嘔): 胃寒 및 痰飮으로 인한 嘔逆에 좋다. 적당한 약을 배오하면 胃虛嘔吐, 胃熱嘔吐 및 姙娠嘔吐등의 여러 구토에 상용할 수 있다.

3. 소비산결 (消痞散結): 痰氣交阻로 인한 梅咳氣를 치료 할 수 있다. 황련과 배오하여 痰熱互結의 胸悶脘痞를 치료한다. 이 외에도 胃不和로 인한 臥不安을 치료하고 和胃安神하는 작용이 있다.

49. 藿香 곽향

가결

藿香辛溫곽향신온 能止嘔吐능지구토
發散風寒발산풍한 霍亂爲主곽란위주

藿香은 辛溫하여 嘔吐를 능히 멈추게 할 수 있다.
風寒을 發散하며, 霍亂치료에 主藥이 된다.

【약성설명】

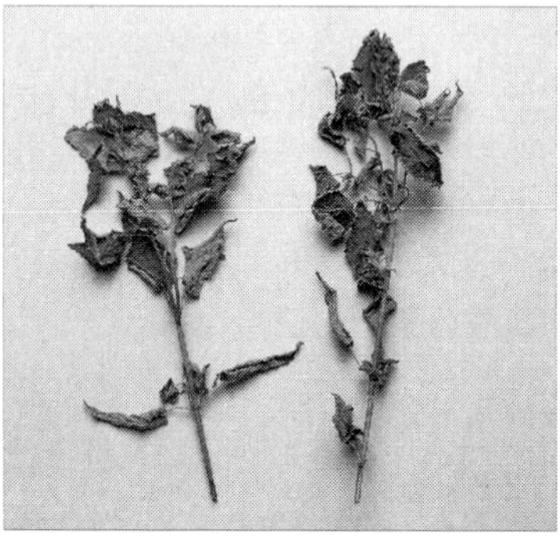

곽향은 辛溫하여 發散하는 성질로 芳香化濕하는 약이다. 밖으로는 發表解暑하고, 안으로는 化濕和中한다. 여름의 暑濕에 상한 것과 濕邪中阻를 치료하는 중요한 약재이다.

【효능과 응용】

1. 발표해서(發表解暑): 여름철의 外感着冷으로 內傷生冷하고 惡寒發熱, 吐瀉腹痛한 경우에 사용한다. 또는 濕溫初起의 發熱胸悶에 表症이 있는 경우에 사용한다.

2. 화습화중(化濕和中): 濕阻中焦으로 인해 胸腹脹滿하고 保納嘔惡한 경우에 사용한다. 적당한 약재를 배오하면 多种의 嘔吐症을 치료할 수 있다.

50. 檳榔빈랑

가결

檳榔辛溫빈랑신온 破氣殺蟲파기살충
祛痰逐水거담축수 專除後重전제후중

檳榔은 辛溫하고, 破氣하며 殺蟲한다.
痰을 除去하고 逐水하며, 裏急後重을 除去한다.

【약성설명】

빈랑은 폭넓은 구충 효과가 있으며 특히 線蟲을 잘 제거한다. 빈랑은 辛散하여 行氣消積하고 苦降함은 利水消腫한다. 蟲積腹痛, 食積腹脹, 水腫脹滿에도 쓰인다.

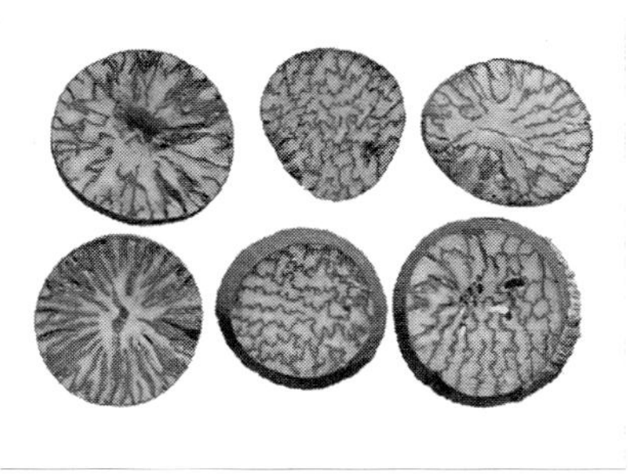

【효능과 응용】

1. 살충(殺蟲): 주로 線蟲, 蛔蟲, 鉤蟲, 蟯蟲 등의 다양한 기생충을 驅蟲한다.

2. 행기소적(行氣消積): 食積으로 인한 氣滯, 脹滿 및 積滯로 인한 瀉痢와 腹痛에 좋다.

3. 리수소종(利水消腫): 水腫實症 및 脚氣腫痛에 쓰인다.

이 외에도 常山을 배오하여 瘧疾을 치료할 수도 있다.

51. 大腹皮 대복피

가 결

腹皮微溫 복피미온　能下膈氣 능하격기
安胃健脾 안위건비　浮腫消去 부종소거

大腹皮는 微溫하고 膈氣를 능히 내릴 수 있다.
安胃하고 健脾하며 浮腫을 消去한다.

【약성설명】

본 약재는 辛溫함으로 발산하여 氣滯와 水濕을 통하게 한다. 痰阻氣滯 등에 적용한다.

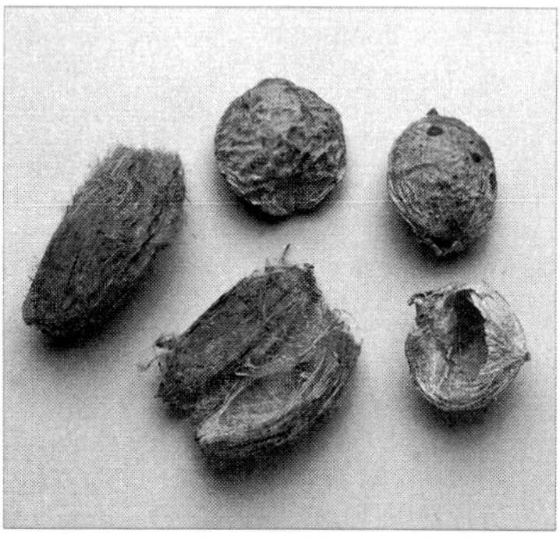

【효능과 응용】

1. 행기관중(行氣寬中): 濕阻氣滯로 인한 升降失調, 脘痺腹脹을 치료한다.

2. 행수소종(行水消腫): 水濕外溢로 인한 面目, 皮膚의 水腫을 치료한다. 또한 脚氣腫滿, 腹脹에도 사용한다.

52. 香薷향유

가 결

香薷味辛향유미신 傷暑便澁상서변삽
霍亂水腫곽란수종 除煩解熱제번해열

香薷는 味辛하고, 傷暑로 便澁,
霍亂, 水腫한 것을 치료하고, 除煩과 解熱을 한다.

【약성설명】

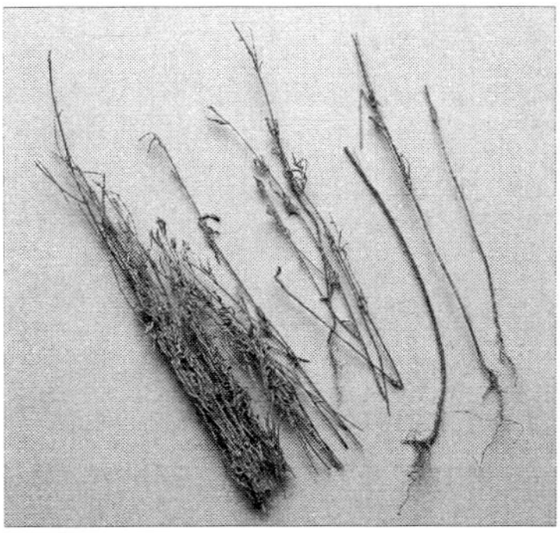

본 약재는 성미가 辛溫하여 발산하는 성질이 있어서 外部로는 解表에 能하고, 下部로는 이뇨작용이 있다. 麻黃과 효능이 유사하지만 훨씬 藥力이 순하다. 夏月着冷[1]과 風水水腫을 치료하기 때문에 夏月麻黃이라고도 부른다.

【효능과 응용】

1. 해표화습(解表化濕): 夏月着冷感冒와 生冷暑濕으로 內傷한 것으로 말미암아 惡寒發熱, 吐瀉腹痛한 것을 치료한다.

2. 리수소종(利水消腫): 脾虛水腫, 小便不利에 쓰인다.

---

[1] 여름감기

53. 白扁豆 백편두

가 결

扁豆微溫 편두미온 轉筋吐瀉 전근토사
下氣和中 하기화중 酒毒能化 주독능화

白扁豆는 微溫하고 轉筋과 吐瀉를 치료한다.
下氣시키고 和中하며, 酒毒을 능히 풀어준다.

【약성설명】

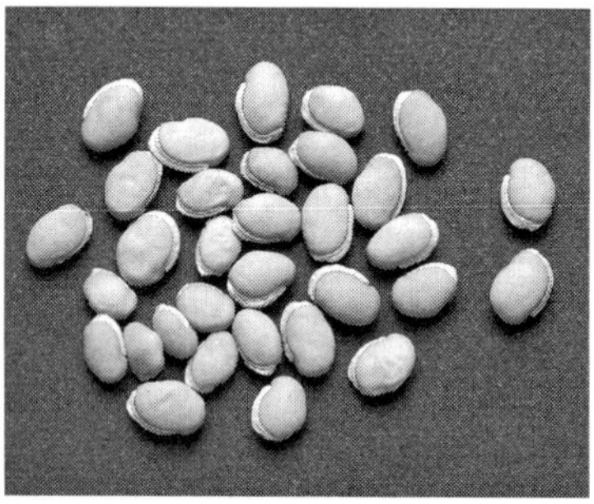

백편두는 味甘微溫하여 化濕하지만 燥烈하지 않은 약재이다. 健脾하고 滯膩하지 않아 脾虛濕停에 상용한다.

【효능과 응용】

1. 건비화습(建碑化濕): 脾虛에 濕와을 겸하여서 생긴 食少, 便溏을 치료한다. 濕濁이 下注하여 생긴 여자의 帶下過多를 치료한다. 傷濕傷中으로 인한 吐瀉轉筋 등의 증상을 치료한다.

2. 해독(解毒): 예로부터 酒毒과 약물중독 치료에 쓰였다.

54. 豬苓 저령

가 결

豬苓味淡 저령미담 利水通淋 리수통림
消腫除濕 소종제습 多服損腎 다복손신

豬苓은 味淡하고, 利水하며 通淋한다.
消腫하고 除濕하는데, 多服하면 腎을 損傷한다.

【약성설명】

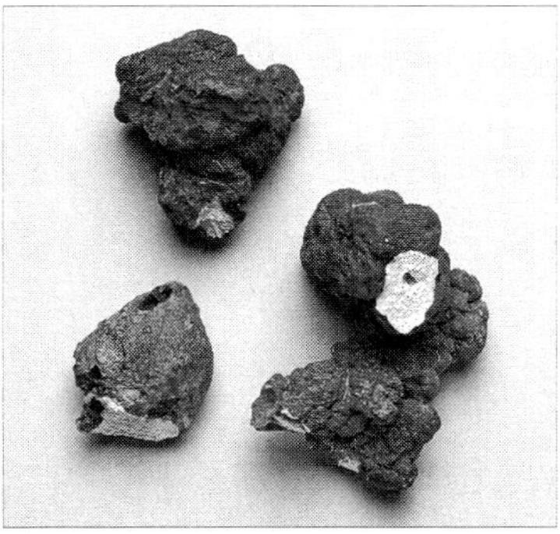

저령은 苦淡하여 滲利하며, 효능은 오로지 利濕하니, 水濕이 내부에 정체된 소치로 인한 모든 증상에 적합하다.

【효능과 응용】

1. 리수삼습(利水滲濕): 水腫, 小便不利하거나 泄瀉, 소변이 黃少한 것과 부녀자의 帶下 및 熱淋등의 증상을 주로 다스린다.

55. 澤瀉택사

가결

澤瀉甘寒택사감한 消腫止渴소종지갈
除濕通淋제습통림 陰汗自遏양한자알

澤瀉는 甘寒하고, 消腫하며 止渴한다.
濕을 除去하고 通淋하며, 陰汗[1]이 저절로 그치게 된다.

【약성설명】

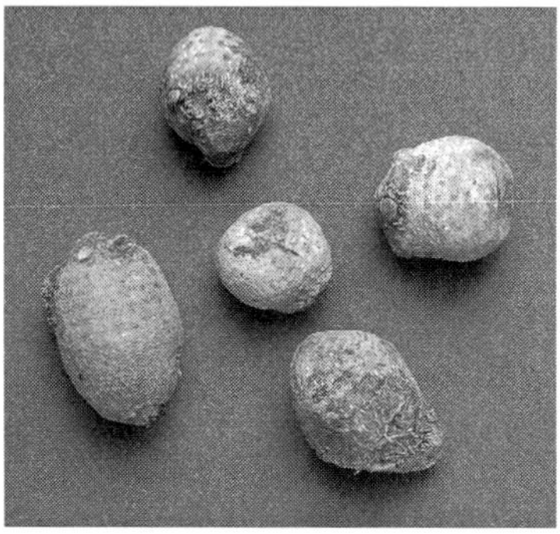

택사는 味淡하여 利濕하고, 성질이 寒하여 泄熱하며, 腎經의 虛火와 방광의 濕熱을 泄하는 것에 우수하니, 泄熱利濕하는 약재라고 할 수 있다. 水濕이 내부에 정체된 증상에 상용하는 약재이다.

【효능과 응용】

1. 리수삼습설열(利水滲濕泄熱): 水濕의 停滯로 인한 水腫, 小便不利, 痰飮, 頭暈目眩, 여자의 白帶下 과다와 濕熱淋痛, 水泄 등의 증상을 다스린다.

이외에 補陰藥을 배오하면 陰虛火旺으로 인한 모든 증상을 치료할 수 있다.

---

[1] 陰汗: 생식기 밑에 땀이 나는 것을 말함

56. 木桶 목통

가 결

木通性寒 목통성한 小腸熱閉 소장열폐
利竅通經 리규통경 最能導滯 최능도체

木通은 性寒하고, 小腸에 熱閉된 것을 열고 利竅, 通經하며,
막힌 것을 통하게 함에 가장 能하다.

【약성설명】

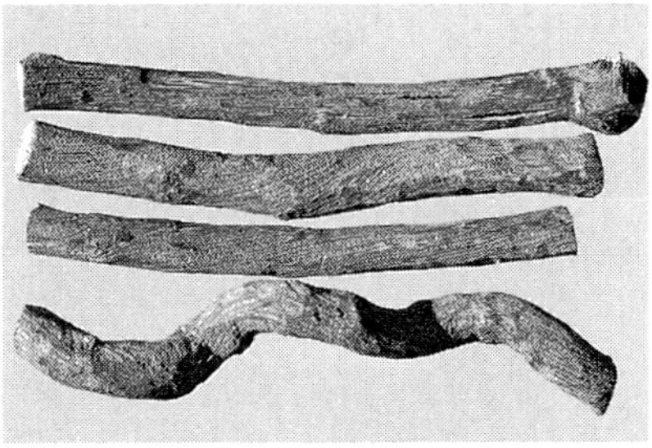

본 품은 苦寒하여 淸降하고 通利下行하니 心臟과 小腸의 열을 내리고 利水通淋을 잘 한다. 또한 乳脈을 통하게도 한다. 心火亢盛으로 인한 熱淋 및 乳脈이 통하지 않는 것에 사용하는 약재이다.

【효능과 응용】

1. 강화리뇨(降火利尿): 心火, 熱淋을 치료
   (1) 心經에 火가 왕성하여 口舌生瘡하거나 心煩, 尿赤한 것을 치료한다.
   (2) 방광의 濕熱로 인해 尿赤하고 澀痛이 있는 증세를 치료한다.
   (3) 水腫, 小便不利하며 鬱熱을 겸한 증세를 다스린다.
2. 겸통유맥(兼通乳脈): 출산 후 乳汁不下를 잘 다스리는데, 乳脈鬱滯되어 不通하는 경우는 活血通乳하는 약을 배오하고, 氣血虧虛한 경우는 養氣血하는 약을 배오하여 사용한다.

이외에, 濕熱痺證에도 사용할 수 있는데, 목통의 淸熱利濕하는 효능을 이용하는 것이다.

【사용주의】 임신부에게는 신중히 사용한다.

57. 車前子 차전자

가 결

車前子寒차전자한 溺澀眼赤닉삽안적
小便能通소변능통 大便能實대변능실

車前子는 性寒하고, 溺澀과 眼赤을 다스린다.
小便을 능히 通하게 하고 大便을 능히 實하게 한다.

【약성설명】

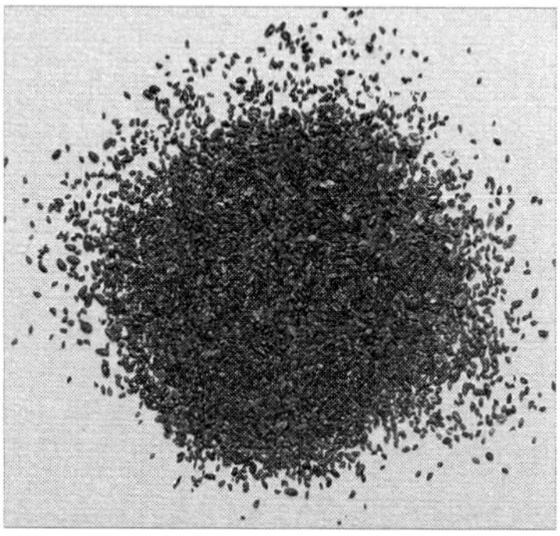

차전자는 甘寒하고 滑利하며 淸降下行하니 肺, 肝, 腎經의 열을 淸하고 利尿通淋한다. 고로 水腫, 熱淋 및 肝熱, 肺熱에 상용하는 약재이다.

【효능과 응용】

1. 리뇨통림(利尿通淋): 濕熱下注로 인한 淋痛 및 水腫, 小便不利 등의 증상에 常用한다.
2. 삼습지사(滲濕止瀉): 暑濕瀉泄과 小便黃少에 사용한다.
3. 청간명목(淸肝明目): 肝火上炎으로 인한 目赤腫痛에 사용한다. 養陰明目藥들을 배합하면 肝腎陰虛로 目暗不明, 視物昏花한 것을 다스릴 수 있다.
4. 청폐지해(淸肺止咳): 肺熱로 인한 咳嗽, 黃痰, 稠痰을 치료한다. 보통 淸化熱痰藥과 같이 사용한다.

【사용주의】

달이는 약으로 쓸 때는 천에 싸서 넣는다.

58. 地骨皮 지골피

가 결

地骨皮寒 지골피한 解肌退熱 해기퇴열
有汗骨蒸 유한골증 强陰凉血 강음량혈

地骨皮는 性寒하고, 解肌하며 退熱한다.
有汗과 骨蒸熱에 사용하고, 陰을 강하게 하며 凉血한다.

【약성설명】

지골피는 맛이 달고, 성질이 寒하며 淸潤하는 약이다. 주로 肺, 腎으로 들어가, 肺火를 내리고 腎經의 虛熱을 제거하고, 겸하여 凉血하게 한다. 陰虛發熱과 血熱妄行하는 증상에 상용하는 약재이다.

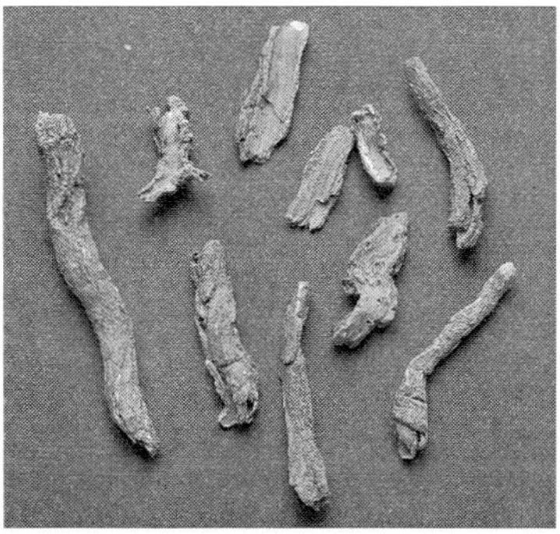

【효능과 응용】

1. 량혈퇴열(凉血退熱): 陰虛發熱 및 有汗骨蒸, 그리고 血熱亡行으로 吐血, 衄血하는 등의 증상을 다스린다.

2. 청설폐열(淸泄肺熱): 肺熱로 인한 咳嗽에 적합하고, 보통 瀉肺平喘하는 약과 같이 사용한다. 이외에, 본 품은 또 內熱消渴 및 虛火牙疼에 사용할 수 있다.

59. 木瓜목과

가 결

木瓜味酸목과미산 **濕腫脚氣**습종각기
霍亂轉筋곽란전근 **足膝無力**족슬무력

木瓜는 味酸하고, 濕腫脚氣와 霍亂으로 인한 轉筋, 足膝이 無力한 것을 다스린다.

【약성설명】

목과는 味酸하고 性溫하다. 肝經으로 들어가 益血舒筋하고 活絡하며, 脾經으로 들어가 化濕調中하고 和胃한다. 濕이 脾胃를 阻滯하거나 肝旺하여 筋急한 症에 모두 사용하는 肝脾經의 要藥이다.

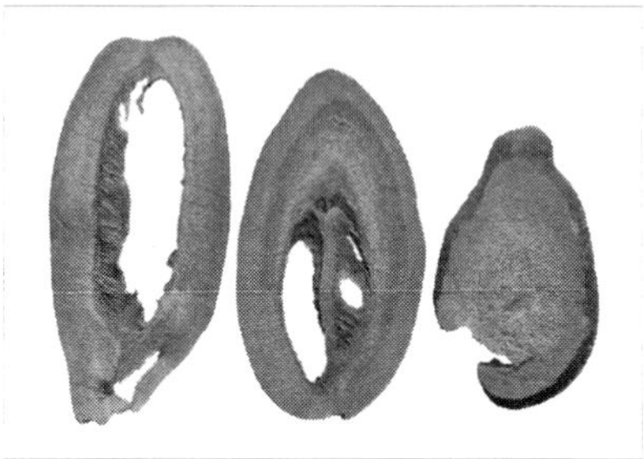

【효능과 응용】

1. 서근활락(舒筋活絡): 風濕이 痺着하거나 수족의 麻木, 허리나 무릎의 통증, 근골이 무력한 증상에 알맞다. 祛風濕藥과 같이 사용한다.

2. 화습화중(化濕和中): 濕濁으로 中焦를 상하여 吐瀉와 轉筋이 일어나는 것을 치료한다. 脚氣病으로 붓고 아프며 冲心하여 煩悶한 증상[1]에 사용한다. 溫化寒濕藥과 배합하여 사용한다. 이 외에도, 목과는 위의 진액이 부족하거나, 입이 마르고 갈증이 나거나, 納呆[2]의 증상을 치료하는데 사용할 수 있다.

---

[1] 脚氣病은 다리가 저리며 통증이 있고 연약무력한 증상을 말하는데, 발과 종아리가 붓는 증상을 濕脚氣라고 하고, 발과 종아리가 붓지 않는 증상을 乾脚氣라고 하며, 심계, 기침, 구토, 오심 등의 증상이 흉복부에 같이 있는 경우를 脚氣冲心이라고 한다.

[2] 식욕부진

60. 威靈仙 위령선

가 결

威靈苦溫 위령고온　腰膝冷痛 요슬냉통
消痰痃癖 소담현벽　風濕皆用 풍습개용

威靈仙은 苦溫하고, 腰膝의 冷痛을 다스린다.
痰과 痃癖[3]을 삭히고, 風濕에 모두에 쓸 수 있다.

【약성설명】

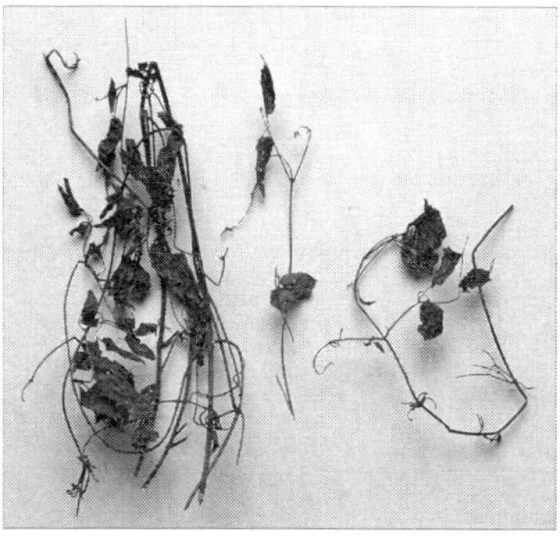

위령선의 매운 맛으로 발산하며 溫通하고, 苦溫함으로 除濕하는 약이다. 이 약은 走散力이 강하여 風濕痺證의 상용하는 약이다. 다만 오래 복용하면 정기를 상할 수 있어 오래 복용하지 않는다. 이 외에 위령선의 鹹味는 생선 가시를 녹이고[4], 溫燥한 성질은 담(痰)을 제거할 수 있다.

【효능과 응용】

1. 거풍습, 통경락(祛風濕, 通經絡): 風寒濕으로 인한 痺證, 사지 관절이 동통한 증상이나 마목감, 重着을 치료하고, 屈伸이 불편한 증상을 치료한다.

2. 소담수(消痰水): 痰飮이 응체되고 적체되어 생긴 痃癖證에 사용할 수 있다. 이 외에 이 약을 단방으로 달여 생선 가시가 목에 낀 것을 치료할 수 있다.

---

[3] 痃: 積聚가 뱃속 배꼽 양방에 생긴 것을 痃이라 한다. 癖: 積聚가 양쪽 늑간 사이에 잠복해 있는 것을 癖이라 칭한다.

[4] 목에 가시가 걸렸을 때는 威靈仙 50g, 砂仁40g, 설탕 한컵을 넣고 달여 복용한다. <本草綱目>

61. 牧丹皮목단피

가 결

牡丹苦寒목단고한 破血通經파혈통경
血分有熱혈분유열 無汗骨蒸무한골증

牧丹皮는 苦寒하여, 破血하고 通經하게 한다.
血分의 熱과 無汗한 骨蒸을 치료한다.

【약성설명】

목단피는 성미가 苦寒하여 淸熱함으로써 凉血하는 작용을 가진다. 또 味辛하여 行散하여 化瘀하는 작용을 가진다. 목단피는 凉血, 活血하는 작용이 특히 뛰어난데, 凉血함에도 瘀血을 유발하지 않고, 活血함에도 妄行하지 않게 하므로, 혈분의 열이 성하거나 瘀滯하여 不暢한 증에 모두 상용하는 약물이 된다.

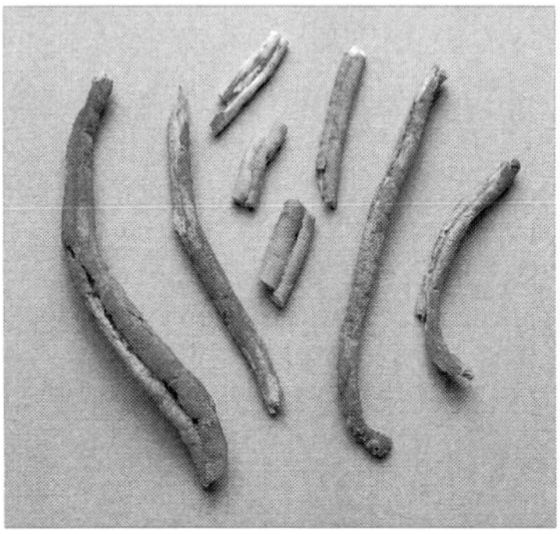

【효능과 응용】

1. 청열량혈(淸熱凉血): 血分의 열증을 치료

(1) 熱人營血로 고열, 發斑, 舌絳, 譫語, 혹 吐血과 衄血의 증상이 나타날 때 사용한다.

(2) 열병 후기에 餘熱이 傷陰하여 야간에 열이 나고 아침에 차가운 증상을 치료한다. 또 腎陰이 부족하고 相火가 성하여 생기는 陰虛發熱과 無汗骨蒸의 증상을 치료한다.

2. 활혈산어(活血散瘀): 혈분의 瘀滯症에 사용한다.

(1) 부녀자의 血瘀에 의한 월경통, 閉經을 치료하고 癥瘕 등의 덩어리를 치료한다.

(2) 타박상으로 인해 생긴 瘀腫에 사용한다. 化瘀止痛藥을 배오하여 사용한다.

(3) 열독으로 생긴 瘡瘍의 紅腫熱痛이나 혹 腸癰으로 인한 腹痛에 사용한다. 清熱解毒藥을 같이 사용한다.

62. 玄蔘현삼

가 결

玄蔘苦寒현삼고한 清無根火청무근화
消腫骨蒸소종골증 補腎亦可보신역가

玄蔘은 苦寒하여, 無根之火를 淸한다.
腫氣와 骨蒸을 삭히며, 腎을 補함이 또한 가능하다.

【약성설명】

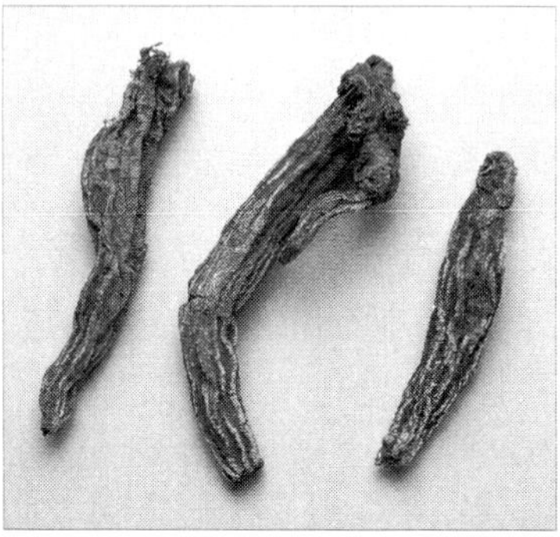

현삼은 성미가 苦寒하여 淸降시키고, 鹹寒하여 潤하게 하는 작용이 있다. 腎經으로 귀경하여 滋陰降火하고 또한 혈분으로 들어가 凉血解毒한다. 陰虛火旺이나, 혈분에 열독이 있는 증상에는 이 약재가 적합하다.

【효능과 응용】

1. 량혈해독(涼血解毒): 血熱 및 瘡毒을 치료

(1) 營血로 熱入하여 혀가 紅絳하거나 건조한 증상을 치료한다. 氣血兩燔[1]하고 熱毒으로 斑이 생긴 증상이나, 熱入心包로 인한 高熱 및 神昏 증상이 나타날 때 사용한다.

(2) 風熱이 上攻하여 인후가 붓고 아픈 증상을 치료한다. 또 熱毒으로 생긴 瘡瘍이 紅腫熱痛한 증상이나 瘰癧, 痰核에 사용한다. 항상 解毒消腫散結藥과 배오하여 사용한다.

[1] 火盛한 것을 말함. 太陰溫病, 氣血兩燔者, 王女煎去牛膝加元蔘主之 <溫病條辨>

2. 자음강화(滋陰降火): 陰虛로 인한 內熱을 치료

(1) 陰虛火旺으로 咽腫, 咯血, 骨蒸勞熱의 증상이 있을 때 사용한다.

(2) 열병으로 인하여 陰을 상하고, 心煩하고 不眠하며, 입이 마르고 혀가 紅絳할 때 사용한다.

(3) 津液을 상하여, 장이 건조하고 대변이 秘結한 증상에 사용한다.

【주의사항】

여로(藜蘆)와 상반(相反)한다.

63. 沙蔘사삼

가 결

沙蔘甘苦사삼감고 消腫排膿소종배농
補肝益肺보간익폐 退熱除風퇴열제풍

沙蔘은 甘苦하고 消腫, 排膿한다.
肝과 肺를 補益하고, 熱을 내리며 風을 除去한다.

【약성설명】

沙蔘은 성미가 甘凉하고 淸潤시키는 작용이 있어, 肺胃로 들어가 열을 내리고 生津潤燥한다. 肺胃陰虛燥熱로 인한 勞嗽, 乾葛 한 증상에 사삼을 두루 상용한다.

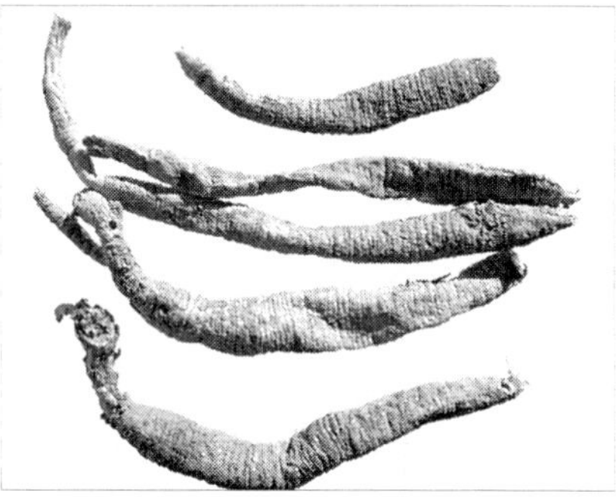

【효능과 응용】

1. 청폐양음(淸肺養陰): 陰虛肺熱로 인한 乾咳小痰, 舌紅咽乾 및 勞熱咳嗽, 喀血 등의 증상을 치료한다. 보통 養陰淸肺하는 약들과 함께 사용한다.

2. 익위생진(益胃生津): 熱病으로 傷津 하여 口乾口渴 하며 食少乾嘔 및 內熱로 인한 消渴 한 등의 증에 적용한다.

【주의사항】

여로(藜蘆)와 상반(相反)한다.

64. 丹蔘단삼

가 결

丹蔘味苦단삼미고 破積調經파적조경
生新去惡생신거오 祛除帶崩거제대붕

丹蔘은 味苦하고 破積하며 調經한다.
生新하고 去惡하여, 帶下, 崩漏를 祛除한다.

【약성설명】

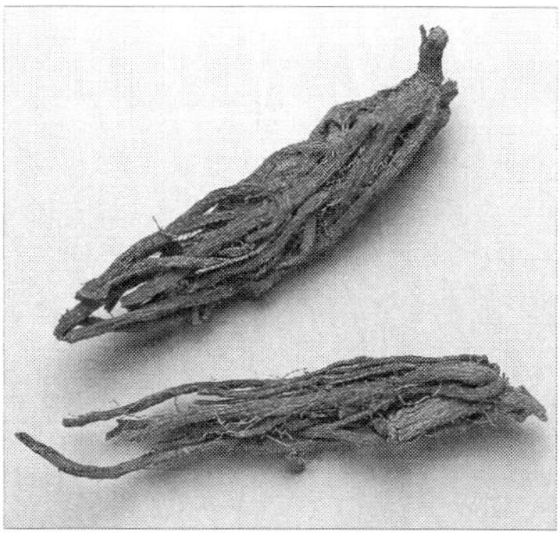

단삼은 색이 붉어 心으로 들어가 오로지 血分으로 행한다. 苦味가 있어 降하므로 開泄하여 散瘀한다. 성질은 凉性으로 清熱하여 凉血한다. 凉血活血, 祛瘀生新의 효능이 좋은데, 瘀血이 없어지면 자연히 월경이 고르게 되고, 鬱熱이 제거되면 정신이 저절로 편안해지게 된다. 血分의 瘀熱로 인한 모든 증에 단삼이 要藥이 된다.

【효능과 응용】

1. 활혈거어(活血祛瘀): 血分瘀滯를 치료

(1) 婦女의 月經不調, 痛經을 치료한다. 또 瘀血阻滯로 인한 胸痺와 肝鬱血滯로 인한 脇痛 및 外傷으로 인한 瘀腫疼痛 등 血瘀로 인한 모든 통증을 치료한다.

(2) 熱痺와 관절의 紅腫熱痛을 치료한다.

2. 량혈소옹(凉血消癰): 血熱로 인한 癰瘡을 치료

⑴ 熱邪가 營血에 침범 하거나 高熱로 譫語 하거나 煩躁不安, 舌絳發斑한 증상을 치료한다.

⑵ 熱毒瘡癤, 乳癰腫痛에는 淸熱解毒藥을 함께 사용한다.

3. 청심제번(淸心除煩): 煩熱不眠을 치료한다.

【주의사항】

여로(藜蘆)와 상반(相反)한다.

65. 苦蔘 고삼

가 결

苦蔘味苦 고삼미고　癰腫瘡疥 옹종창개
下血腸風 하혈장풍　眉脫赤癩 미탈적라

苦蔘은 味苦하고 癰腫, 瘡疥, 腸風下血, 眉脫, 赤癩를 치료한다.

【약성설명】

고삼은 성미가 苦寒하고 淸燥하여 沈降下行하는 약재이다. 그래서 肝膽 및 下焦의 濕熱邪를 잘 제거한다. 특히 膀胱에 들어가 外로는 風邪를 없애고 內로는 淋病을 치료한다. 따라서 濕熱로 인한 모든 증상에 고삼을 상용한다.

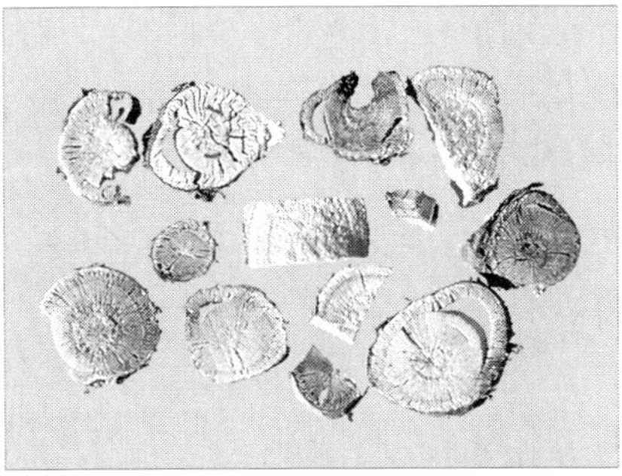

【효능과 응용】

1. 청열조습(淸熱燥濕): 濕熱로 인한 黃疸, 痢疾, 帶下, 음부의 濕痒 등을 치료한다.

2. 거풍지양(祛風止痒): 風疹瘙痒, 瘡, 疥, 皮癬, 麻風 등의 증상에 활용한다.

3. 이뇨통림(利尿通淋): 방광에 熱結된 것, 濕熱로 인한 淋痛을 잘 치료한다.

【주의사항】

여로(藜蘆)와 상반(相反)한다.

66. 龍膽草용담초

가 결

龍膽苦寒용담고한 療眼赤疼료안적동
下焦濕腫하초습종 肝經熱煩간경열번

龍膽은 苦寒하고 眼赤痛과 下焦의 濕腫 ,肝經의 熱煩을 치료한다.

【약성설명】

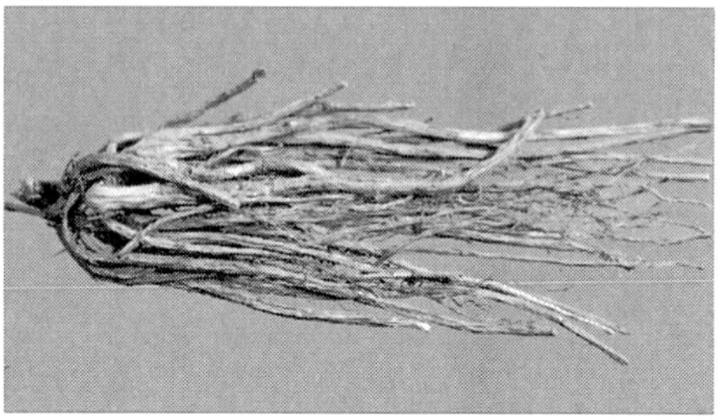

용담은 성미가 苦寒하고 清操하여 沈降下行한다. 따라서 下焦濕熱과 肝膽實火를 잘 치료한다. 肝經實熱鬱火 및 下焦濕熱의 모든 증상에 두루 용담을 상용한다.

【효능과 응용】

1. 청열조습(清熱燥濕): 濕熱로 인한 모든 증상을 치료한다.
   (1) 肝膽濕熱이 鬱火되고, 脇痛口苦, 目赤, 耳鳴 및 肝膽濕熱로 인한 黃疸을 치료한다.
   (2) 下焦濕熱로 인한 熱淋澁痛, 濕熱帶下, 陰部의 濕痒 등을 치료한다.

2. 청간사화(清肝瀉火): 肝經實火, 熱極動風, 急驚抽搐 등을 치료한다.

67. 五加皮 오가피

가 결

五加皮溫 오가피온　祛痛風痺 거통풍비
健步堅筋 건보견근　益精止瀝 익정지력

五加皮는 性溫하고 痛症과 風痹를 除祛한다.
健步와 堅筋하게 하며, 精을 補益하고 소변의 餘瀝을 멎게 한다.

【약성설명】

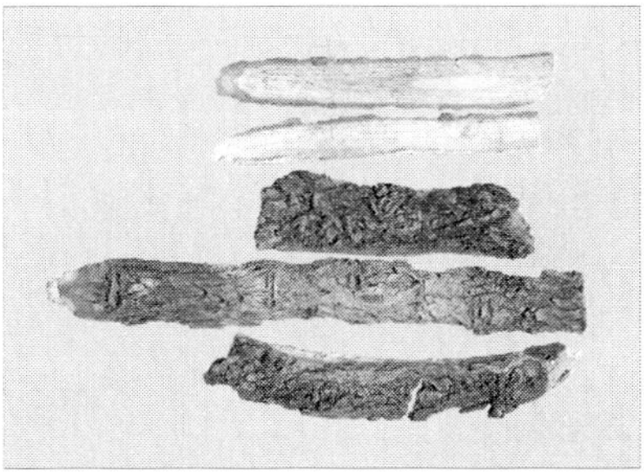

오가피는 散風除濕하여 邪氣를 제거하는데 능하며, 肝腎을 보익하여 몸을 튼튼하게 하는데도 좋아 風濕痺痛에 肝腎虧虛를 겸한 증상에 가장 적합하다. 滋補强身의 좋은 약재이다.

【효능과 응용】

1. 거풍습, 강근골(祛風濕, 强筋骨): 아래 병증에 활용한다.
   (1) 風濕痺痛, 四肢가 拘攣됨, 허리와 다리의 무력증
   (2) 肝腎虧虛, 腰膝의 軟弱, 筋骨의 痿軟
   (3) 先天부족, 소아발육의 지연

2. 리수소종(利水消腫): 水腫으로 인한 小便不利, 氣虛로 濕停한 것을 치료

68. 防己방기

가결

防己氣寒방기기한 風濕脚痛풍습각통
熱積膀胱열적방광 消癰散腫소옹산종

防己는 氣寒하고 風濕으로 脚痛한 것과 熱이 膀胱에 쌓인 것을 치료하며 癰腫을 消散시킨다.

【약성설명】

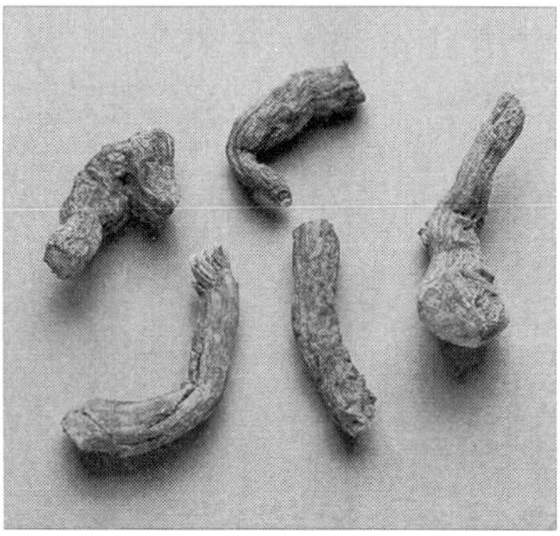

방기는 性이 苦寒하여 清降하고 味辛하여 발산한다. 바깥으로는 祛風除濕하고, 안으로는 利水消腫한다. 風濕痺痛 및 水飮內停의 증상과 겸하여 熱症이 있는 증상에 적합하다.

【효능과 응용】

1. 이수소종(利水消腫): 水飮이 內停한 것을 치료
   (1) 下焦濕熱로 小便不利하거나 熱淋澀痛을 치료한다.
   (2) 氣虛濕停으로 인해 水腫脹滿한 증상에 사용한다. 補氣利水하는 약과 배오하여 사용한다.
   (3) 脚氣腫痛을 치료하는데 木瓜, 檳榔 등과 자주 같이 사용한다.

2. 거풍지통(祛風止痛): 風水水腫과 汗出惡風 및 風濕痺症, 關節疼痛 등에 알맞은 약이다.

69. 地榆 지유

가 결

地榆沈寒 지유침한 **血熱堪用** 혈열감용
血痢帶崩 혈리대붕 **金瘡止痛** 금창지통

地榆는 沈寒하고 血熱에 쓸 수 있다.
血痢, 帶下, 崩漏를 치료하고, 金瘡에 止痛한다.

【약성설명】

지유는 苦寒하여 淸熱凉血하며 澁味가 있어 수렴하는 성질이 있다. 특히 凉血止血하는 효능이 뛰어나 下焦火盛과 血熱妄行을 치료한다. 外用하면 消腫生肌하는 효능이 있다.

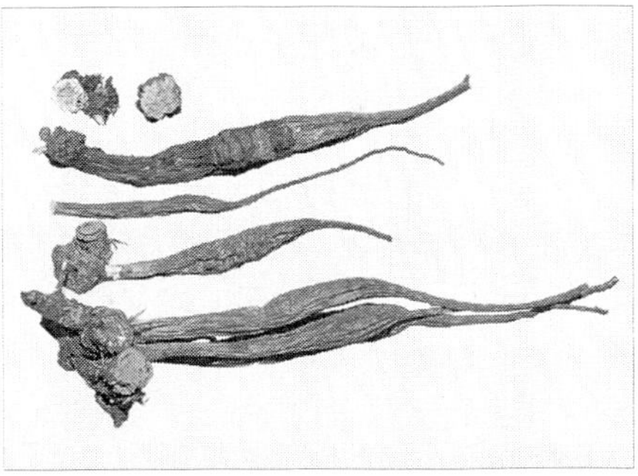

【효능과 응용】

1. 양혈지혈(凉血止血): 血熱妄行하여 생기는 각종 출혈증(便血, 尿血, 痔瘡出血, 여자의 崩漏)을 치료한다. 淸熱凉血하는 약과 배오하여 사용한다.

2. 소종염창(消腫斂瘡): 外用하면 水火燙傷, 濕疹, 濕瘡,皮膚潰爛 등을 치료한다.

70. 茯神 복신

가 결

茯神補心 복신보심　善鎭驚悸 선진경계
恍惚健忘 황홀건망　兼除怒恚 겸제노에

茯神은 補心하여 驚悸를 잘 鎭靜시킨다.
恍惚, 健忘과 겸하여 怒恚[1]를 除祛한다.

【약성설명】

복신은 맛이 苦淡하며 성질은 平하다. 心脾經으로 들어가 寧心安神하는 효능이 있어 氣血虛弱, 神不守舍에 이르는 모든 증에는 복신이 가장 적합하다. 이 외에도 淡滲利水하는 효능이 있다.

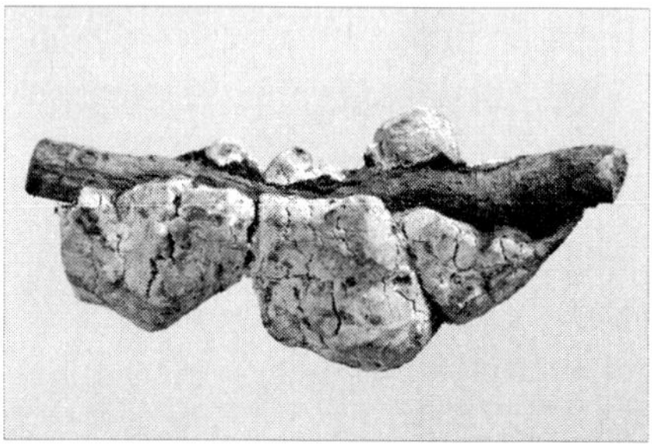

【효능과 응용】

1. 영심안신(寧心安神): 虛勞內傷으로 인한 氣血虛少, 心失所養, 心神不定, 恍惚健忘, 失眠 등의 증상을 치료하고 養心安神하는 약과 같이 사용한다.

2. 이수(利水): 水腫과 小便不利를 치료한다.

[1] 恚(성낼 에)

71. 遠志 원지

가 결

遠志氣溫 원지기온 能驅驚悸 능구경계
安神鎭心 안신진심 令人多記 령인다기

遠志는 氣溫하여 驚悸를 능히 몰아내며 神心을 安鎭케하고,
사람이 더 많이 記憶하게 한다.

【약성설명】

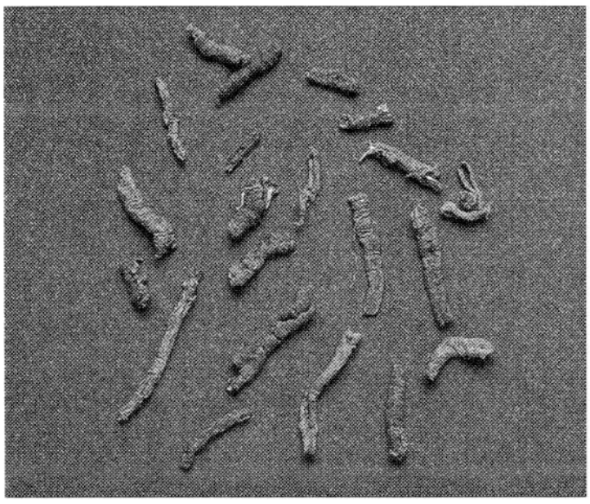

원지의 성미는 辛散하고 苦泄하며 溫燥하다. 心神交通하고 安神하는데 특히 뛰어나고, 散鬱消痰, 開竅하는 약이다. 그러므로 心腎不交, 痰阻心竅 등의 증상에 아주 적합한 약재이다.

【효능과 응용】

1. 안신익지(安神益智): 氣血虧虛,心腎不交로 인한 心神不安, 失眠健忘, 驚悸 등의 證을 치료한다. 補氣養血약과 같이 사용한다.
2. 거담개규(祛痰开竅): 痰濕內盛, 咳嗽痰多를 치료한다. 또 痰濕鬱阻로 인한 神識恍惚, 精神錯亂 등에도 사용한다. 化痰藥, 開鬱藥과 같이 사용한다.
3. 소종지통(消腫止痛): 瘡瘍과 癤腫, 乳癰腫痛을 치료하는데 사용한다. 清熱解毒藥과 같이 쓸 필요가 있다.

【주의사항】

자극이 강하여 소화관 궤양이나 위염 환자에게는 신중히 사용하고, 생강즙 등으로 법제를 하여 사용한다.

72. 酸棗仁 산조인

가 결

酸棗味酸 산조미산　斂汗除煩 렴한제번
多眠用生 다면용생　不眠用炒 불면용초

酸棗仁은 味酸하며 汗을 收斂하고 煩을 除祛한다.
잠이 많을 때에는 生用하고 不眠에는 炒한 것을 사용한다.

【약성설명】

산조인은 味酸하여 收斂하고 甘酸하여 化陰한다. 心, 肝經에 작용하여 補肝寧心, 定神除煩하는 효능이 뛰어나며 또 땀을 수렴하게 하며 진액을 생성한다. 肝血不足, 虛煩不眠, 體虛多汗, 津傷口渴 등의 證에 적합하다. 날 것과 炒한 것을 가리지 않고 모두 安神하는데 쓰인다.

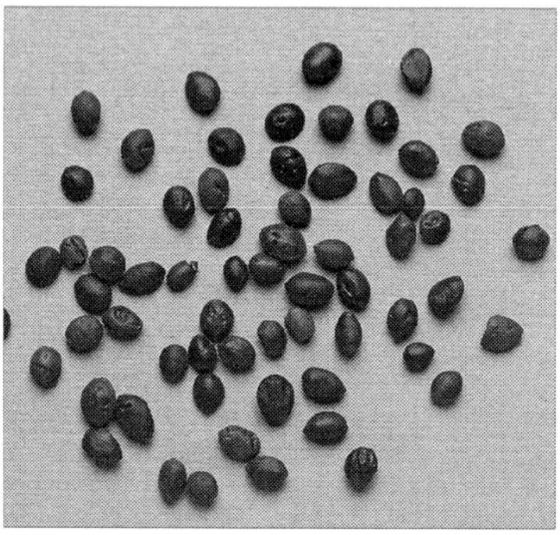

【효능과 응용】

1. 보간녕심(補肝寧心): 간경(肝經)의 음혈부족(陰血不足), 허화가 상초를 요란하게 하는 증(虛火上擾), 심신불안(心神不安), 허번불면(虛煩不眠) 등을 主治한다. 양혈안신약(養血安神藥)과 배오하여 사용한다.
2. 염한생진(斂汗生津): 음허도한(陰虛盜汗), 기허자한(氣虛自汗) 진상구갈(津傷口渴) 등의 證에 적합하다. 익기양음약(益氣養陰藥)과 배오하여 사용한다.

73. 石菖蒲 석창포

가결

菖蒲性溫창포성온 開心利竅개심리규
去痺除風거비제풍 出聲至妙출성지묘

石菖蒲는 性溫하며 心竅를 開利한다.
痺와 風을 除去하며, 音聲을 나오게 하는 효능이 지극히 묘하다.

【약성설명】

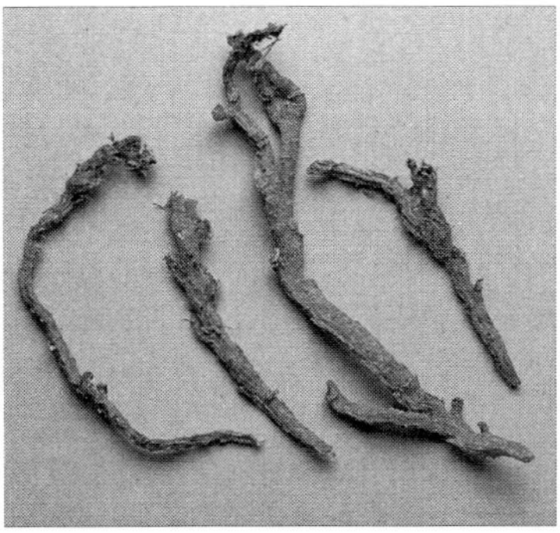

본품은 辛溫하여 行散하고, 苦溫하여 除濕한다. 주로 心과 胃로 들어가 除痰하고 利心竅할 수 있으며, 또한 化濕和中할 수 있다. 痰濁이 閉竅한 것과 濕阻中焦 등의 증에 적당하다.

【효능과 응용】

1. 開竅寧心(개규녕심): 痰濁上蒙, 蔽阻淸竅하여 발생된 神志昏亂, 癲狂, 精神恍惚과 健忘, 失眠 등의 증을 주치한다.

2. 化濕開胃(화습개위): 濕阻中焦로 인한 胃脘脹滿, 苔膩不飢한 증상에 사용한다. 황련(黃連)과 배오하면 噤口痢를 치료한다. 이 외에도 석창포는 辛散除濕消痰하는 효능이 있어, 風濕痺證 및 痰咳失音의 證을 치료하는데 응용할 수 있다.

74. 柏子仁 백자인

가 결

柏子味甘 백자미감　補心益氣 보심익기
斂汗潤腸 렴한윤장　更療驚悸 갱료경계

柏子仁은 味甘하고 心을 補하며 益氣한다.
汗을 收斂하며 潤腸하고, 驚悸를 치료한다.

【약성설명】

백자인은 甘平하고 潤養하며 주로 心經으로 들어간다. 養心安神하는 것이 주요한 효능이다. 대장으로 들어가면 겸하여 潤腸通便할 수 있다. 心神이 失養한 것 및 腸이 건조하여 변비가 생긴 것의 상용약이 된다.

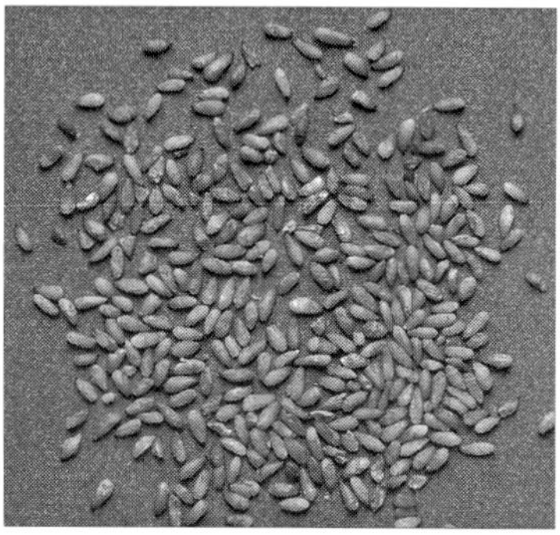

【효능과 응용】

1. 養心安神(양심안신): 氣血虧虛, 心失所養하여 失眠과 多夢, 驚悸와 怔忡 및 體虛汗多 등의 증을 주로 치료한다. 언제나 補氣養血약과 함께 사용한다.

2. 潤腸通便(윤장통변): 陰血虛少하여 腸燥便秘가 된 경우에 사용한다.

75. 益智仁 익지인

가결

益智辛溫 익지신온 安神益氣 안신익기
遺溺遺精 유닉유정 嘔逆皆治 구역개치

益智仁은 辛溫하여 安神하고 益氣한다.
遺溺와 遺精, 嘔逆을 모두 치료한다.

【약성설명】

본품은 辛溫하여 助陽散寒하며, 중초와 하초를 溫暖하게 하는 것을 잘 하고, 겸하여 收澁하는 효능이 있다. 따라서 脾腎陽虛와 下元이 虛冷하여 不固한 경우에 사용하는 약이 된다.

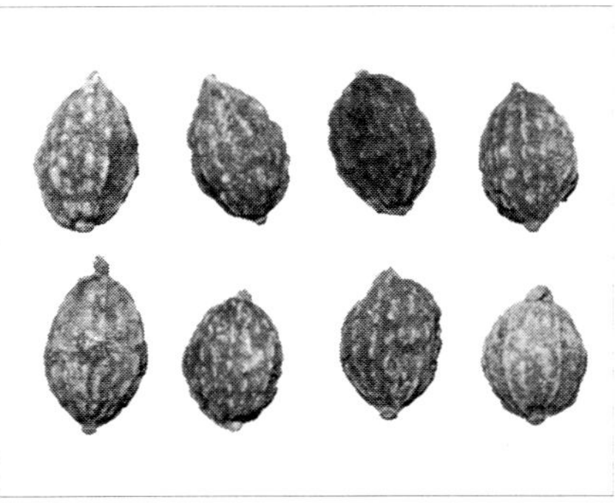

【효능과 응용】

1. 溫脾攝唾(온비섭타): 中焦虛冷으로 인해 食少, 多唾 및 腹痛, 便溏 등 症을 주치한다. 항상 溫中益氣약과 함께 사용한다.

2. 溫腎固情(온신고정): 腎陽不足으로 인한 下元虛冷, 失其固秘, 遺精, 頻尿, 尿瀝 등의 證에 적당하다.

76. 甘松감송

가결

甘松味香감송미향 善除惡氣선제악기
開鬱醒脾개울성비 心腹痛已심복통이

甘松은 味香하여 惡氣를 잘 除祛한다.
開鬱하고 脾氣를 깨우며, 心腹의 痛症을 멎게 한다.

【약성설명】

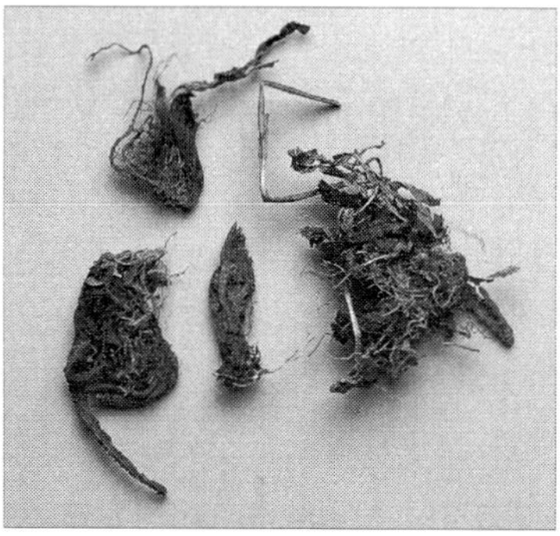

감송향은 辛散溫通하고 芳香이 뛰어나며, 주로 비위로 들어간다. 비위의 기를 調理하여 통증을 멎게 하는데 뛰어나다.

【효능과 응용】

1. 行氣和中止痛(행기화중지통): 脾胃氣滯로 인한 胃脘脹滿疼痛 및 中焦虛寒脘痛 등의 證을 치료한다. 항상 行氣開胃약 및 溫中散寒약과 함께 사용한다.

77. 小茴香 소회향

가 결

小茴性溫 소회성온　能除疝氣 능제산기
腹痛腰疼 복통요동　調中暖胃 조중난위

小茴香은 性溫하고 疝氣를 능히 除祛한다.
腹痛과 腰疼을 다스리며, 調中하고 胃를 溫暖하게 한다.

【약성설명】

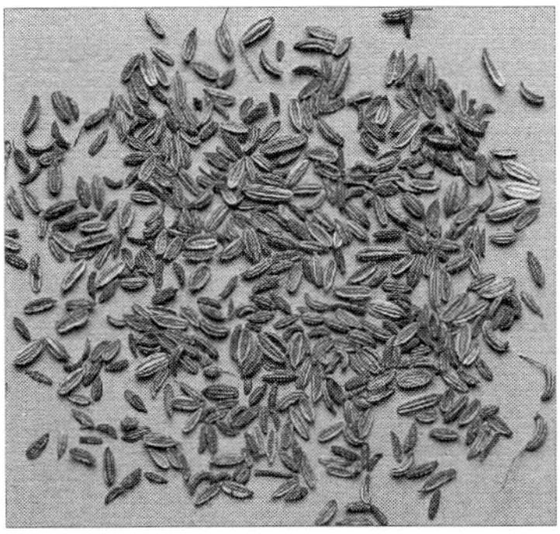

小茴香은 辛散하여 溫通하고, 중초와 하초를 잘 따뜻하게 하다. 특히 疏肝散寒止痛에 장점이 있어서 寒疝의 要藥이 된다.

【효능과 응용】

1. 散寒止痛(산한지통): 寒疝, 腹痛 및 고환이 한쪽만 붓고 아픈 것을 치료한다. 항상 暖肝行氣止痛약과 함께 사용한다.

2. 行氣和胃(행기화위): 胃寒脹痛, 食少嘔吐 등의 證을 치료할 수 있다. 溫中散寒약과 배오하여 사용한다.

78. 大茴香 대회향

가결

大茴味辛 대회미신　疝氣脚氣 산기각기
腫痛膀胱 종통방광　止嘔開胃 지구개위

大茴香은 味辛하고 疝氣와 脚氣,
膀胱의 腫痛을 다스리며, 嘔吐를 멎게 하고 開胃한다.

【약성설명】

본품은 辛溫燥散하여 脾腎을 溫暖하게 하는 것과 理氣散寒을 잘 한다. 작용이 주로 중초와 하초에 집중되어있으며, 효용은 소회향(小茴香)과 서로 비슷하나 약력이 조금 뒤떨어진다.

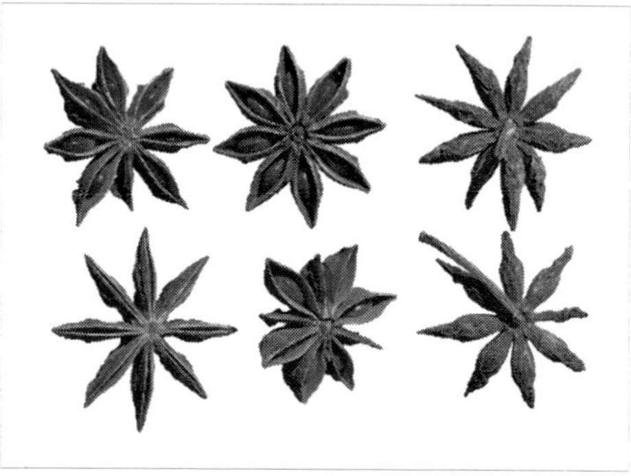

【효능과 응용】

1. 溫腎散寒(온신산한): 寒疝腹痛, 腎虛腰痛, 또한 濕脚氣 등의 證을 치료한다.

2. 理氣溫中(이기온중): 胃寒脘痛, 納少嘔逆 등의 證에 적당하다.

79. 乾薑건강

가결

乾薑味辛건강미신 表解風寒표해풍한
炮苦逐冷포고축냉 虛寒尤堪허한우감

乾薑은 味辛하고 風寒을 表解한다.
炮乾薑은 味苦하여 逐冷하고, 虛寒證에 더욱 좋다.

【약성설명】

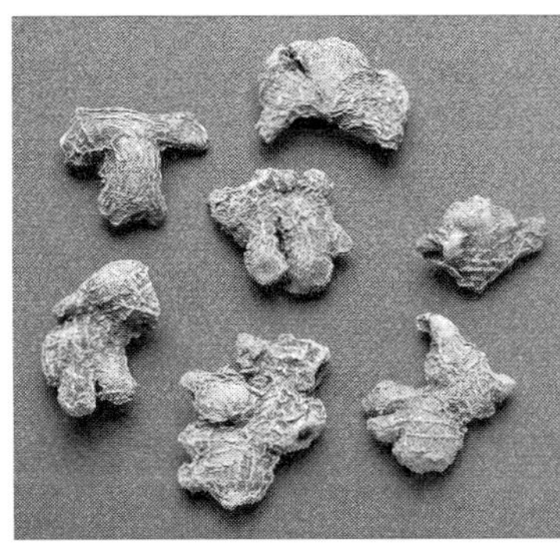

건강은 辛熱하여 중, 상초를 守護하는 약으로, 비와 폐를 溫暖하게 하고 散寒化飮하며 겸하여 回陽하는 효과가 있다. 따라서 中焦虛寒과 肺寒痰飮의 要藥이 된다. 回陽의 힘이 완만하여 보조약으로도 많이 쓰인다.

【효능과 응용】

1. 온중산한(溫中散寒): 中焦의 虛寒한 증세와 脾虛로 인한 통증과 설사를 치료한다. 外寒內侵으로 脘部에 통증이 있고 嘔吐하는 등의 증상을 치료한다. 항상 益氣溫中藥을 배오한다.

2. 온폐화음(溫肺和飮): 寒飮伏肺로 痰多咳嗽, 形寒背冷 등을 치료한다. 매번 溫化寒痰藥을 배오한다.

3. 겸능회양(兼能回陽): 다양한 원인으로 일어나는 四肢厥冷, 脈微欲絶하는 亡陽證을 치료한다. 부자(附子)의 보조약으로 쓰인다.

80. 附子 부자

가 결

附子辛熱 부자신열　性走不守 성주불수
四肢厥冷 사지궐냉　回陽功有 회양공유

附子는 辛熱하고 성질이 走하되 守하지 않는다.
四肢厥冷을 치료하며 回陽에 功이 있다.

【약성설명】

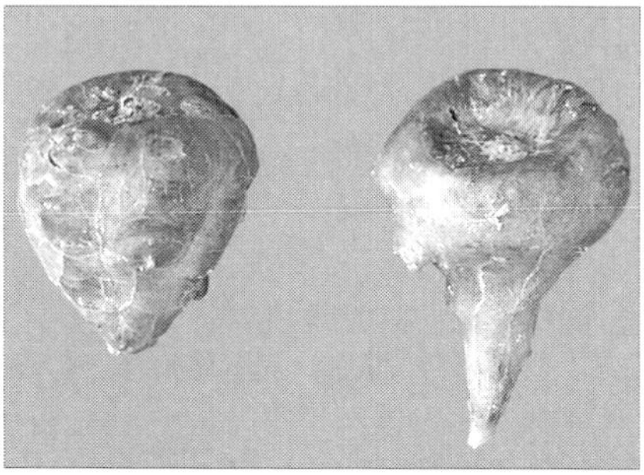

부자는 辛熱하고 燥烈하며 補火散寒의 효능이 있다. 상초에서는 心陽을 돕고 중초에서는 脾陽을 따뜻하게 하고 하초에서는 腎陽을 따뜻하게 한다. 表부터 裏까지 전신의 양기를 溫通시킨다. 따라서 모든 상하내외의 寒症에 쓰지 못할 것이 없다. 또한 回陽嘔逆의 장점이 있다.

【효능과 응용】

1. 보화조양(補火助陽): 양허(陽虛)로 인한 제반증상에 적용
   (1) 腎陽不足으로 인한 形寒肢冷, 腰痛陽痿 등에 적용한다.
   (2) 脾腎兩虛로 인한 脘腹冷痛, 食少便溏등을 치료한다.
   (3) 陽氣不足으로 인한 氣化不利로 水腫, 小便不利한 것을 치료한다.
   (4) 心陽虛衰로 인한 心悸氣短, 胸痺心痛을 다스린다.

2. 산한지통(散寒止痛): 風寒痺症을 치료한다. 또 여자의 感寒痛經을 치료하고, 實寒으로 인한 胸腹大痛을 치료한다. 散寒止痛藥과 함께 사용한다.

3. 회양구역(回陽救逆): 冷汗不止, 四肢厥逆, 脈微欲絶 등의 亡陽證을 치료한다. 인삼과 배오하면 양기가 衰하고 기가 脫하려는 것을 치료할 수 있다.

【주의사항】

임산부에게는 사용해서는 안 된다.

81. 川烏 천오

가결

川烏大熱 천오대열　搜風入骨 수풍입골
濕痹寒疼 습비한동　破積之物 파적지물

川烏는 大熱하고 入骨된 風을 祛風한다.
濕痹, 寒疼을 다스리고, 破積하는 효능이 있는 약이다.

【약성설명】

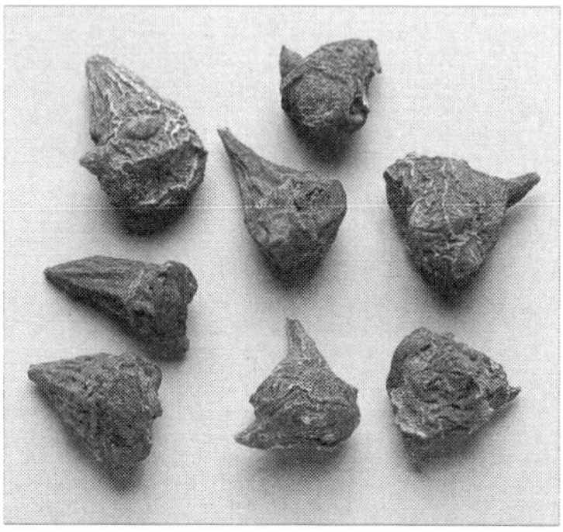

천오는 辛熱하고 大毒하며, 성미와 효능은 부자와 서로 비슷하지만, 독렬함은 더욱 강하다. 祛風濕, 除痺痛하는 효능이 뛰어나며 寒痺와 心腹冷痛을 잘 치료한다.

【효능과 응용】

1. 거풍산한지통(祛風散寒止痛): 風寒痛痺와 四肢拘攣을 치료한다. 頭風, 頭痛을 치료하며, 心腹冷痛, 寒疝腹痛 및 陰疽 등의 증을 치료한다.

【주의사항】

반하(半夏), 과루(瓜蔞), 백렴(白蘞), 백급(白芨), 패모(貝母)와 相反한다. 임산부에게 사용하지 않는다.

82. 木香 목향

가 결

木香微溫 목향미온　散滯和胃 산체화위

諸風能調 제풍능조　行肝瀉肺 행간사폐

木香은 微溫하고 滯氣를 散하고 和胃한다. 諸風을 調節하고 行肝하며, 瀉肺한다.

【약성설명】

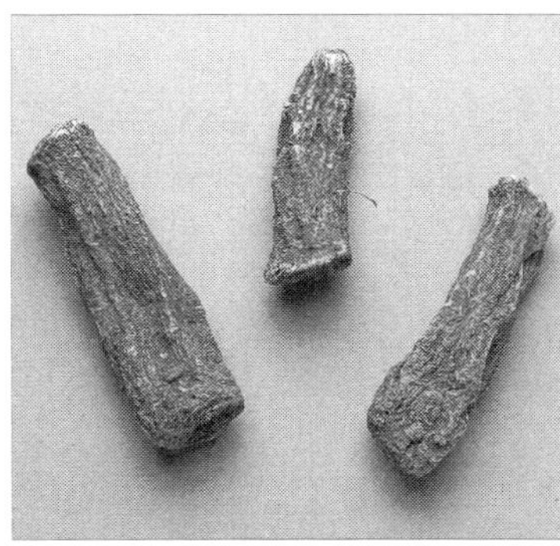

목향은 辛溫하고 香散하는 약으로 能升能降한다. 三焦之氣를 통하게 하며 특히 위장의 기를 잘 소통시켜주며 통증을 멈춰준다. 또한 健脾消食의 효과가 있어, 모든 흉복부의 기가 울체되어 발생한 증상에 두루 사용할 수 있다.

【효능과 응용】

1. 행기지통(行氣止痛): 흉복부의 氣滯와 脹痛을 치료
   (1) 脾胃氣滯로 인해 脘腹脹痛, 納呆嘔逆한 것을 다스린다.
   (2) 肝經濕鬱氣滯로 인해 脇肋脹痛하거나 심하면 濕熱發黃한 것을 치료한다. 淸熱利濕藥을 보통 함께 사용한다.
   (3) 濕熱瀉痢, 腹痛後重을 치료한다. 淸熱燥濕藥을 배오하여 사용한다.

2. 소식건비(消食健脾): 飮食積滯로 소화가 안되고, 保納胸悶, 苔膩한 증을 다스린다. 消食藥과 보통 같이 사용한다. 脾胃氣虛로 인해 食少脘悶한 경우에는 益氣健脾藥과 배오하여 사용한다.

83. 沈香 침향

가결

沈香降氣침향강기 暖胃追邪난위추사
通天徹地통천철지 氣逆爲佳기역위가

沈香은 降氣하고 胃를 溫暖하게 하며 邪氣를 쫓아낸다.
天地를 通하게 하고, 氣逆을 다스림이 매우 좋다.

【약성설명】

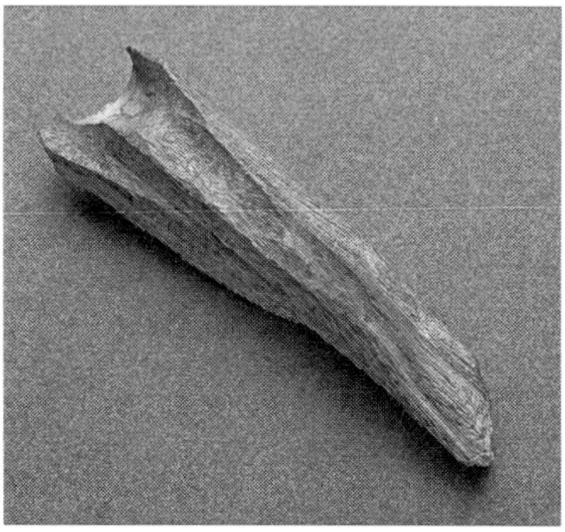

침향은 辛溫하고 香散하며, 苦降下行하는 약이다. 中下焦를 따뜻하게 하며 行氣止痛의 효능이 우수하다. 冷氣攻沖으로 인한 嘔逆, 虛喘 등의 증상에 사용한다.

【효능과 응용】

1. 행기지통(行氣止痛): 寒凝氣滯로 인한 胸腹脹痛에 사용한다.

2. 강역화중(降逆和中): 胃寒氣逆으로 생긴 胃脘嘔吐에 사용한다.

3. 온신납기(溫腎納氣): 下元虛冷을 치료하고, 腎不納氣하여 생긴 虛喘 및 남자가 腎虛하여 발생하는 陽痿나 早泄 등에 사용한다.

84. 丁香 정향

가 결

丁香辛熱정향신열 能除寒嘔능제한구
心腹疼痛심복동통 溫胃可曉온위가효

丁香은 辛熱하고 寒嘔를 능히 除祛한다.
心腹의 疼痛을 다스리고, 胃를 溫暖케함을 알게 한다.

【약성설명】

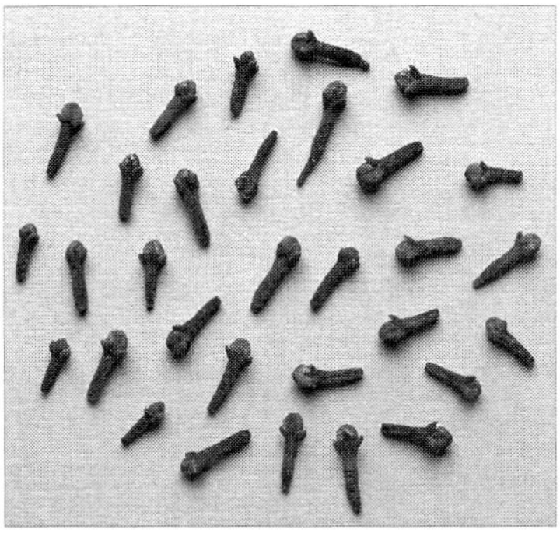

정향은 성미가 辛溫하다. 中下焦를 따뜻하게 해주고 降逆止呃하는 효능이 있다. 中焦虛寒으로 인한 呃逆과 下元虛冷으로 인한 陽痿에 상용한다.

【효능과 응용】

1. 온중강역(溫中降逆): 胃寒으로 인한 嘔吐와 呃逆에 사용한다. 혹은 中焦가 虛寒하여 吐瀉食少한 것을 다스리는데 溫中止嘔藥과 같이 사용한다.

2. 온신조양(溫腎助陽): 腎陽不足, 下元虛冷하여 발생된 남자의 陽痿, 頻尿와 여자의 寒濕帶下에 사용한다.

【주의사항】

울금(鬱金)과 相畏한다.

85. 砂仁사인

가결

砂仁性溫사인성온 養胃進食양위진식
止痛安胎지통안태 通經破滯통경파체

砂仁은 性溫하고, 胃를 補養하여 進食하게 한다.
止痛, 安胎하게 하며, 通經하게 하고 滯한 것을 破한다.

【약성설명】

사인은 성미가 辛溫하고 行散하며, 芳香化濕하는 약이다. 脾胃로 들어가며 化濕, 和中, 醒脾의 要藥이 되며, 安胎하는 효능도 가지고 있다. 모든 中焦의 濕阻로 인한 氣滯證과 胎動不安證에 상용할 수 있다.

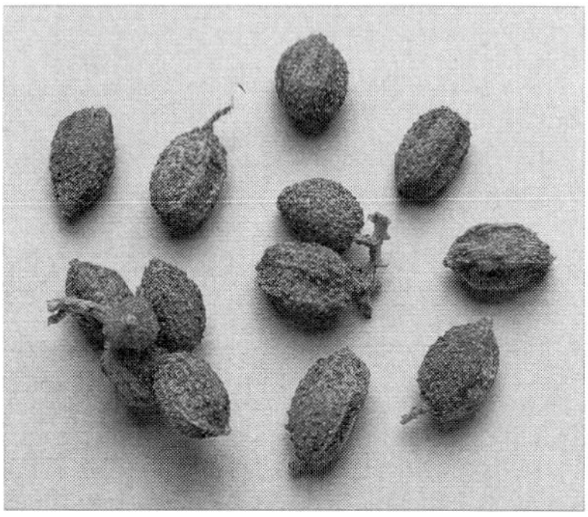

【효능과 응용】

1. 화습성비(化濕醒脾): 濕阻中焦하여 胸悶苔膩, 納呆嘔惡한 증상에 사용한다.

2. 행기온중(行氣溫中): 脾胃氣滯로 인한 脘腹脹滿한 증상을 치료한다. 혹은 食積不消로 인해 納呆胸悶한 증상을 치료한다. 補氣藥과 溫中藥을 배오하여 氣虛로 인한 腹脹 및 虛寒한 泄瀉 등의 증상에도 사용할 수 있다.

3. 안태(安胎): 妊娠惡阻와 胎動不安등의 氣滯로 인한 증상에 사용한다.

86. 蓽澄茄 필징가

가 결

蓽澄茄辛 필징가신　除脹化食 제창화식
消痰止噦 소담지얼　逐寒暖胃 축한난위

蓽澄茄는 辛味하며, 脹滿을 除祛하고 化食한다.
痰을 삭히고, 딸꾹질을 멈추게 하며, 寒邪를 몰아내고 胃를 따뜻하게 한다.

【약성설명】

필징가는 성미가 辛溫하고 行散한다. 中下焦를 따뜻하게 하며 散寒, 行氣止痛의 작용을 한다. 胃寒으로 인한 嘔逆이나 寒疝腹痛 등에 사용한다.

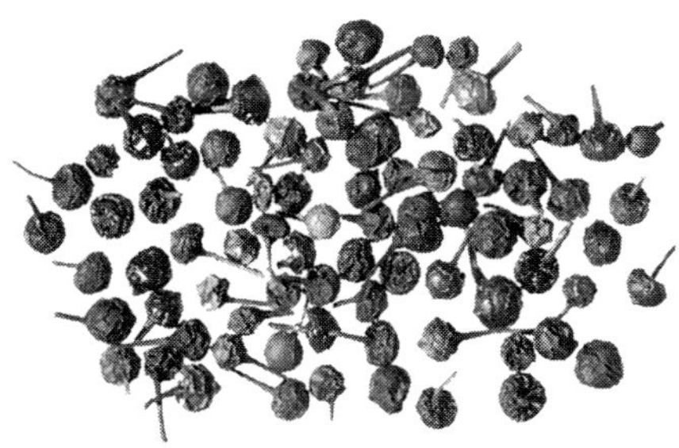

【효능과 응용】

1. 온중하기(溫中下氣): 胃寒氣滯로 인한 腹脹疼痛과 嘔吐呃逆 등의 증상에 사용한다.

2. 산한지통(散寒止痛): 下焦感寒으로 인한 寒疝腹痛 및 膀胱虛冷, 小便不利를 치료한다.

87. 肉桂육계

가 결

肉桂辛熱육계신열 善通血脈선통혈맥
腹痛虛寒복통허한 溫補可得온보가득

肉桂는 辛熱하고, 血脈을 잘 通하게 한다.
腹痛과 虛寒에 사용하면 溫補함을 얻을 수 있다.

【약성설명】

육계는 성미가 辛甘하고 大熱하며, 純陽燥烈한 약이다. 中下焦를 따뜻하게 하고 散寒止痛한다. 붉은 육계는 혈분으로 들어가며, 기혈이 생장하도록 도와준다. 그러므로 脾腎陽虛하거나 寒凝諸痛, 氣血虛寒 등의 증상을 치료하는 要藥이 된다.

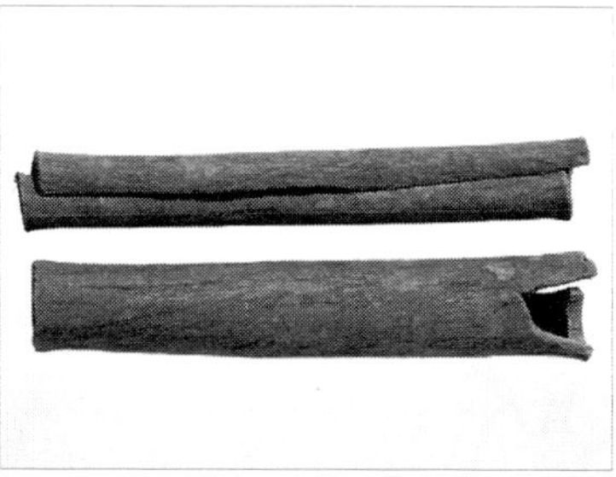

【효능과 응용】

1. 보화조양(補火助陽): 腎陽不足하고 命火虛衰하여 腰膝冷痛, 陽痿尿頻한 것을 치료한다. 혹은 脾腎虛寒으로 脘腹冷痛, 食少便溏한 증상에 사용한다.
2. 산한지통(散寒止痛): 주로 風寒으로 인한 痺痛이나 血寒으로 인한 痛經과 實寒으로 인한 胸腹大痛 등 寒凝으로 인한 諸痛을 다스린다
3. 온통경맥(溫通經脈): 瘡瘍이 오래 됐거나 氣血虛寒 및 陰疽 등에 사용한다. 益氣養血溫陽하는 약을 배오하여 사용한다. 이외에도 氣血衰少, 陰盛陽浮, 上熱下寒 등의 증상에 사용한다.

【주의사항】 임신부는 사용을 금한다.

88. 桂枝계지

가 결

桂枝小梗계지소경 橫行手臂횡행수비
止汗舒筋지한서근 治手足痺치수족비

桂枝는 잔가지이며 手臂로 橫行한다. 止汗, 舒筋하고 手足의 痺症을 치료한다.

【약성설명】

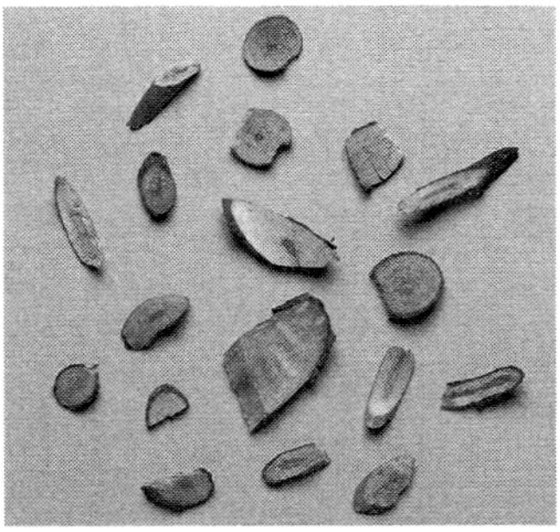

계지는 성미가 辛溫하고 發散하며 甘溫한 성질을 가지고 있어 助陽한다. 밖으로는 風寒의 邪氣를 발산시키고, 안으로는 溫通血脈하여, 風寒邪로 인한 外感과 寒凝血滯, 陽不化氣 등을 치료하는 要藥이 된다. 땀을 나게 하는 효능이 비록 마황에는 미치지 못하지만 맛이 달고 힘이 완만하여 양기를 상하게 하는 폐단이 없다. 그러므로 風寒感冒에서 虛實證 모두에게 응용할 수 있다.

【효능과 응용】

1. 발한해표(發汗解表): 外感風寒으로 表虛汗出하거나 표증이 풀리지 않을 때 사용한다. 또한 風寒表實證으로 惡寒無汗한 경우에도 사용할 수 있다.
2. 온통혈맥(溫通血脈): 寒凝血滯하여 생긴 모든 통증을 치료
   (1) 風寒痹症과 肩背肢節의 疼痛을 치료한다.
   (2) 여성의 經寒血滯로 痛經, 經閉, 月經不調에 사용한다.
   (3) 陰寒痹阻로 인한 胸痹와 心痛에 사용한다.
3. 조양화기(助陽化氣): 脾腎陽虛로 陽不化火하고 水濕內停하여 생긴 痰飮眩悸, 水腫脹滿, 小便不利한 증상에 알맞다.

89. 吳茱萸오수유

가결

吳萸辛熱오유신열 能調疝氣능조산기
心腹寒疼심복한동 酸水能治산수능치

吳茱萸는 辛熱하며 疝氣를 능히 調和롭게 한다.
心腹의 寒疼과 酸水를 능히 치료한다.

【약성설명】

오수유는 성미가 辛散하며 苦瀉하며, 熱하고 燥烈한 약이다. 특히 疏肝和胃하여 降逆止嘔하는 효능이 좋다. 肝胃虛寒으로 氣逆한 증상부터 下焦의 寒濕脚氣까지 두루 쓰이는 중요한 약이다.

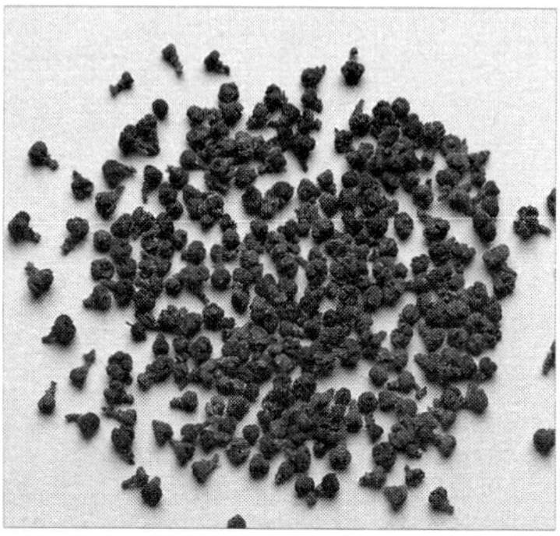

【효능과 응용】

1. 소간하기(疏肝下氣), 온중산한(溫中散寒): 肝胃가 虛寒을 치료
   (1) 寒滯肝脈으로 인한 寒疝腹痛을 치료한다.
   (2) 肝胃虛寒으로 濁陰上逆하여 생긴 厥陰頭痛을 치료한다.
   (3) 脾腎陽虛하여 생기는 五更泄瀉를 치료한다.
   (4) 黃連을 배합하여 肝火犯胃하여 생긴 脇痛吞酸을 다스린다.

2. 조습(燥濕): 寒濕으로 인한 脚氣疼痛을 치료하며 간혹 脚氣冲心하거나 脹悶欲死한 증세를 다스린다.

90. 延胡索현호색

가결

延胡氣溫연호기온 心腹卒痛심복졸통
通經活血통경활혈 跌撲血崩질박혈붕

延胡索은 氣溫하여 心腹의 卒痛을 다스린다.
通經, 活血하고 跌撲과 血崩을 치료한다.

【약성설명】

현호색은 성미가 辛散하여 溫通하며, 氣分에도 들어가고 또한 血分에도 도달한다. 통증을 멎게하는데 장점이 있어서 상하내외의 모든 氣滯血瘀하여 생긴 疼痛에 두루 사용되는 중요한 약이다.

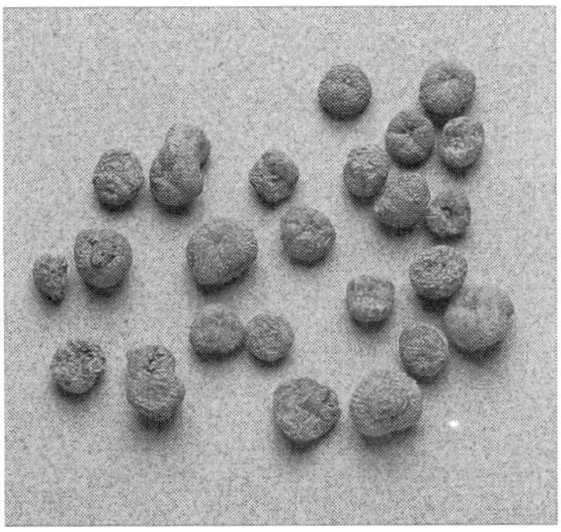

【효능과 응용】

1. 행기활혈지통(行氣活血止痛): 氣滯血瘀하여 생긴 모든 통증을 치료

(1) 瘀血阻滯로 인한 胸痹와 絞痛에 사용한다.

(2) 瘀血內滯로 인하여 胃脘刺痛이 극심한 증상을 다스린다.

(3) 氣滯血瘀하여 생긴 痛經에 사용한다.

(4) 肝經의 氣滯血瘀로 인한 胸脇의 脹滿과 疼痛을 다스린다.

이 외에 寒滯肝脈, 風寒痹症과 外傷腫痛 등에 사용할 수 있다.

91. 薏苡仁 의이인

가 결

薏苡味甘 의이미감 專除濕痹 전제습비
筋節拘攣 근절구련 肺癰肺痿 폐옹폐위

薏苡仁은 味甘하여 오로지 濕痹를 除祛한다.
筋節의 拘攣, 肺癰과 肺痿을 다스린다.

【약성설명】

의이인은 淡滲利濕하는 약으로 성미가 微寒하여 清熱시켜서 清利濕熱이 약성의 주가 되며, 健脾하는 효능도 있다. 脾虛濕盛과 濕邪下注를 다스리며 아울러 肺癰에도 적용이 가능하다.

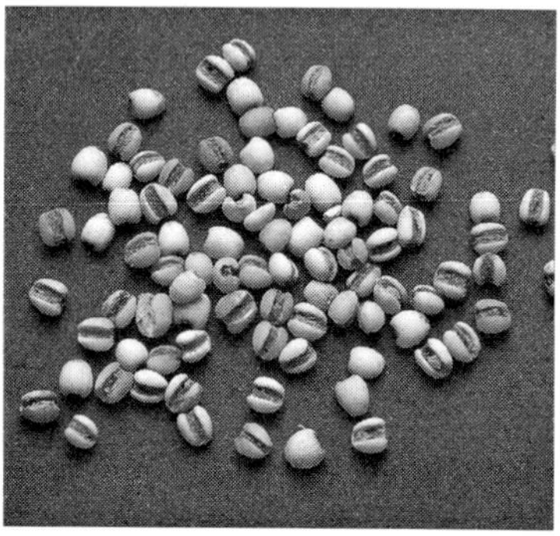

【효능과 응용】

1. 이습건비(利濕建脾): 脾虛濕困으로 인한 모든 증상을 치료
    (1) 脾虛濕勝하며 納少便溏, 水腫, 小便不利한 증상들을 치료한다.
    (2) 脚氣로 腫痛하거나 濕勝하여 腫滿한 증세를 다스린다.
    (3) 濕熱下注로 小便淋痛하거나 濕熱痹症이 생긴 것을 치료한다.

2. 청열배농(淸熱排膿): 肺癰으로 吐膿하거나 腸癰으로 腹痛이 있는 것을 치료하는데 淸熱解毒藥과 함께 사용한다. 이외에 濕溫 초기에 濕邪가 偏勝한 것을 치료하는 데 사용할 수 있다.

92. 肉豆蔻육두구

가 결

肉蔻辛溫육구신온 脾胃虛冷비위허랭
瀉痢不休사리불휴 功可立等공가입등

肉豆蔻는 辛溫하여 脾胃가 虛冷하여
瀉痢가 멎지 않는 병증에 功效가 곧 나타난다.

【약성설명】

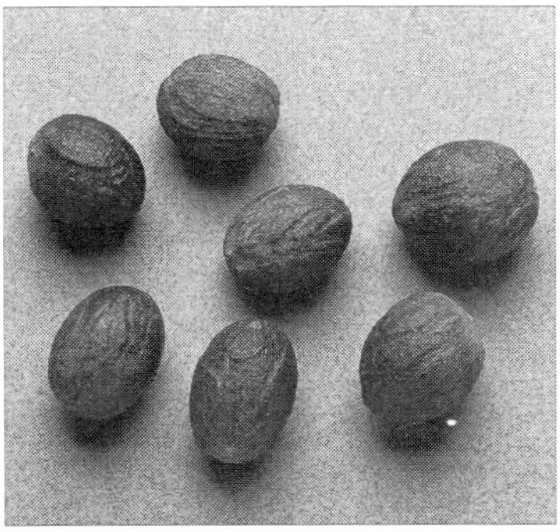

육두구는 성미가 辛溫하고 澁性이 있어서 대장으로 들어가 澁腸하여 설사를 멎게 하며, 脾胃로 들어가 行氣溫中한다. 腸滑久瀉 및 虛寒氣滯 등의 증상에 사용한다.

【효능과 응용】

1. 삽장지사(澁腸止瀉): 中焦虛寒으로 脾虛久瀉한 것을 치료하고, 脾腎虛寒으로 五更泄瀉하는 것을 치료한다. 益氣溫陽藥과 함께 사용한다.

2. 온중행기(溫中行氣): 中焦虛寒氣滯로 脘腹脹痛한 증상을 다스린다. 行氣溫中藥과 함께 사용한다.

93. 草豆蔻 초두구

가 결

草蔲辛溫 초두신온　治寒犯胃 치한범위
作痛嘔吐 작통구토　不食能食 불식능식

草豆蔻는 辛溫하여 寒邪가 胃를 侵犯하여 생긴 腹痛, 嘔吐를 다스리며, 식사를 하지 못하던 것을 먹을 수 있게 한다.

【약성설명】

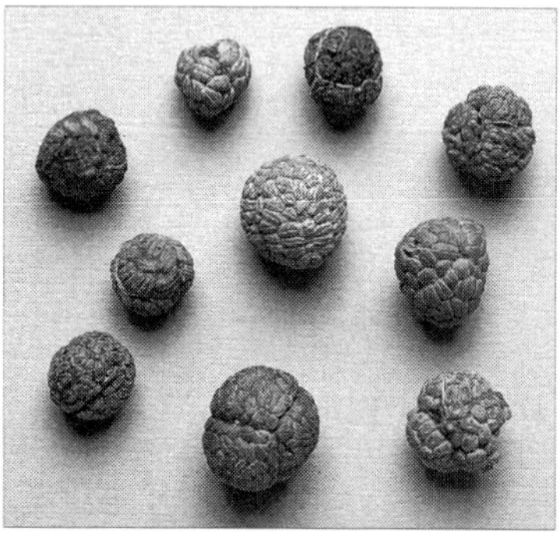

초두구는 성미가 辛溫行散하고 芳香化濕하는 약이다. 주로 脾胃로 들어가 中焦의 寒濕의 邪氣를 제거하고 濕으로 인한 구토를 멈추게 하며, 일체의 寒濕中阻로 생긴 증상을 치료한다.

【효능과 응용】

1. 조습건비(燥濕健脾): 寒濕의 邪氣가 脾胃中阻하여 脘痛嘔逆하고 食少泄瀉한 것을 다스린다.

2. 습중지구(濕中止嘔): 胃寒嘔吐에 사용한다.

【주의사항】

탕제로 사용할 때 후하한다.

94. 訶子 가자

가 결

訶子味苦 가자미고　澁臟止痢 삽장지리
痰嗽喘急 담수천급　降火斂肺 강화렴폐

訶子는 味苦하고, 澁腸하여 痢疾을 멎게 한다.
痰嗽와 喘急을 다스리고 火를 내리며 肺氣를 收斂한다.

【약성설명】

가자는 煨用하면 性味가 酸澁하고 오로지 수렴하여 위로는 肺를 수렴시키고 아래로는 大腸을 收澁한다. 生用하면 瀉火開音한다. 氣虛하여 발생된 久咳와 久瀉 등에 사용한다.

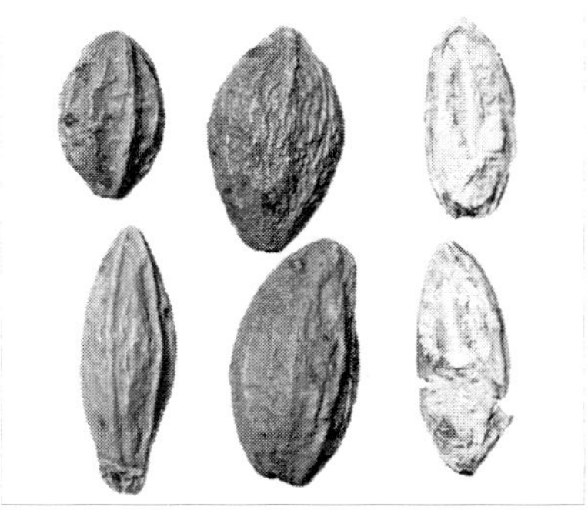

【효능과 응용】

1. 삽장지사(澁臟止瀉): 虛寒으로 인한 오랜 久瀉, 脫肛 등을 치료한다. 황련과 함께 사용하면 熱性 痢疾腹痛을 치료할 수 있다.

2. 렴폐개음(斂肺開音): 肺虛하여 생긴 久咳, 失音 등을 치료한다.

95. 草果 초과

가결

草果味辛 초과미신 消食除脹 소식제창
截瘧逐痰 절학축담 解瘟辟瘴 해온피장

草果는 味辛하고 食脹을 消除한다. 瘧疾을 치료하고 痰을 쫓으며,
瘟疫을 치료하고 瘴氣를 물리친다.

【약성설명】

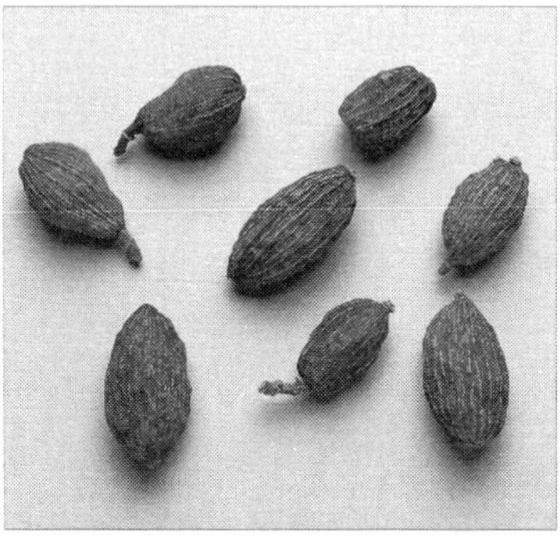

본품은 辛溫하고 성질이 燥하여 주로 脾胃에 들어간다. 燥濕散寒의 힘이 비교적 강하고 담음을 없애며 瘧疾을 치료한다. 寒濕中阻와 瘴瘧 등의 증상을 치료한다.

【효능과 응용】

1. 조습산한(燥濕散寒): 寒濕이 脾胃에 阻滯되어 腹部脹滿, 疼痛, 嘔逆하며 苔膩脈滑한 증상을 치료한다.

2. 제담절학(除痰截瘧): 寒濕으로 인한 瘧疾을 치료하고 濕邪와 穢濁으로 인한 瘴瘧을 치료한다.

96. 常山상산

가 결

常山苦寒상산고한 截瘧除痰절학제담
解傷寒熱해상한열 水脹能寬수창능관

常山은 苦寒하고 瘧疾을 치료하며 痰을 제거한다.
傷寒熱을 치료하고 水脹을 능히 치료한다.

【약성설명】

상산은 辛散하고 苦泄하며 痰結을 잘 풀어내는 약으로, 흉중의 痰飮을 토하게도 할 수 있고 祛痰작용으로 瘧疾을 치료하기도 한다. 痰阻로 인한 氣滯뿐 아니라 新久의 瘧疾도 치료한다.

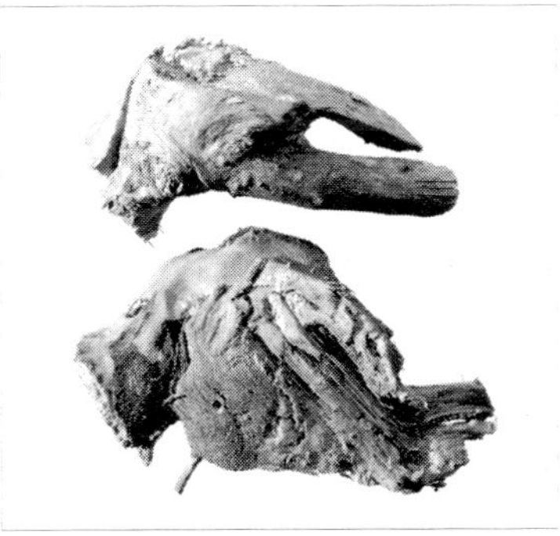

【효능과 응용】

1. 인토담음(引吐痰飮): 痰飮積胸으로 胸膈脹悶하고 欲吐不能한 것을 치료한다.

2. 절학(截瘧): 瘧疾로 인해 寒熱往來하고 濕邪偏勝한 것을 치료한다.

97. 高良薑고량강

가 결

良薑性熱량강성열 下氣溫中하기온중
轉筋霍亂전근곽란 酒食能攻주식능공

高良薑은 性熱하여 下氣시키고 溫中한다.
轉筋, 霍亂, 酒傷, 食傷을 능히 다스린다.

【약성설명】

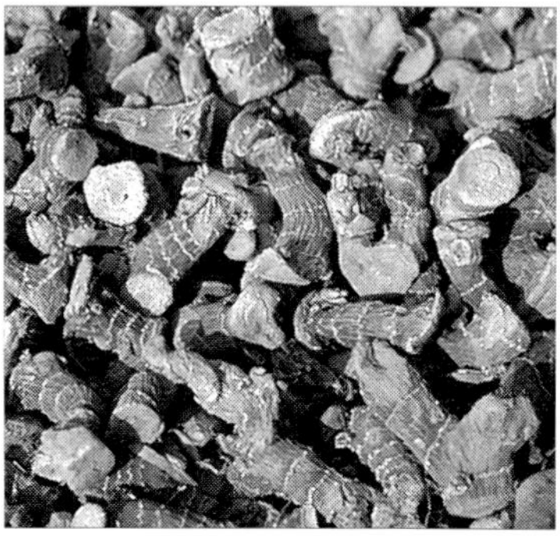

본품은 辛熱하며 주로 脾胃로 들어가서 中焦의 實寒을 제거하고 복통을 멈추게 하는 효과가 좋다. 外寒直中으로 인한 胃痛, 嘔逆의 증상을 치료한다.

【효능과 응용】

1. 온중지통(溫中止痛): 中焦寒勝으로 인해 痛瀉嘔吐하는 것을 치료한다. 寒邪肝脈으로 寒疝腹痛이 생긴 것을 치료한다. 益氣藥과 배오하면 胃氣虛寒하여 嘔吐하는 사람에 사용할 수 있다.

98. 山楂산사

가결

山楂味甘산사미감 磨消肉食마소육식
療疝催瘡료산최창 消膨健胃소팽건위

山査는 味甘하고 肉積과 食積을 갈아 消化시킨다.
疝症과 瘡을 치료하고, 膨滿을 사라지게 하며 健胃한다.

【약성설명】

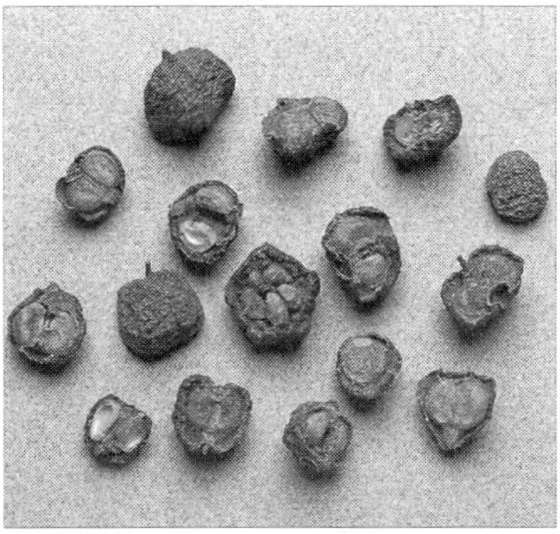

본품은 甘酸한 味로 비위로 들어가 소화를 돕고 肉積을 소화시키는 약이다. 육식으로 인한 油膩의 積滯를 치료하고, 색이 붉으므로 혈분으로 들어가서 活血하기 때문에 瘀血을 흩어지게 하여 血瘀의 증상도 치료할 수 있다.

【효능과 응용】

1. 소식화적(消食化積): 육식이 적체되어 생기는 脘腹脹滿, 嘔惡腹瀉를 다스린다. 또 아기가 젖을 먹고 체한 것과 소화가 안 되는 증상을 치료한다.

2. 활혈화어(活血化瘀): 血分瘀滯로 생기는 각종 疼痛질환에 사용한다. 예를들어 여자 산후 瘀阻腹痛과 어혈로 인한 痛經閉經을 다스리고, 疝氣로 偏墮脹痛한 것과 冠心病으로 인한 心絞痛, 高血壓, 高脂血症 등을 다스린다.

99. 神麯신곡

가 결

神麯味甘신곡미감 開胃進食개위진식
破積逐痰파적축담 調中下氣조중하기

神麯은 味甘하여 胃를 열어 飮食이 進入되게 한다.
積를 破하고 痰을 몰아내며, 調中, 下氣한다.

【약성설명】

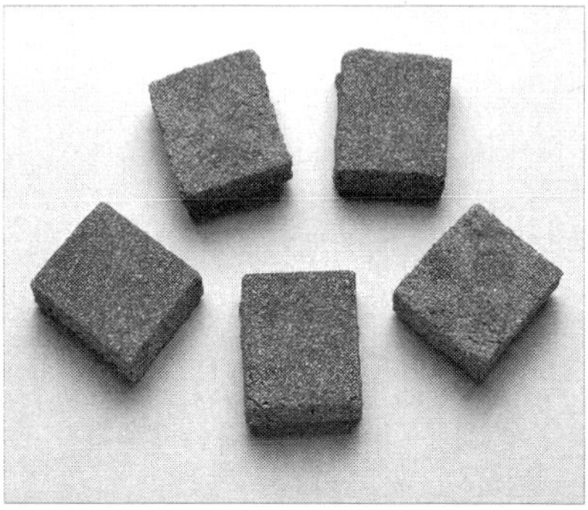

신곡은 味가 辛甘하고 性이 溫하여 음식을 소화시키는 힘이 강하고 위를 튼튼히 하는 약이다. 각종 食積으로 소화가 되지 않는 증에 활용한다.

【효능과 응용】

1. 소식화위(消食和胃): 주로 食積不化로 인한 脘悶保納과 腸鳴腹瀉 등의 증을 치료한다. 이것 외에 환제에 소화하기 어려운 광물성 한약재를 넣어서 사용할 때 신곡호환(神麯糊丸)으로 만들면 광물성 약재의 소화를 도울 수 있다.

100. 麥芽 맥아

가 결

麥芽甘溫 맥아감온　能消宿食 능소숙식
心腹臌脹 심복고창　行血散滯 행혈산체

麥芽는 甘溫하며 宿食을 능히 消化한다.
心腹의 臌脹을 다스리고, 行血하며 散滯한다.

【약성설명】

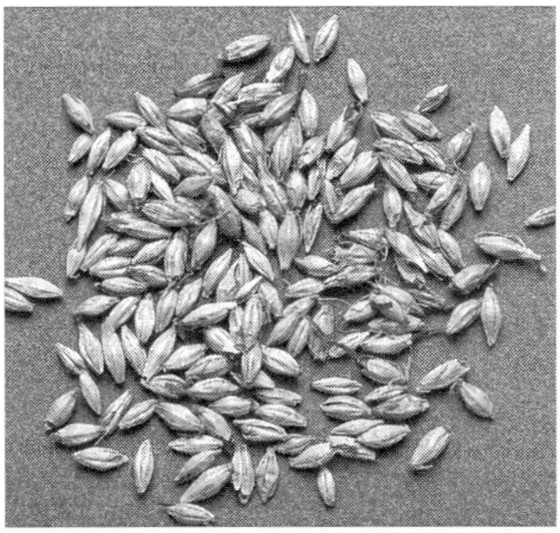

맥아는 味甘하여 益脾함으로써 行氣消食시키는 약재로 특히 면음식으로 인한 食滯를 잘 제거하며, 겸하여 유즙을 돌게 하는(回乳) 효능이 있다. 食積이 있고 소화가 안 되는 증상에 상용하는 약재이다.

【효능과 응용】

1. 소식화중(消食和中): 주로 음식의 積滯不消로 인한 納少脘脹을 치료하고, 비위가 허약하여 納谷不香[1]한 증세를 다스린다.

2. 회유(回乳): 여자의 젖이 끊기거나 혹은 유즙이 鬱滯되어 일어나는 乳房脹痛 등의 증에 상용한다.

이외에도 化滯行氣시키는 힘이 있기 때문에 肝鬱氣滯 혹은 肝胃不和한 사람에게 사용할 수 있는데, 주약이 아닌 보조약으로 다용한다.

[1] 입맛이 없어서 음식을 가까이해도 식욕이 일지 않는 것을 말함.

101. 蘇子 소자

가결

蘇子味辛 소자미신 驅痰降氣 구담강기
止咳定喘 지해정천 更潤心肺 갱윤심폐

蘇子는 味辛하며 痰을 驅逐하고 降氣시킨다.
止咳, 定喘하며 心肺를 다시금 潤澤하게 한다.

【약성설명】

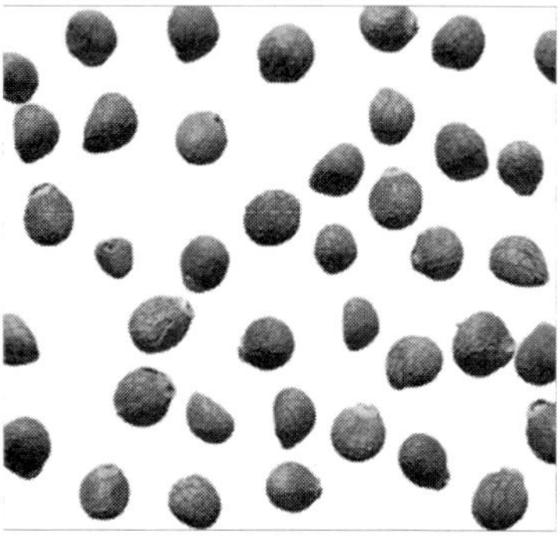

소자는 潤降下氣시키는 약으로, 辛溫한 성미는 消痰한다. 肺氣를 잘 내리고 除痰止咳하면서 潤腸通便한다.

【효능과 응용】

1. 하기소담정천(下氣消痰定喘): 주로 痰阻氣機로 인하여 咳嗽痰多, 氣逆作喘한 증상을 치료한다.

2. 윤장통변(潤腸通便): 津血이 虧虛하여 생긴 腸燥便秘에 사용한다.

102. 白芥子 백개자

가 결

白芥子辛 백개자신 專化脇痰 전화협담
瘧蒸痞塊 학증비괴 服之能安 복지능안

白芥子는 味辛하고 오로지 脇의 痰을 化한다.
瘧蒸, 痞塊에 白芥子를 복용하면 능히 便安해진다.

【약성설명】

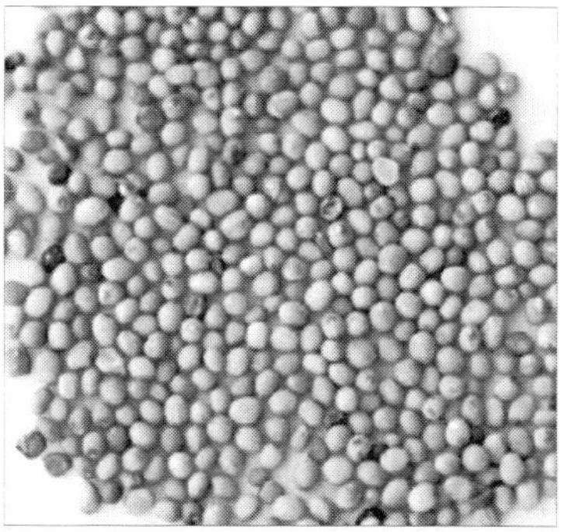

백개자는 溫燥化痰하는 약으로 辛散利氣한다. 皮膚, 腠理와 胸脇의 寒飮痰濕의 邪氣를 잘 제거하고, 陰盛支滿과 陰疽, 痰飮流注 등의 증에 적합하다.

【효능과 응용】

1. 거담리기(祛痰利氣): 주로 寒痰壅滯로 인한 咳嗽氣喘과 痰多清稀를 다스린다. 혹은 飮留胸脇으로 喘滿脇痛한 것을 치료한다.

2. 통락지통(通絡止痛): 痰飮의 邪氣가 경락으로 流注하여 인하여 일어나는 肢節疼痛痲木과 陰疽流注 등의 증에 적합하다. 매번 溫陽通滯하는 약과 배합해서 사용한다.

103. 甘遂감수

가결

甘遂苦寒감수고한 破癥消痰파징소담
面浮蠱脹면부고창 利水能安이수능안

甘遂는 苦寒하며, 癥瘕를 破하고 痰을 삭힌다.
面浮, 蠱脹에 利水하여 능히 편안해진다.

【약성설명】

감수는 성미가 苦寒하여 沈降하는 성질이 있고, 峻瀉하는 약으로 독성이 있다. 소변과 대변을 통하게 하고 水濕을 瀉利시키며 痰飮을 逐滌시킨다. 따라서 水腫實證과 痰盛癲狂 등에 적합하다. 외용하면 消腫의 효능이 있다.

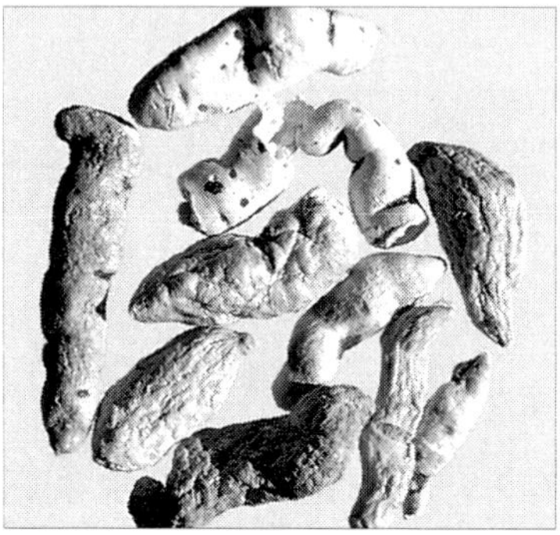

【효능과 응용】

1. 사수축음(瀉水逐飮): 주로 水濕壅滯으로 水腫脹滿한 것과 二便不通으로 생긴 陽實水腫과 痰迷癲狂과 精神錯亂을 치료한다.

2. 소종산결(消腫散結): 외용으로 쓰면 癰腫瘡瘍을 치료할 수 있다.

이외에도 최근에는 장폐색에도 감수를 응용하고 있다.

【사용주의】

유효성분이 물에 잘 용해되지 않기 때문에 환이나 산제로 사용한다. 감초와 相反한다.

104. 大戟대극

가 결

大戟苦寒대극고한 **消水利便**소수이변
腹脹癥堅복창징견 **其功瞑眩**기공명현

大戟은 苦寒하고 水腫을 삭히고 利便한다.
腹脹과 癥堅을 다스리며 瞑眩에도 功이 있다.

【약성설명】

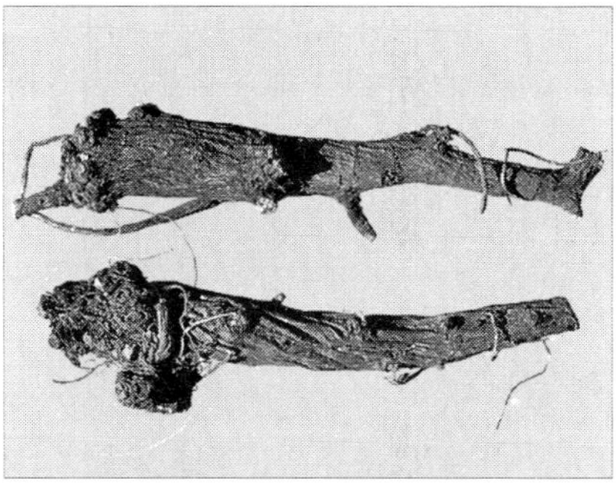

대극은 성미가 苦寒하고 降瀉하며, 대변과 소변을 通利하며 水飮을 심하게 瀉下시키는 효능이 감수와 비슷하나 藥力이 완만하다. 峻下시키는 약재가 되므로 實症의 水腫, 痰飮을 치료한다.

【효능과 응용】

1. 사수축음(瀉水逐飮): 水腫脹滿하고 二便不通한 實症을 치료한다. 痰飮積聚로 胸膈脹滿하고 脇肋隱痛한 것에 사용할 수 있다.

2. 공독소종(攻毒消腫): 癰腫瘡毒과 痰火로 인한 瘰癧에 쓸 수 있고 내복 혹은 외용 모두 가능하다.

【사용주의】

임산부는 복용을 금한다. 감초와 상반(相反)한다.

105. 芫花원화

가 결

芫花苦寒원화고한 **能消脹蠱**능소창고
利水瀉濕이수사습 **止咳痰吐**지해담토

芫花는 苦寒하며 蠱脹을 消退시킨다.
水濕을 瀉利하고, 止咳하며 痰을 吐하게 한다.

【약성설명】

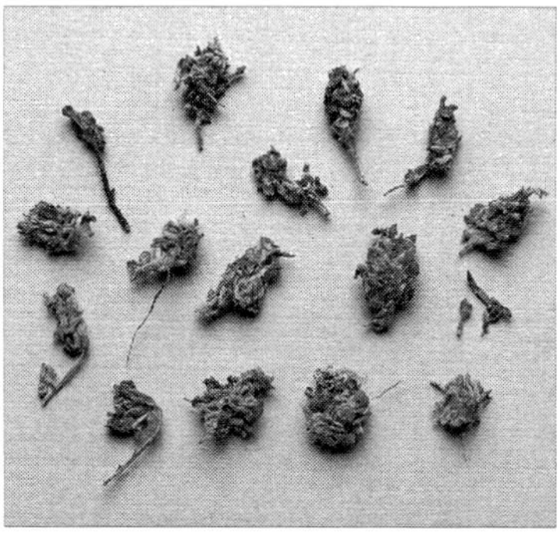

본품은 苦寒하고 沈降하는 약재인데, 瀉水하는 힘이 비록 대극, 원화와 비교하여 약하나, 역시 逐水의 峻劑라고 할 수 있어, 실증의 수종과 담음에 속하는 사람에게 사용할 수 있다.

【효능과 응용】

1. 사수거담(瀉水祛痰): 水腫脹滿하고 二便不通한 陽實水腫을 주로 치료한다. 痰飮喘咳를 치료하는 데에 사용할 수 있다.

2. 살충료선(殺蟲療癬): 痘瘡과 頑癬을 치료할 수 있다.

【주의사항】

姙娠에 복용을 금한다. 甘草와 相反한다.

106. 商陸상육

가 결

商陸苦寒상육고한　赤白各異적백각이
赤者消風적자소풍　白利水氣백리수기

商陸은 苦寒하고 赤白이 서로 다르다.
붉은 것은 消風하고, 흰 것은 水氣를 다스린다.

【약성설명】

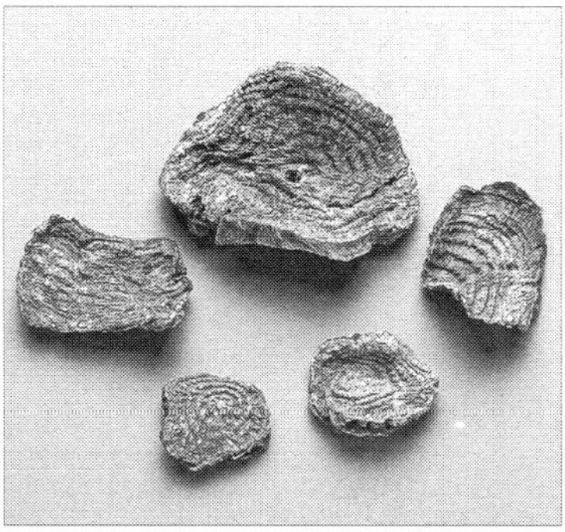

상륙은 맛이 苦寒한데, 붉은 것과 흰 것의 두 종류가 있다. 흰 것은 二便을 通利하고 行水消腫하며, 붉은 것은 風濕과 瘡瘍腫毒을 없앤다. 水腫實證에서 瘡瘍腫毒까지 활용한다.

【효능과 응용】

1. 행수소종(行水消腫): 水腫脹滿과 大小便이 不通한 實證을 주치한다.

2. 산결소종(散結消腫): 外用하면 一切의 癰腫瘡毒을 치료할 수 있다.

【주의사항】

姙娠는 복용을 금한다.

107. 海藻해조

가 결

海藻鹹寒해조함한 消癭散癧소영산력
除脹破癥제창파징 利水通閉이수통폐

海藻는 鹹寒하고 癭瘤와 瘰癧을 消散한다.
脹滿과 癥瘕를 除祛하고, 利水하며 閉한 것을 通하게 한다.

【약성설명】

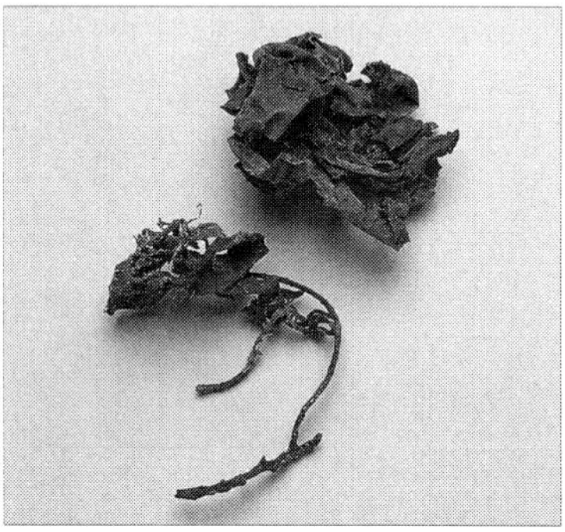

본품은 性이 차서 清熱하고, 짠 맛으로써 軟堅하며, 苦味로 降泄한다. 그래서 軟堅消痰하고 清熱利水 함에 장점이 있다. 癭瘤瘰癧 및 脚氣水腫 등의 증에 사용한다.

【효능과 응용】

1. 소담산결(消痰散結): 癭瘤와 瘰癧을 치료한다. 흔히 軟堅散結하는 약들과 배오하여 함께 사용한다.

2. 이수소종(利水消腫): 脚氣浮腫에 사용할 수 있다.

【주의사항】

甘草와 相反한다.

108. 牽牛子 견우자

가 결

牽牛苦寒 견우고한 **利水消腫** 이수소종
蠱脹痃癖 고창현벽 **散滯除壅** 산체제옹

牽牛子는 苦寒하고 利水消腫한다.
蠱脹과 痃癖을 다스리며, 壅滯된 것을 풀어준다.

【약성설명】

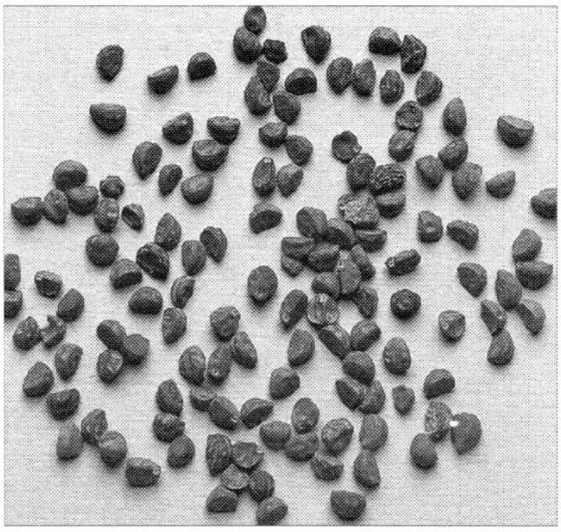

본품은 苦寒하고 沈降하여 通便瀉水하는데, 독렬한 성질이 大戟, 芫花에 미치지 못한다. 少量을 사용하면 下氣通便하고, 多量을 사용하면 물과 같이 설사를 하게 된다. 水陰이 內停한 것에 속하는 實證에 사용하는 峻下之品이다.

【효능과 응용】

1. 사하축수(瀉下逐水): 水陰停蓄으로 인한 水腫脹滿, 二便不通한 實證 및 熱結便秘, 氣滯腹脹을 치료한다.

2. 살충소적(殺蟲消積): 蛔蟲으로 인한 腹痛을 치료한다. 다른 약을 적절히 배오하면 많은 종류의 腸道 기생충을 치료할 수 있다.

【주의사항】

姙娠에 사용을 금한다.

109. 葶藶子 정력자

가 결

葶藶辛苦정력신고　利水消腫이수소종
痰咳癥瘕담해징가　治喘肺癰치천폐옹

葶藶子는 辛苦하고 利水消腫한다.
痰咳와 癥瘕를 다스리고, 喘息과 肺癰을 치료한다.

【약성설명】

본품은 辛散苦泄하고, 沈降下行하여 주로 肺經에 들어가 위로는 肺實을 瀉함으로써 平喘하고, 아래로는 수도를 통하게 함으로써 消腫한다. 苦寒하여 아래로 내리는 힘이 강하므로 喘滿과 水腫에 속하는 實證에 활용한다.

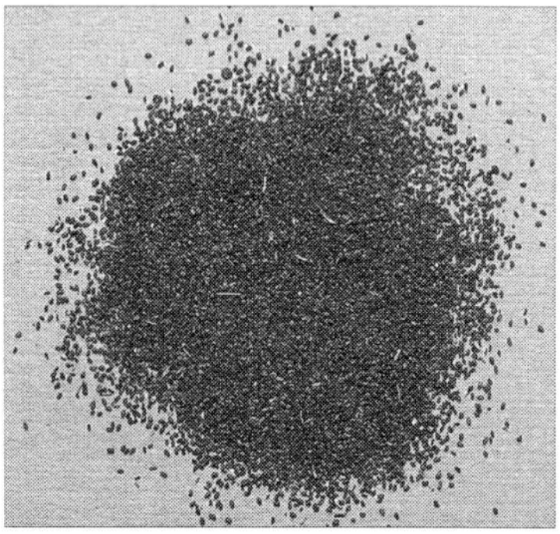

【효능과 응용】

1. 사폐평천(瀉肺平喘): 痰涎壅滞으로 痰咳氣喘, 咳逆喘息하여 不得臥하는 등의 實證을 치료한다.

2. 이수소종(利水消腫): 가슴과 배에 물이 쌓여 얼굴과 눈의 부종에 미치는 것에 속하는 實證의 것에 사용할 수 있다.

110. 瞿麥구맥

가결

瞿麥苦寒구맥고한 專治淋病전치임병
且能墮胎차능타태 通經立應통경립응

瞿麥은 苦寒하고 專的으로 淋病을 치료한다.
墮胎할 수 있고, 通經하게 함이 바로 應한다.

【약성설명】

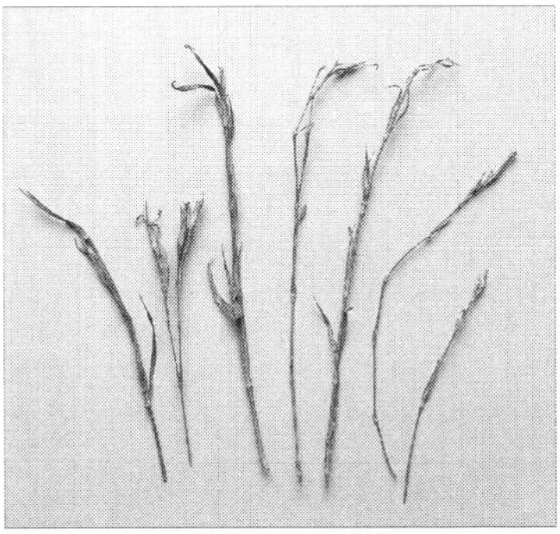

본품은 苦寒하여 淸泄하므로 心臟과 小腸의 火를 잘 내리고 利尿通淋하므로 熱淋과 血淋의 要藥이 된다. 그 밖에 血分으로 들어가 破瘀通經하는 효능이 있다.

【효능과 응용】

1. 이수통림(利水通淋): 熱淋과 血淋, 尿道澀痛, 淋漓不暢한 것을 치료한다.

2. 파혈통경(破血通經): 여자가 瘀血로 經閉不通한 것을 치료하는데, 活血調經하는 약과 배오하여 사용한다.

111. 三稜삼릉

가결

三稜味苦삼릉미고 利血消癖리혈소벽
氣滯作痛기체작통 虛者當忌허자당기

三稜은 味苦하고 利血하며 痃癖을 消한다.
氣滯로 인한 痛症을 다스리는데, 허한 사람은 복용을 忌한다.

【약성설명】

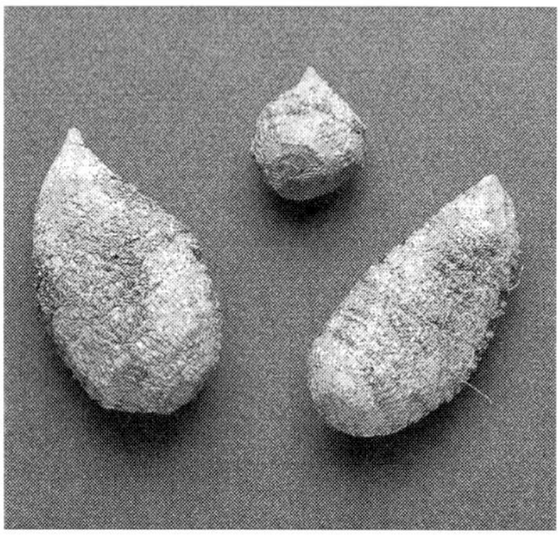

본품은 맛이 쓰고 開泄하므로 行散하는 능력이 맹렬하고, 血分에 들어갈 뿐 아니라 또한 氣分에 들어가 瘀結을 破하고 氣滯를 行하기 때문에 消癥, 通經의 要藥이 된다.

【효능과 응용】

1. 파혈거어(破血祛瘀): 癥瘕積聚, 氣滯血瘀로 인한 閉經을 치료한다.

2. 행기지통(行氣止痛): 食積氣滯로 脘腹脹痛할 때 消食行氣하는 약들과 배오하여 사용한다.

112. 五靈脂 오령지

가 결

五靈味苦 오령미고　血痢腹痛 혈리복통
止血用炒 지혈용초　行血用生 행혈용생

五靈脂는 味苦하여 血痢, 腹痛에 사용한다.
止血할 때는 炒하여 사용하고, 行血할 때는 生用한다.

【약성설명】

오령지는 苦泄溫通하고 甘緩止痛하는 약이다. 오로지 肝經으로 들어가 血分으로만 行한다. 止痛에 장점이 있고 瘀血로 인한 모든 통증에 사용할 수 있는 중요한 약재이다.

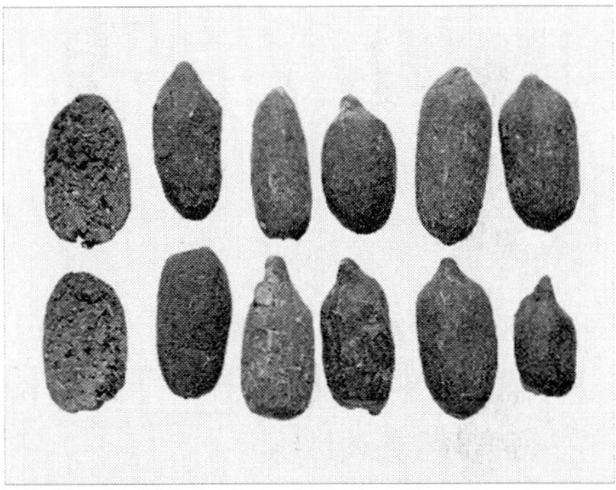

【효능 및 응용】

1. 활혈지통(活血止痛): 血分의 瘀滯로 인한 痛經, 胸痺心痛, 脘腹刺痛 등의 증상을 치료한다.

2. 화어지혈(化瘀止血): 血分의 瘀滯로 인한 少腹刺痛, 崩漏와 經多를 치료한다.

【사용주의】

인삼과 相畏한다. 탕제에 넣을 때는 包煎한다.

113. 莪朮아출

가 결

莪朮溫苦아출온고 善破痃癖선파현벽
止痛消瘀지통소어 通經最宜통경최의

莪朮은 溫苦하며, 痃癖을 잘 破한다. 止痛과 消瘀하며 通經하는데 가장 좋다.

【약성설명】

아출은 辛散하고 苦泄하니 溫通行滯한다. 주로 간경으로 들어가 破血行氣하여 癥瘕積聚를 치료하는 要藥이 된다.

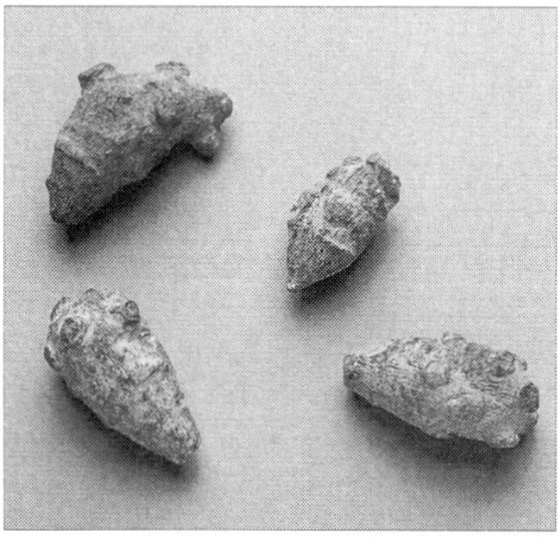

【효능 및 응용】

1. 파혈거어(破血祛瘀): 氣滯血瘀로 인한 여성의 閉經을 치료하고, 濕痰瘀血이 응체되어 생긴 癥瘕癖塊를 치료한다.

2. 행기지통(行氣止痛): 飮食失調로 인한 脘腹脹滿과 疼痛을 치료한다. 적당히 배오하면 허증과 실증에 모두 사용할 수 있다.

【사용주의】

임신부에게는 사용하지 않는다.

114. 乾漆 건칠

가 결

乾漆辛溫 건칠신온 通經破瘕 통경파가
追積殺蟲 추적살충 效如奔馬 효여분마

乾漆은 辛溫하여 通經하고 癥瘕을 破한다.
積聚를 追放하고 殺蟲함이 달리는 말과 같다.

【약성설명】

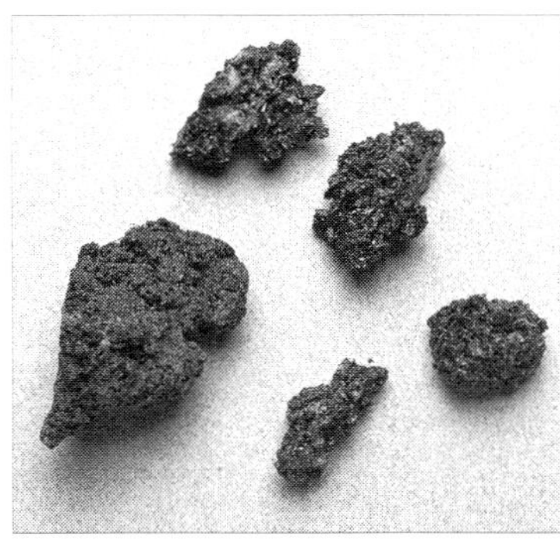

건칠은 辛溫通滯하고, 味苦破結하는 약으로 肝經血分에 들어가 수년간 쌓인 적체와 오래 쌓인 어혈을 제거할 수 있다. 破血하는 작용과 積聚를 제거하는 작용이 비교적 강하다.

【효능 및 응용】

1. 파혈거어 (破血祛瘀): 瘀血阻滯로 인한 閉經과 癥瘕積聚 등의 증상을 치료한다.

2. 살충소적 (殺蟲消積): 蟲積腹痛을 치료할 수 있다.

【사용주의】

임산부는 사용하지 않는다. 螃蟹(게)와 相反한다.

115. 蒲黃 포황

가결

蒲黃味甘 포황미감　逐瘀止崩 축어지붕
補血須炒 보혈수초　破血用生 파혈용생

蒲黃은 味甘하여 逐瘀하고 血崩를 그치게 한다.
補血할 때는 반드시 炒用하고, 破血할 때는 生用한다.

【약성설명】

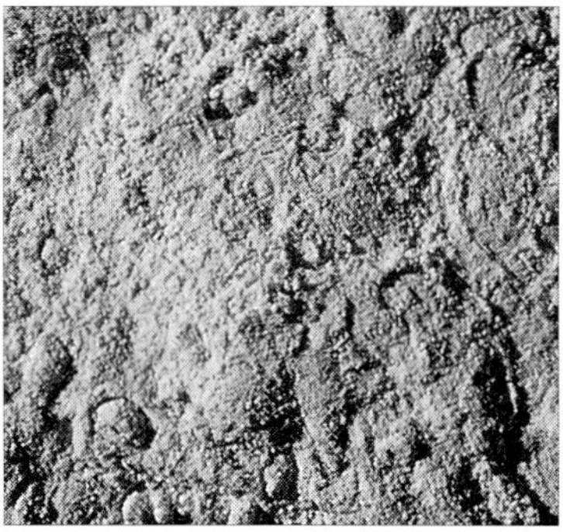

포황은 생용하면 性滑하여 行血止血하여 留瘀의 폐단이 없고, 성질이 甘平하여 준열하지 않아 많은 종류의 출혈증에 사용할 수 있다. 포황을 炒한 것은 性澁하여 收斂하고 止血한다.

【효능 및 응용】

1. 지혈(止血): 咳血, 喀血, 吐血, 尿血, 便血, 崩漏, 外傷 등의 다양한 출혈증에 사용할 수 있는데 炒하여 사용한다.

2. 산어(散瘀): 血分의 瘀滯로 인한 心腹疼痛, 痛經, 産後瘀血腹痛 등의 증에 사용하는데 生用한다.

【사용주의】

生用하면 자궁을 수축하니 임신부에게는 사용하지 않는다.

116. 蘇木소목

가 결

蘇木甘鹹소목감함 能行積血능행적혈
產後月經산후월경 兼治打跌겸치타질

蘇木은 甘鹹하여 積血을 능히 行하게 한다.
產後月經을 좋게 하고, 겸하여 打跌을 치료한다.

【약성설명】

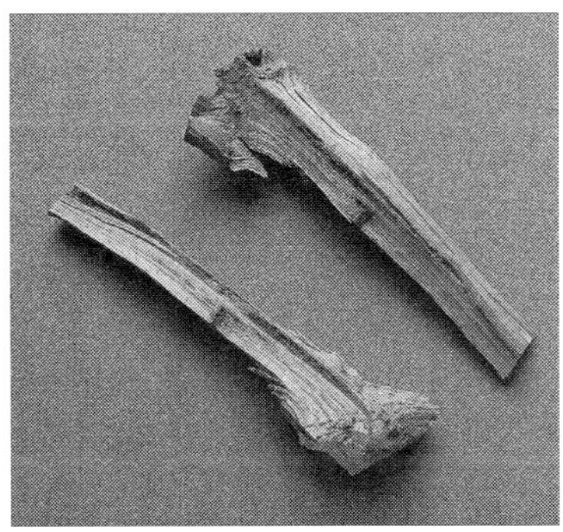

소목은 성미가 鹹하여 入血하고, 味辛하여 行滯하는 약이다. 적게 사용하면 和血하고 양을 많이 사용하면 破瘀한다. 消腫止痛의 효능이 우수하다.

【효능 및 응용】

1. 활혈거어(活血祛瘀): 瘀血로 인한 閉經, 通經을 치료하고, 產後의 血暈과 脹悶을 다스린다.

2. 소종지통(消腫止痛): 外傷으로 인한 瘀腫作痛을 치료한다.

【사용주의】

임신부에게 사용하지 않는다.

117. 桃仁 도인

가결

桃仁甘平 도인감한　能潤大腸 능윤대장
通經破瘀 통경파어　血瘕堪嘗 혈가감상

桃仁은 甘平하며, 능히 大腸을 潤滑하게 한다. 通經, 破瘀하고, 血瘕 치료에 뛰어나다.

【약성설명】

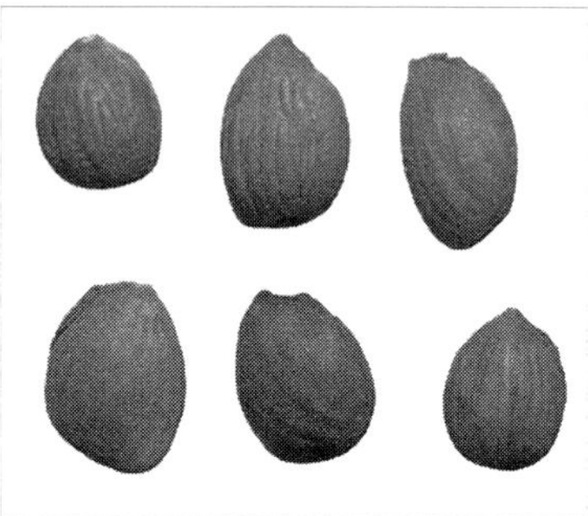

도인은 苦泄散瘀하는데 肝經血分으로 들어가 破血調經, 祛瘀新生하는 효능이 비교적 강하다. 血分瘀滯가 비교적 중한 자에게 적용하며 閉經癥瘕를 치료하는 효능이 뛰어나다. 이외에도 潤腸하는 효능이 있다.

【효능과 응용】

1. 파혈거어(破血祛瘀): 血瘀로 인한 諸症 및 內癰을 치료한다.

(1) 血分瘀滯로 인한 閉經, 痛經, 産後의 瘀阻腹痛, 癥瘕 및 외상으로 인한 瘀腫作痛 등을 치료한다.

(2) 肺癰으로 咳吐膿血하거나 腸癰으로 인한 腹痛에 清熱凉血解毒藥과 배오하여 응용한다.

2. 윤장통변(潤腸通便): 津傷으로 인한 腸燥와 大便秘結을 치료한다.

이외에도 止咳의 효능이 있어서 痰咳氣喘을 치료하는데 사용한다.

【주의사항】

임신부는 복용을 금한다.

118. 薑黃 강황

가 결

薑黃味辛 강황미신　消癰破血 소옹파혈
心腹結痛 심복결통　下氣最捷 하기최첩

薑黃은 味辛하여 消癰하고 破血한다.
心腹結痛을 다스리고, 下氣함이 가장 빠르다.

【약성설명】

강황은 辛溫한 성미로 行散하고 苦味로 開泄하여, 안으로는 氣血을 운행하고 밖으로는 風痹를 제거한다. 氣滯와 血瘀로 인한 모든 통증 및 風濕痺痛에 적용한다.

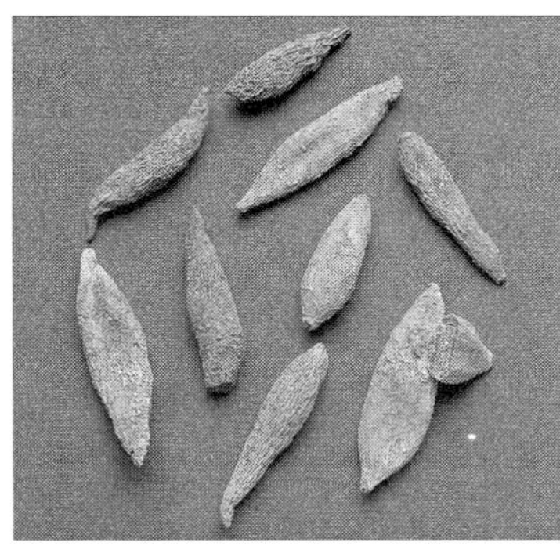

【효능과 응용】

1. 파혈행기(破血行氣): 氣滯血瘀에 의해 발생하는 胸脇刺痛, 心腹疼痛, 痛經, 閉經 및 외상으로 인한 瘀腫作痛 등을 치료한다.

2. 구풍료비(驅風療痹): 風濕痹痛을 치료하는데 특히 풍습성 肩臂痛에 우수하다. 祛風濕藥과 배오하여 함께 사용한다.

119. 鬱金 울금

가 결

鬱金味苦 울금미고 破血生肌 파혈생기
血淋溺血 혈림닉혈 鬱結能舒 울결능서

鬱金은 味苦하고, 破血하며 肌肉을 生하게 한다.
血淋과 溺血을 다스리며, 鬱結된 것을 능히 舒暢한다.

【약성설명】

울금의 辛味는 散하고 苦味는 泄하게 하며 性은 寒하여 淸熱한다. 肝經으로 들어가 活血行氣하고 利膽한다. 心經으로 들어가 淸心, 凉血, 止血한다. 氣滯血瘀로 인한 각종 痛症과 血熱妄行으로 인한 出血 및 濕熱黃疸 등의 증상에는 울금이 효과가 좋다.

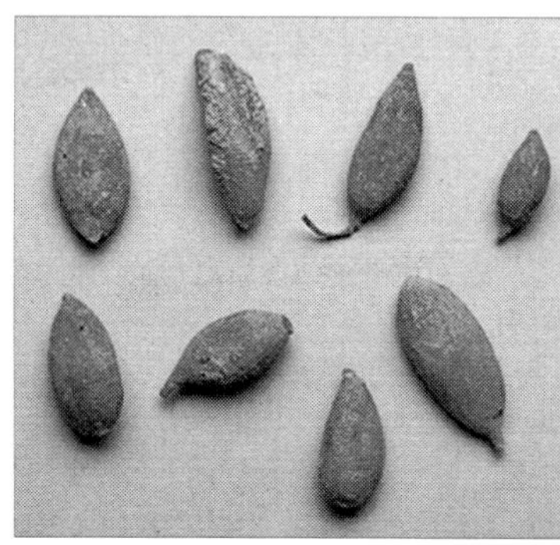

【효능과 응용】

1. 활혈행기지통(活血行氣止痛): 氣滯血瘀로 발생하는 胸脇刺痛, 痛經, 閉經, 癥瘕 및 肝脾腫大 등의 증상을 치료한다.
2. 청심량혈지혈(淸心凉血止血): 溫熱病과 高熱譫語에 사용할 수 있다. 또 血熱妄行으로 발생한 吐血, 衄血, 尿血 및 崩漏, 倒經 대상성월경: 월경시 코피가 나거나 각혈하는 증세 등 증상을 치료한다.

이외에도 또한 濕熱黃疸, 膽道結石 및 각종 感染 등에 상용한다.

【주의사항】

丁香과 鬱金은 상외(相畏)한다.

120. 金銀花금은화

가 결

金銀花甘금은화감 療癰無對료옹무대
未成則散미성즉산 已成則潰이성즉궤

金銀花는 味甘하여 癰疽를 치료하는데 對할 것이 없다.
癰이 未成하였으면 흩어버리고, 이미 成膿했으면 潰하게 한다.

【약성설명】

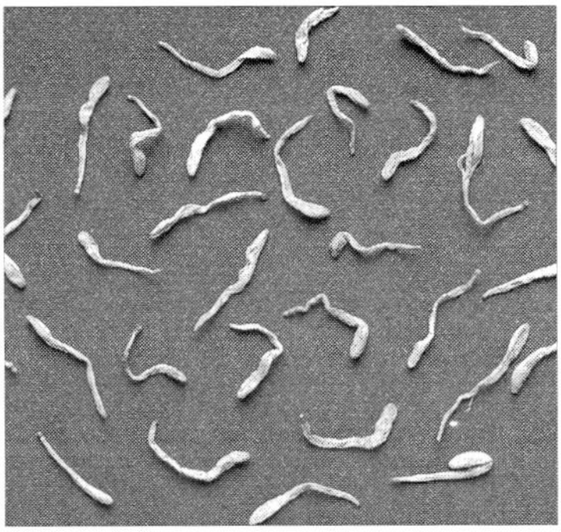

금은화는 성미가 甘寒하여 清熱解毒하는 약재이다. 방향성이 있어 疏散風熱하며 안으로는 淸하게 하고 밖으로는 散하게 하는데 능하다. 熱毒瘡癰 및 外感溫熱에 가장 적합하며, 衛氣營血를 가릴 것 없이 모두 응용이 가능하다.

【효능과 응용】

1. 청열해독(清熱解毒): 外感溫熱 및 瘡癰을 치료

(1) 風熱感冒 혹 溫病 초기에 사기가 衛分에 있을 때 사용한다.

(2) 열이 氣分에 들어가 壯熱煩渴한 경우 혹은 血分의 實熱로 인한 高熱發斑에 사용한다.

(3) 熱毒瘡瘍 및 肺癰, 腸癰 등에는 清熱解毒藥을 배오하여 사용한다.

2. 량혈치리(凉血治痢): 熱毒痢疾, 下痢膿血을 치료할 수 있다.

121. 漏蘆누로

가 결

漏蘆性寒누로성한 去惡瘡毒거악창독
補血排膿보혈배농 生肌長肉생기장육

漏蘆는 性寒하며 惡瘡毒를 除去한다.
補血하고 排膿하며, 生肌하고 肉을 기른다.

【약성설명】

누로는 성미가 苦寒하여 淸解하는 약재이다. 消腫排膿하여 瘡廱을 치료한다. 乳癰 및 乳汁이 壅滯되어 不下하는데 多用한다.

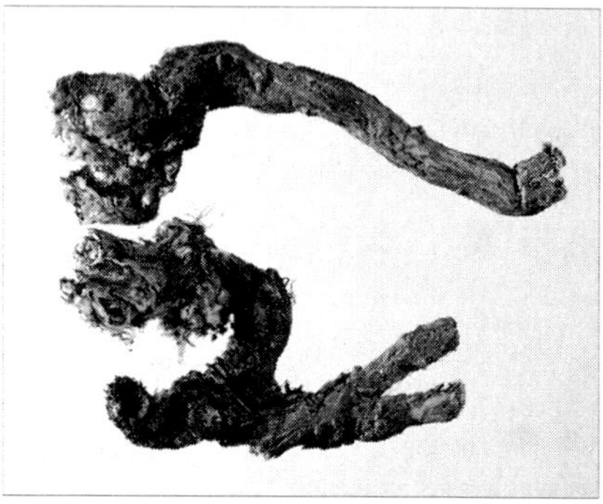

【효능과 응용】

1. 청열해독소종(淸熱解毒消腫): 熱毒瘡廱, 乳癰紅腫한 경우 淸熱解毒藥과 배오하여 치료한다.

2. 겸가통유(兼可通乳): 乳脈이 壅滯되어 化熱된 것, 乳房瘡痛, 乳汁不下에 적용하며 다른 活血通乳하는 약들과 배오하여 사용한다.

122. 白蒺藜 백질려

가 결

蒺藜味苦 질려미고 **療瘡瘙痒** 료창소양
白癜頭瘡 백전두창 **翳除目朗** 예제목랑

白蒺藜는 味苦하고 瘡과 瘙痒症, 白癜과 頭瘡翳을 치료하며,
目翳를 除祛하여 눈을 맑게 한다.

【약성설명】

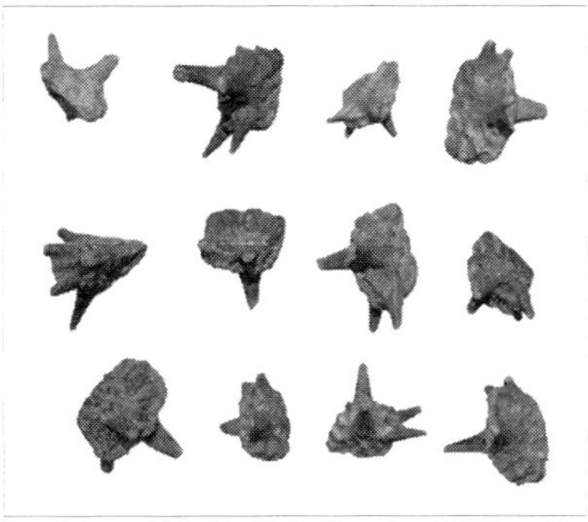

백질려는 辛散하고 苦瀉하여 오직 肝經에 들어가는 약재로, 밖으로는 散風明目하며 안으로는 疏肝平肝하기 때문에 肝鬱, 肝陽, 風熱로 인한 눈의 충혈을 다스릴 수 있다.

【효능과 응용】

1. 소간평간(疏肝平肝): 肝鬱氣滯로 인한 胸脇脹痛과 여자의 閉經, 乳閉不通 및 肝陽의 偏旺으로 인한 眩暈과 頭痛에 사용한다.

2. 거풍명목(祛風明目): 風熱로 인한 目赤腫痛과 風疹瘙痒 등의 증상에 사용한다.

123. 白芨백급

가 결

白芨味苦백급미고 **功專收斂**공전수렴
腫毒瘡瘍종독창양 **外科最善**외과최선

白芨은 味苦하며, 그 효능이 오로지 收斂한다.
腫毒과 瘡瘍 등의 外科 질환에 가장 좋다.

【약성설명】

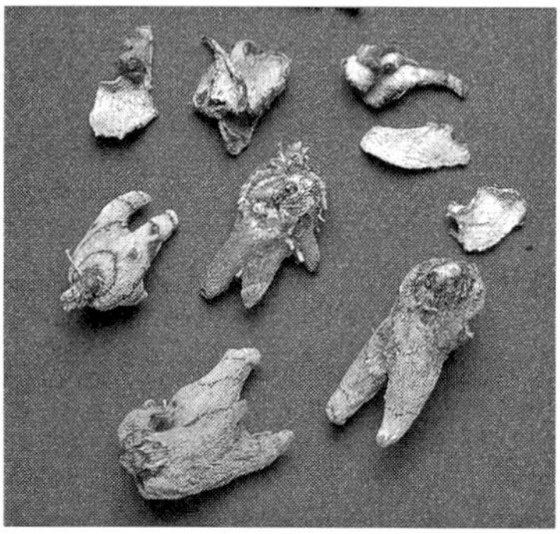

백급은 맛이 澀하고, 質黏하여 효능이 收澁에 집중되어있는 약재이다. 收斂, 止血하는 효과가 좋고 특히 肺胃의 出血에 좋다. 微寒한 성질로 淸熱하는 효능이 있어 血分으로 들어가 消腫, 生肌, 斂瘡의 효능을 낸다. 따라서 이 약은 肺胃의 出血와 瘡瘍 등의 증상에 사용할 수 있다.

【효능과 응용】

1. 收斂止血(수렴지혈): 주로 咳血 같은 肺出血과 胃腸出血로 인한 吐血을 치료하고 아울러 外傷으로 인한 出血을 다스린다.
2. 消腫生肌(소종생기): 瘡瘍 초기증상 혹은 瘡癰이 破潰되었는데 오래되도록 아물지 않는 것을 치료한다. 또 手足의 트고 갈라진 것을 치료할 수 있다. 최근에는 폐결핵으로 인한 咳血과 소화기 궤양으로 인한 出血 등에 자주 사용되고 있다.

【주의사항】

오두(烏頭)와 相反한다.

124. 蛇床子 사상자

가 결

蛇床辛苦 사상신고　下氣溫中 하기온중
惡瘡疥癩 악창개라　逐瘀祛風 축어거풍

蛇床子는 辛苦하고 下氣, 溫中한다.
惡瘡과 疥癩를 치료하며 瘀血을 몰아내고 風을 除祛한다.

【약성설명】

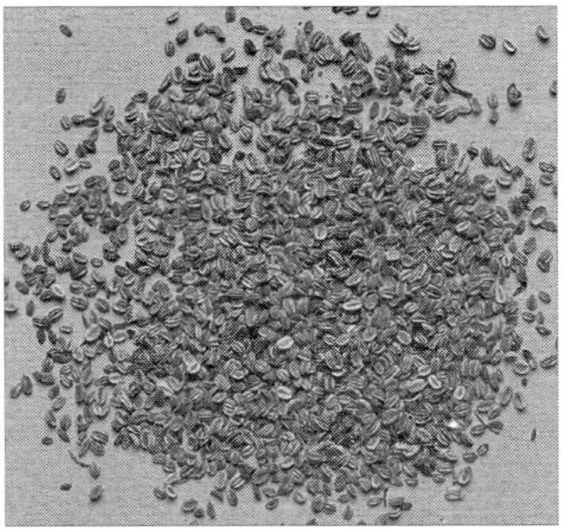

이 약은 성미가 辛溫散寒하고, 苦溫燥濕하며 성질이 溫하여 助陽하고 腎經에 들어가 하초에 작용하는 약으로, 하초의 寒濕의 邪氣를 제거함으로서 腎陽을 溫壯한다.

【효능과 응용】

1. 온신장양(溫腎壯陽): 腎陽의 虛衰로 인한 남자의 陽痿와 여자의 자궁이 冷하여 不孕하는 것을 다스린다.

2. 거풍산한(祛風散寒): 風寒痺症으로 인해 肢節疼痛한 것을 치료한다.

3. 조습살충(燥濕殺蟲): 寒濕으로 인한 帶下와 濕瘡濕疹, 陰部의 瘙痒感, 疥癬 등의 증상을 다스린다.

125. 天麻 천마

가 결

天麻味甘 천마미감 能驅頭眩 능구두현
小兒驚癎 소아경간 拘攣癱瘓 구련탄탄

天麻는 味甘하고 능히 頭眩, 小兒의 驚癎, 拘攣, 癱瘓을 驅逐한다

【약성설명】

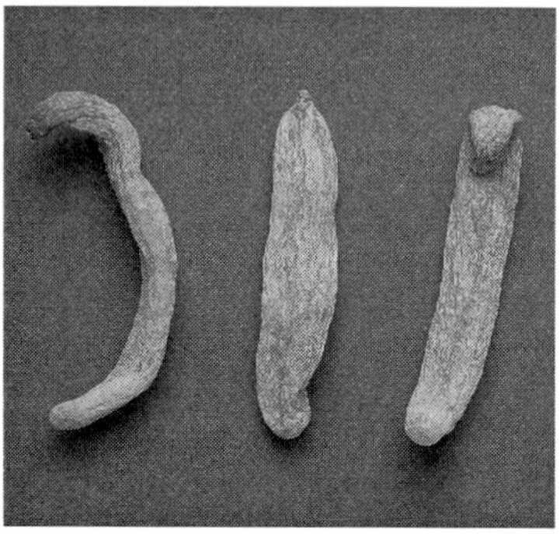

천마는 성미가 甘平하고 潤하며 燥하지 않으며, 간경으로 들어가 平肝熄風의 효능이 뛰어나기 때문에 肝風內動과 頭目眩暈의 증상에 虛實을 막론하고 要藥이 된다.

【효능과 응용】

1. 식풍지경(息風止痙): 肝風內動으로 인한 高熱急驚, 脾虛慢惊, 破傷風에 모두 활용할 수 있다.

2. 평간잠양(平肝潛陽): 다양한 眩暈을 치료한다. (肝陽眩暈, 痰飮眩暈, 血虛眩暈)

3. 거풍지통(祛風止痛): 風濕痺痛과 偏頭痛, 正頭痛에 활용할 수 있다.

126. 白附子 백부자

가 결

白附辛溫 백부신온　治面百病 치면백병
血痺風瘡 혈비풍창　中風痰症 중풍담증

白附子는 辛溫하여 얼굴의 百病과 血痺, 風瘡, 中風, 痰症을 치료한다.

【약성설명】

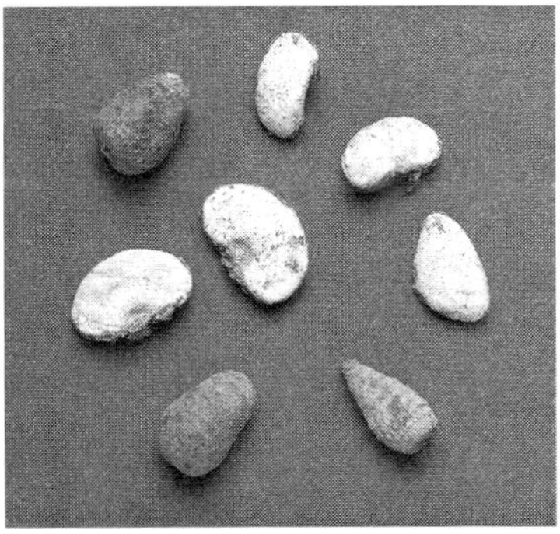

이 약은 辛溫燥熱하고 그 성미가 上部로 도달하여, 頭面, 經絡의 風痰寒濕의 邪氣를 제거하기 때문에, 風痰으로 경락이 막힌 것과 口眼喎斜, 偏正頭痛 치료의 중요한 약이 된다.

【효능과 응용】

1. 거풍담(祛風痰): 風痰滯絡으로 口眼喎斜가 된 것과 中風으로 痰盛하여 偏癱失語한 것을 치료한다. 또 破傷風과 寒濕頭痛을 다스린다.

2. 소종산결(消腫散結): 外用하면 痰核瘰癧과 독사에 물린 상처를 치료할 수 있다.

127. 全蝎 전갈

가 결

全蝎味辛 전갈미신 祛風痰毒 거풍담독
口眼喎斜 구안와사 風癇發搐 풍간발축

全蝎은 味辛하여 風痰毒, 口眼喎斜와 風癇, 抽搐을 除祛한다.

【약성설명】

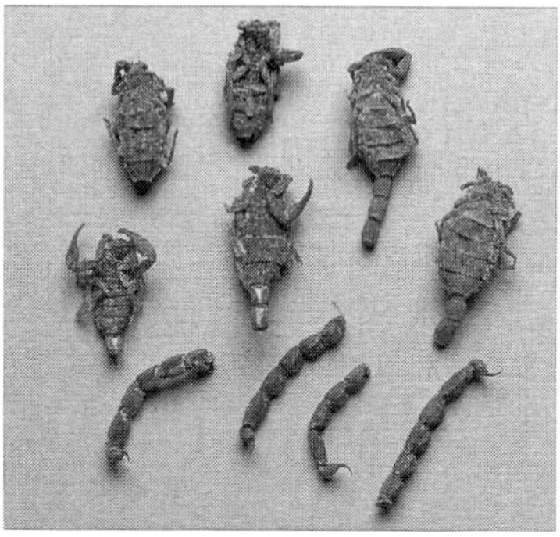

전갈은 辛平하고 독성이 있으며, 주로 肝經에 들어가 肝風을 息하고, 驚搐을 가라앉힌다. 더불어 祛風通絡과 止痛의 효능이 있어서 肝風內動, 風濕頑痺의 증상에 중요하게 사용한다.

【효능과 응용】

1. 식풍지경(息風止痙): 적당히 配伍하면 다양한 종류의 肝風에 활용이 가능한데, 예를들면 소아의 急驚이나 脾虛慢驚, 중풍으로 인한 口眼喎斜, 破傷風 등의 증상에 활용한다.

2. 통락지통(通絡止痛): 風濕痺痛과 伏風頭痛등의 증상 중에 병세가 비교적 重하고 日久不愈한 것에 사용한다.

3. 소종산결(消腫散結): 외용약으로 사용하여 瘡癰과 瘰癧등을 다스린다.

【주의사항】

임신부에게는 사용을 금한다.

128. 蟬蛻선태

가결

蟬蛻甘寒선태감한 消風定驚소풍정경
殺疳除熱살감제열 退翳侵睛퇴예침정

蟬蛻는 甘寒하여 風驚을 消定한다.
疳症을 殺하고, 熱을 除祛하며, 目翳가 眼睛을 침범한 것을 退한다.

【약성 설명】

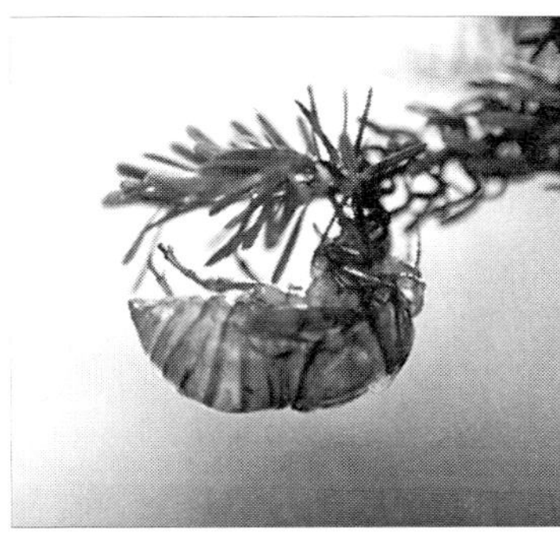

선태는 甘寒한 성질로 淸熱하며 質이 가벼워 疏散시키고, 밖으로는 疏散風熱하여 解表하며 안으로는 平肝熄風止痙하고 明目, 療啞한다. 따라서 風熱諸證과 肝風內動에 상용한다.

【효능과 응용】

1. 소산풍열(疏散風熱), 투동리인(透疼利咽): 外感風熱로 頭痛, 咽痛하거나 溫病 초기에 表症이 있을 때 사용한다. 風熱上攻으로 目赤咽腫하거나 麻疹透發不暢과 風疹瘙痒에 사용한다.

2. 식풍지경(息風止痙): 소아의 熱極動風이나 파상풍 등의 증상에 사용한다.

129. 白殭蠶 백강잠

가 결

殭蠶味鹹 강잠미함 諸風驚癎 제풍경간
濕痰喉痺 습담후비 瘡毒瘢痕 창독반흔

白殭蠶은 味鹹하며 諸風, 驚癎, 濕痰, 喉痺, 瘡毒, 瘢痕을 다스린다.

【약성 설명】

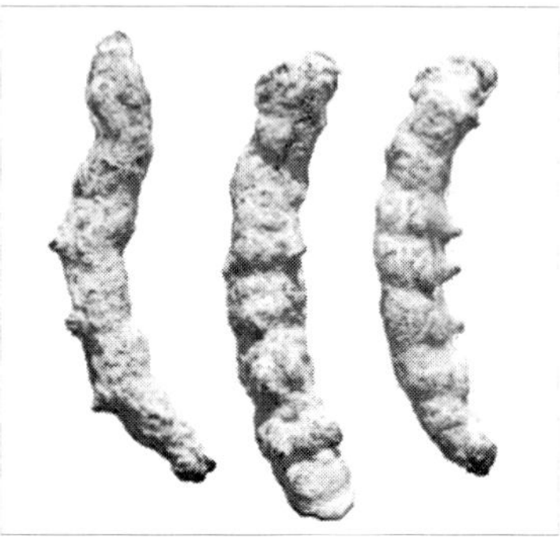

백강잠은 辛散한 성미로 祛風하여, 밖으로는 祛風止痛하고, 안으로는 息風止痙한다. 약성이 平和하기 때문에 많은 종류의 肝風과 風熱諸證에 두루 적용할 수 있다. 이외에도 化痰散結하는 효능도 겸한다.

【효능과 응용】

1. 식풍지경(息風止痙): 高熱로 인한 急驚風에 쓰며, 脾虛로 인한 慢驚風이나 中風口眼喎斜, 破傷風 등에 적용한다.

2. 거풍지통(祛風止痛): 風熱로 인한 頭痛, 目赤咽腫이나 風疹瘙痒에 적용한다.

3. 소담산결(消痰散結): 痰核瘰癧을 치료한다.

130. 蜈蚣오공

가 결

蜈蚣味辛오공미신 蛇虺惡毒사훼악독
止痙除邪지경제사 墮胎逐瘀타태축어

蜈蚣은 味辛하고 뱀(蛇)과 살모사(虺)의 惡毒을 다스린다.
痙을 멈추고 除邪하며 墮胎시키고, 瘀血을 몰아낸다.

【약성설명】

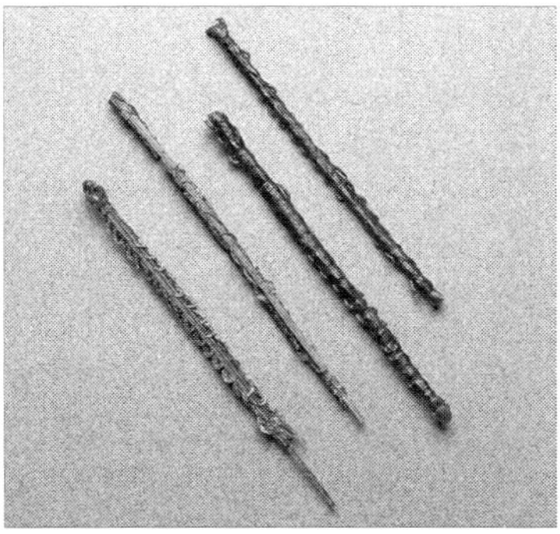

오공은 辛溫하고 독성이 있다. 주로 肝經으로 入하는 오공은 息風, 通絡하는 효능 全蝎과 비슷하지만 조금 더 그 약성이 강하다. 肝風, 頑痹의 증상을 치료하는데 마땅히 상용한다.

【효능과 응용】

1. 식풍지경(息風止痙): 肝風으로 인한 驚搐을 치료하고 急驚風, 慢驚風을 두루 치료한다.

2. 통락지통(通絡止痛): 風濕으로 인한 頑痺에 적용하여 伏風으로 인한 頭痛을 치료한다.

3. 소종산결(消腫散結): 외용약으로써 瘡瘍, 瘰癧에 사용한다.

【주의사항】

임신부에게는 사용을 금한다.

131. 木鱉子 목별자

가 결

木鱉甘寒목별감한 **能追瘡毒**능추창독
乳癰腰疼유옹요통 **消腫最速**소종최속

木鱉子는 甘寒하며 瘡毒을 追放한다.
乳癰, 腰疼을 다스림과 消腫함이 가장 빠르다.

【약성 설명】

목별자는 甘寒하고 淸解하는 약으로 혈분의 熱毒을 제거하여 消腫療瘡한다. 瘡癰과 외상으로 인한 腫疼에 효과가 있다.

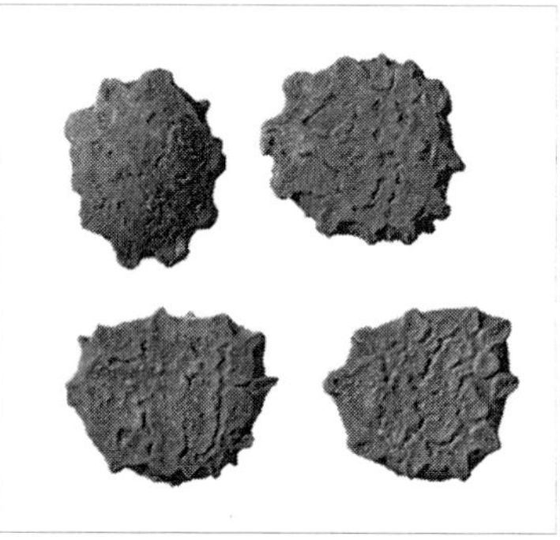

【효능과 응용】

1. 청열해독(淸熱解毒), 소종지통(消腫止痛): 瘡癰이나 腫毒을 치료하여 乳癰이나 瘰癧, 외상으로 인한 瘀腫疼痛에 사용한다. 독성이 있으므로 외용약으로 많이 쓰이며 임신부는 복용을 삼간다.

132. 露蜂房 노봉방

가 결

蜂房鹹苦 봉방함고 驚癇瘈瘲 경간계종
牙痛腫毒 아통종독 瘰癧乳癰 나력유옹

露蜂房은 鹹苦하며 驚癇, 瘈瘲, 牙痛, 腫毒, 瘰癧, 乳癰을 다스린다.

【악성 설명】

노봉방은 甘平하고 독성이 있다. 以毒攻毒하여 살충작용을 하며, 瘡毒과 癌腫 등에도 사용한다.

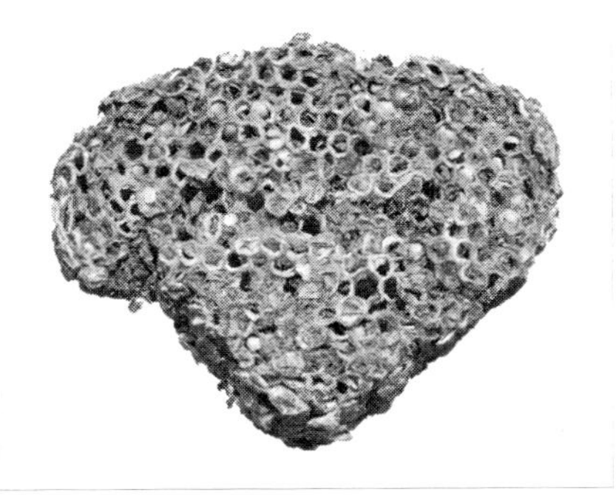

【효능과 응용】

1. 공독살충(攻毒殺蟲): 瘡癰, 乳癰, 疥瘡, 瘰癧, 頭癬 등의 증상에 사용하며 최근에는 다양한 종류의 癌腫에 사용하고 있다.

2. 거풍지통(祛風止痛): 風濕痺痛이나 疹痒에 사용한다.

133. 白花蛇 백화사

가 결

花蛇溫毒 화사온독　癱瘓喎斜 탄탄와사
大風疥癩 대풍개라　諸毒稱佳 제독칭가

白花蛇는 性溫有毒하고, 癱瘓, 口眼喎斜,
大風疥癩, 諸毒에 좋다.

【약성설명】

백화사는 走竄하는 성질이 있어 表裏에 통달하는데, 안으로는 臟腑에, 밖으로는 皮膚와 肌膚에 작용한다. 搜風定驚의 효능이 있어 風濕으로 인한 頑痺와 驚風 등의 증상에 활용한다.

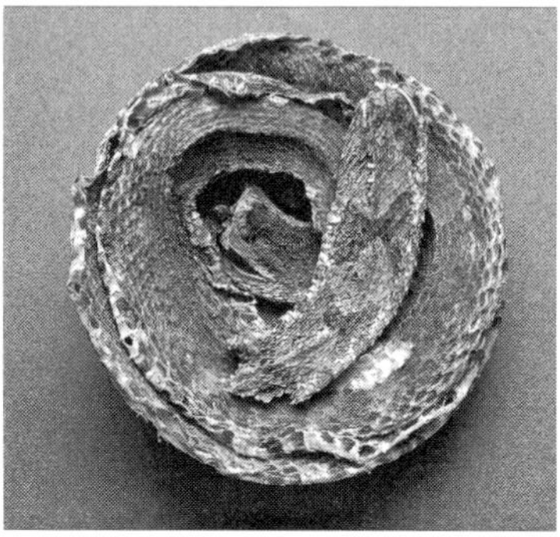

【효능과 응용】

1. 거풍통락(祛風通絡): 주로 風濕頑痺로 인한 痲木, 拘攣을 치료하며, 中風口眼喎斜, 麻風, 疥癬 등의 병에 사용한다.

2. 정경축(定驚搐): 小兒驚風과 破傷風 등의 증상에 활용한다.

134. 蛇蛻사태

가 결

蛇蛻辟惡사태벽오 能除翳膜능제예막
腸痔蠱毒장치고독 驚癎搐搦경간축닉

蛇蛻는 惡瘡을 물리치고, 능히 翳膜을 除祛한다.
腸痔와 蠱毒[1], 驚癎과 搐搦을 다스린다.

【약성설명】

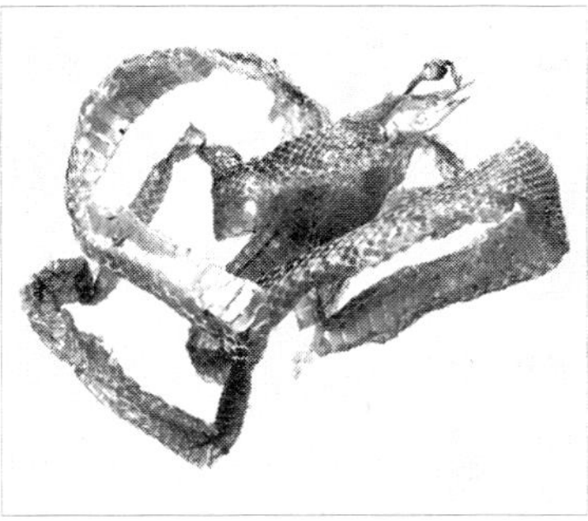

사태는 甘平하고 풍을 물리치고, 退翳(퇴예, 예막을 치료하는 효능) 하는데 특장이 있으며 驚風(경풍)과 目翳(목예, 눈에 예막이 생긴 것) 등의 증상에 활용한다.

【효능과 응용】

1. 거풍정경(祛風定驚): 小兒의 驚風抽搐에 사용한다.

2. 퇴예(退翳): 눈에 예막이 생겨서 사물을 보는 것이 명확하지 않을 때 활용한다.

[1] 고독: 뱀, 지네, 두꺼비, 각종 곤충의 독. 또는 이 독이 들어 있는 음식을 먹고 생긴 병

135. 槐花괴화

가 결

槐花味苦괴화미고 痔漏腸風치루장풍
大腸熱痢대장열리 更殺蛔蟲경살회충

槐花는 味苦하고 痔漏와 腸風, 大腸의 熱痢를 다스리며, 蛔蟲을 殺蟲한다.

【약성설명】

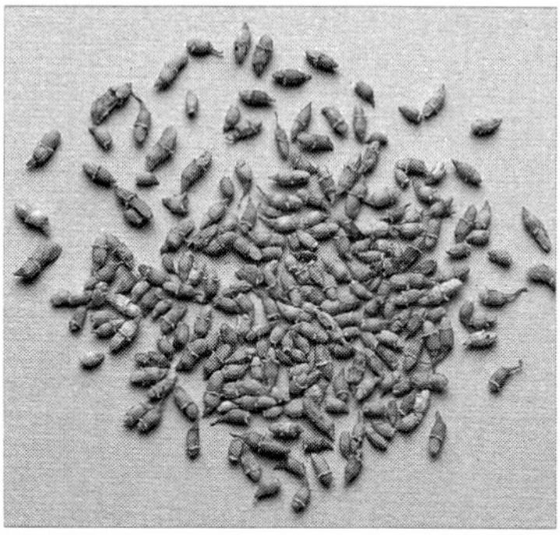

괴화는 성질이 凉하고, 血分의 열을 잘 내리고 지혈하는 약이다. 또 약의 효능이 대체로 하초에 편중하여 작용하기 때문에 하부출혈 증상에 많이 사용한다.

【효능과 응용】

1. 량혈지혈(凉血止血): 血熱動血로 인한 便血, 痔血, 衄血, 咯血 등의 각종 출혈을 치료한다. 근래에는 肝陽上亢에 속한 고혈압에도 사용된다.

136. 牛蒡子 우방자

가 결

鼠粘子辛 서점자신　能除瘡毒 능제창독
癮疹風熱 은진풍열　咽疼可逐 인동가축

鼠黏子는 味辛하고, 능히 瘡毒을 除祛한다. 癮疹, 風熱과 咽疼을 가히 몰아낸다.

【약성설명】

우방자는 성미가 辛寒하고 疏散하는 작용이 있어 透疹利咽의 효능이 있으며, 苦寒하여 清解의 작용도 있어 消腫散結을 한다. 모든 風熱로 인한 여러 증상과 肺胃熱毒, 咽喉瘡腫 등의 증상에 중요한 약이 된다.

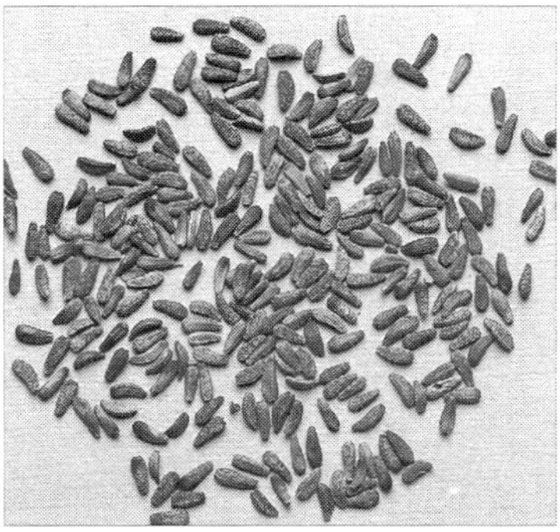

【효능과 응용】

1. 소산풍열, 투진리인(疏散風熱, 透疹利咽): 外感風熱로 인한 發熱과 頭痛을 치료하며, 風熱上攻으로 인하여 생긴 目赤咽腫을 치료한다. 또, 痲疹透發不暢한 것과 風疹瘙痒을 치료한다.

2.청열해독(淸熱解毒): 熱毒으로 인한 瘡癰과 風溫으로 인한 痄腮, 大頭瘟疫등의 증상에 활용한다.

137. 茵蔯 인진

가 결

茵蔯味苦 인진미고 退疸除黃 퇴달제황
瀉濕利水 사습리수 淸熱爲凉 청열위량

茵蔯은 味苦하고 黃疸을 물리친다. 瀉濕, 利水하고 淸熱하여 서늘하게 한다.

【약성설명】

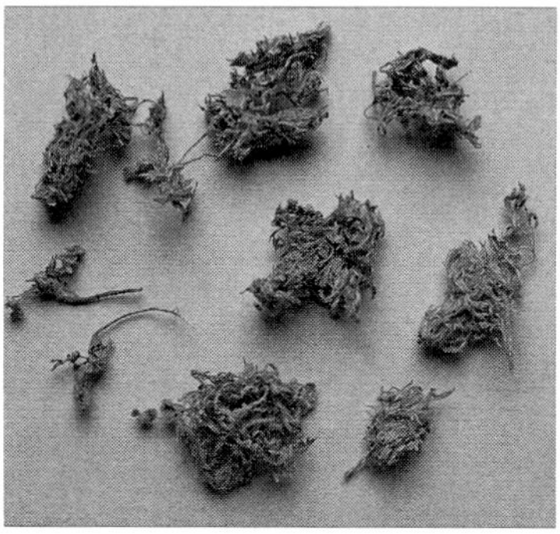

인진은 성미가 苦凉하며, 脾胃肝膽濕熱의 사기를 제거하여 황달을 물리치기 때문에 황달치료의 중요한 약이 된다.

【효능과 응용】

1. 청열리습퇴황(淸熱利濕退黃): 주로 濕熱로 인한 황달을 치료하는데, 溫化寒濕藥과 배오하여 寒濕으로 인한 황달에 사용할 수도 있다. 이 외에도 濕熱로 인한 淋痛을 치료한다. 근래에는 각종 肝炎과 膽道계통의 여러 증상에 상용한다.

138. 紅花홍화

가 결

紅花辛溫홍화신온 最消瘀熱최소어열
多則通經다즉통경 少則養血소즉양혈

紅花는 辛溫하며 瘀熱을 가장 잘 삭힌다. 多用하면 通經하고, 少用하면 養血한다.

【약성설명】

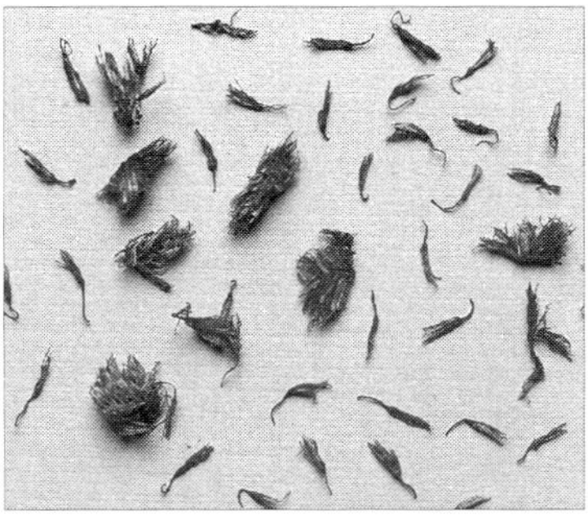

홍화는 辛溫하며 行散하는 효능이 있고, 주로 血分에 들어가서 散瘀行滯하여 活血調經하기 때문에 모든 혈분의 瘀滯로 인해 발생한 여러 증상에 상용한다.

【효능과 응용】

1. 활혈조경(活血調經): 주로 血瘀로 인한 여러 증상을 치료한다.
   (1) 여자에게 血瘀로 인하여 발생한 閉經과 痛經, 産後瘀阻腹痛과 癥瘕積聚 등의 증상에 사용한다.
   (2) 瘀血로 인한 頭痛, 胸痛, 脘腹痛을 치료하고 風寒으로 인한 痺症과 關節疼痛을 치료한다.
   (3) 外傷으로 인해 瘀腫作痛 및 瘡癰腫痛을 치료하고, 血分瘀熱로 인한 斑疹暗紫 등을 다스린다.

【주의사항】

임산부는 사용을 금한다.

139. 蔓荊子 만형자

가 결

蔓荊子苦 만형자고　頭疼能治 두동능치
拘攣濕痺 구련습비　淚眼堪除 루안감제

蔓荊子는 味苦하고 頭疼을 능히 治療한다. 拘攣, 濕痺와 淚眼을 잘 除祛한다.

【약성설명】

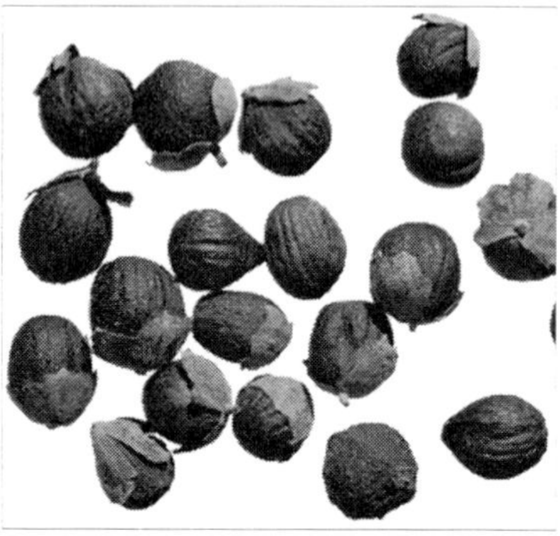

만형자는 辛凉하고 疏散하며 성질이 가벼워 떠서 上行하여 頭面에 있는 風熱의 사기를 흩어지게 하며, 止痛에 효과가 좋다. 따라서 風熱頭痛과 目赤, 그리고 風濕痺痛에 상용한다.

【효능과 응용】

1. 소산풍열(疏散風熱): 風熱頭痛과 偏正頭痛을 치료한다.

2. 청리두목(淸利頭目): 風熱上攻으로 目赤腫痛한 것을 치료한다.

이외에도, 風濕痺痛을 치료할 수 있다.

140. 馬兜鈴 마두령

가 결

兜鈴苦寒 두령고한 能熏痔漏 능훈치루
定喘消痰 정천소담 肺熱久嗽 폐열구수

馬兜鈴은 苦寒하며 痔漏에 熏할 수 있다.
定喘, 消痰하고 肺熱, 久嗽를 다스린다.

【약성설명】

마두령은 성미가 苦寒하여 淸降하고 淸肺熱하는 장점이 있으며 降肺氣하여 化痰止咳한다. 이에 겸하여 대장의 熱邪를 淸泄하는 작용이 있으므로, 痰熱로 인한 咳喘에서 痔瘡등의 증상에 주요하게 쓰인다.

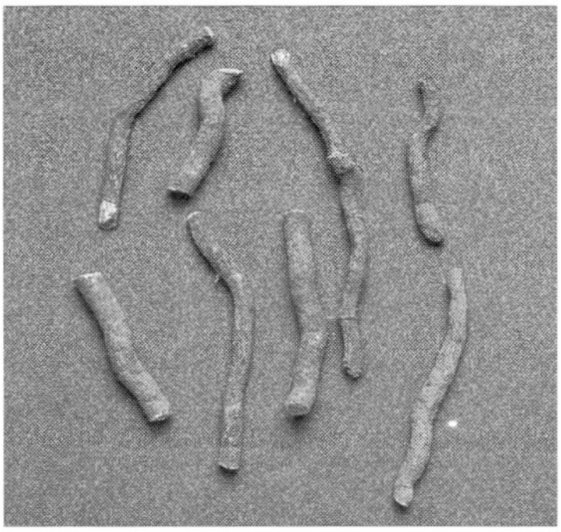

【효능과 응용】

1. 청폐화담, 지해평천(淸肺化痰, 止咳平喘): 肺熱痰壅으로 생기는 咳嗽氣喘을 치료한다. 肺熱陰虛로 인한 久咳, 咳血 등의 증상에 쓰인다.

2. 청장료치(淸腸療痔): 腸熱로 생긴 痔瘡과 이로 인한 出血을 치료한다. 이외에, 肝陽上亢으로 생긴 고혈압에도 응용할 수 있다.

141. 百合 백합

가결

百合味甘 백합미감 安心定膽 안심정담
止嗽消浮 지수소부 癰疽可啖 옹저가담

百合은 味甘하고 心膽을 安定시킨다.
咳嗽, 浮腫을 다스리고, 癰疽에도 가히 복용할 수 있다.

【약성설명】

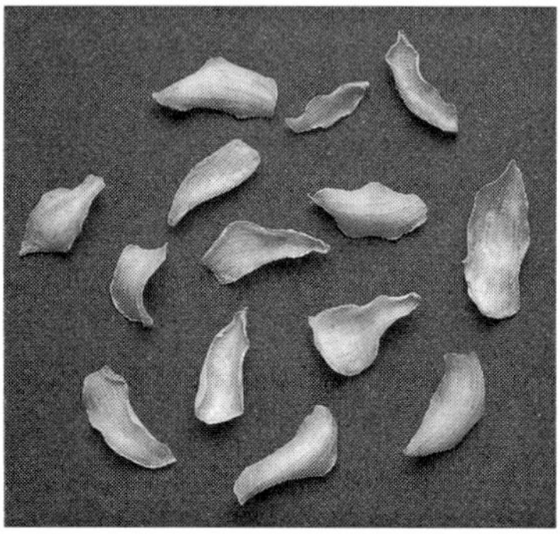

백합은 甘凉하고 淸潤하는데, 주로 肺心에 들어가며 淸肺潤燥하여 止咳 하고 淸心安神하여 定驚하기 때문에 肺燥咳嗽와 虛煩不安에 사용된다.

【효능과 응용】

1. 윤폐지해(潤肺止咳): 肺熱로 인한 久咳와 勞熱로 인한 咳血 등의 증상을 치료한다.

2. 청심안신(淸心安神): 熱病 후에 餘熱未淸한 것과 虛煩不安과 失眠多夢 등의 증상을 치료한다.

142. 秦艽 진교

가 결

秦艽微寒 진교미한　除濕榮筋 제습영근
肢節風痛 지절풍통　下血骨蒸 하혈골증

秦艽는 微寒하고 濕을 除祛하며 筋을 榮華롭게 한다.
肢節의 風痛과 下血, 骨蒸을 다스린다.

【약성설명】

진교는 辛散하고 苦泄하며 성질이 平하고 峻烈하지 않다. 風濕을 제거하고 痺痛을 치료하며 寒證과 熱證에 모두 사용할 수 있다. 이외에도 虛熱을 물러가게 하고 황달을 치료할 수 있다.

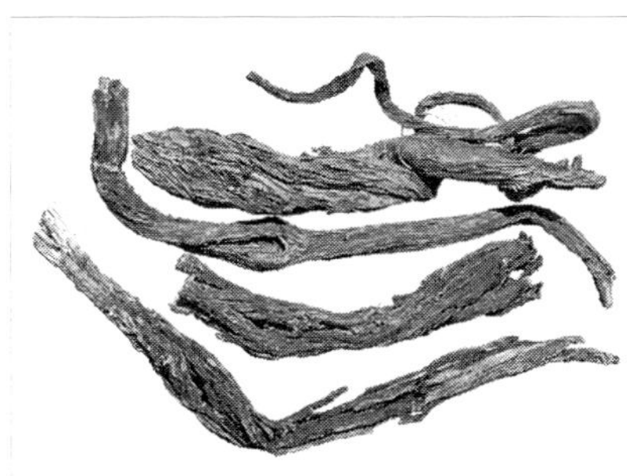

【효능과 응용】

1. 거풍습(祛風濕): 風濕痺證을 치료하는데 寒痺와 熱痺에 고르게 사용할 수 있다.

2. 퇴허열(退虛熱): 陰虛하여 發熱하는것과 骨蒸勞熱을 치료할 수 있다.

3. 제황달(除黃疸): 濕熱로 황달이 생기는 것에 적용한다.

143. 紫菀자완

가 결

紫菀苦辛자완고신 痰喘咳逆담천해역
肺癰吐膿폐옹토농 寒熱幷濟한열병제

紫菀은 苦辛하며 痰喘, 咳逆, 肺癰, 吐膿, 寒熱을 어울러 救濟한다.

【약성설명】

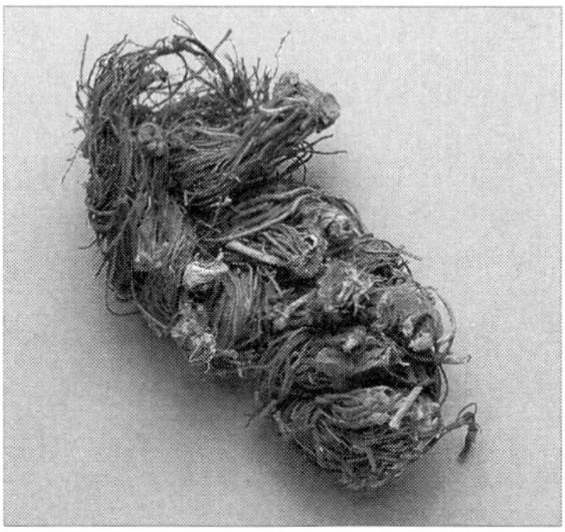

자완은 매운맛으로 散하고 쓴맛으로 泄하여 下氣消痰하는 약인데, 溫潤하여 燥하지 않아 작용이 平和하여 痰咳에 있어서 寒熱을 막론하고 고르게 사용할 수 있다.

【효능과 응용】

1. 화담지해(化痰止咳): 다양한 종류의 咳嗽에 사용할 수 있다. 예를 들면 寒痰咳喘, 燥咳咳血, 風寒咳嗽 등의 다양한 증에 사용할 수 있다.

144. 款冬花관동화

가결

款花甘溫관화감온 理肺消痰이폐소담
肺癰喘咳폐옹천해 補勞除煩보로제번

款冬花는 甘溫하며 肺를 調理하고 消痰한다.
肺癰과 咳喘를 다스리고, 虛勞를 補하며 煩證을 除祛한다.

【약성해설】

관동화는 辛溫하며 消痰하는 약으로 潤降下氣하고 효능이 자완과 비슷하여 각종 咳嗽에 적용되는데, 寒으로 인한 기침에 더욱 우수하다.

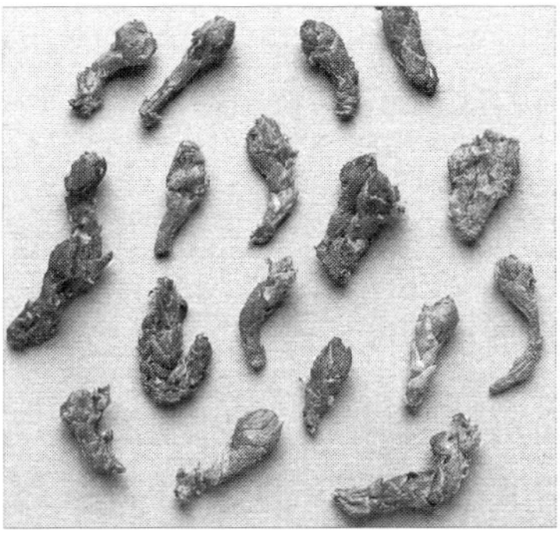

【효능과 응용】

1. 윤폐하기, 화담지해(潤肺下氣, 化痰止咳): 寒痰으로 咳嗽하는 것을 치료한다. 다른 약재를 배오하면 肺熱暴咳, 虛勞咳血한 것을 치료할 수 있다.

145. 金沸草금불초[1]

가 결

金沸草溫금불초온 消痰止嗽소담지수
明目祛風명목거풍 逐水尤妙축수우묘

金沸草는 性溫하고 痰嗽를 멎게하며,
明目, 祛風, 逐水하는 효능이 매우 妙하다.

【약성설명】

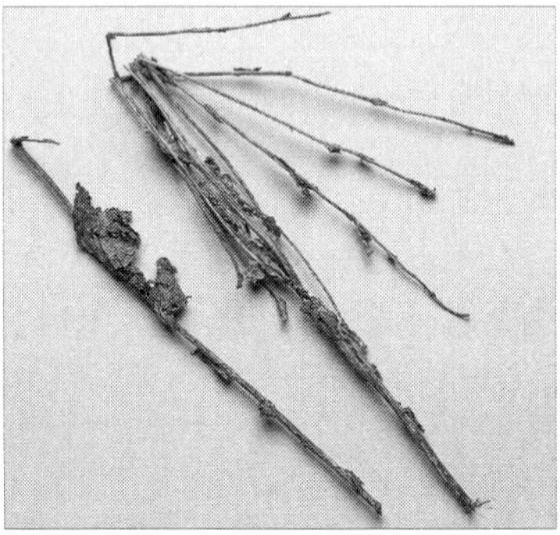

선복화는 溫通하여 宣滯하고 鹹軟痰結하며 降逆行水하기 때문에 痰壅으로 氣逆하는 증상 등에 사용한다.

【효능과 응용】

1. 소담지해(消痰止咳): 痰壅氣逆으로 인한 痰多咳喘, 痰濕嘔吐을 다스리고 風痰上攻으로 인한 頭目眩脹을 치료한다.

[1] 선복화(旋覆花)

146. 桑白皮상백피

가 결

桑皮甘辛상피감신 止嗽定喘지수정천
瀉肺火邪사폐화사 其功不淺기공불천

桑白皮는 甘辛하며, 咳嗽, 喘息을 그치게 한다.
肺의 火邪를 瀉하며, 그 효능이 얕지 않다.

【약성설명】

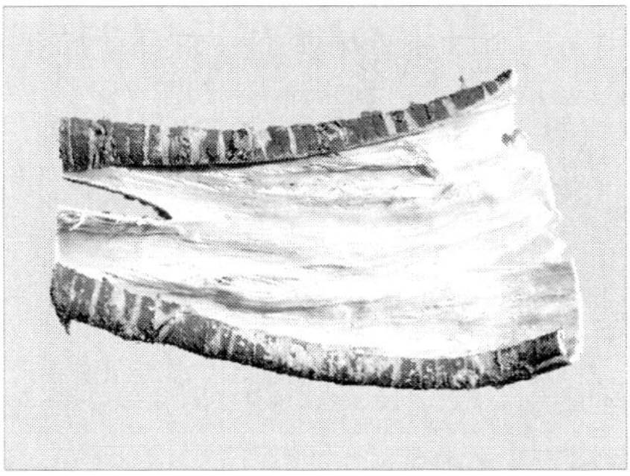

상백피는 寒한 성미는 淸泄하고, 甘淡한 성미는 滲利하기 때문에, 위로는 肺火를 淸瀉하여 平喘하게 하고, 아래로는 通利水道하여 消腫할 수 있다. 熱喘과 水腫 등의 증에 사용한다.

【효능과 응용】

1. 사폐평천(瀉肺平喘): 주로 肺熱로 인한 喘咳와 痰多의 증상을 치료한다.

2. 이수소종(利水消腫): 水腫脹滿, 小便不利, 肺氣壅滯등과 같은 實症에 사용한다.

147. 杏仁행인

가결

杏仁溫苦행인온고 風寒喘嗽풍한천수
大腸氣閉대장기폐 便難切要변난절요

杏仁은 溫苦하며, 風寒喘嗽와 大腸의 氣閉, 便難에 요긴하다.

【약성설명】

행인은 주로 肺經으로 入하는 약으로, 苦味로 下行시킨다. 肺氣를 降下하는데 장점이 있어 咳喘을 치료하며 겸하여 風寒痰濕의 邪氣를 溫散시킨다. 여러 종류의 咳嗽에 사용할 수 있으며 특히 風寒痰咳에 좋다. 이외에도 質潤하기 때문에 潤腸通便의 효능이 있다.

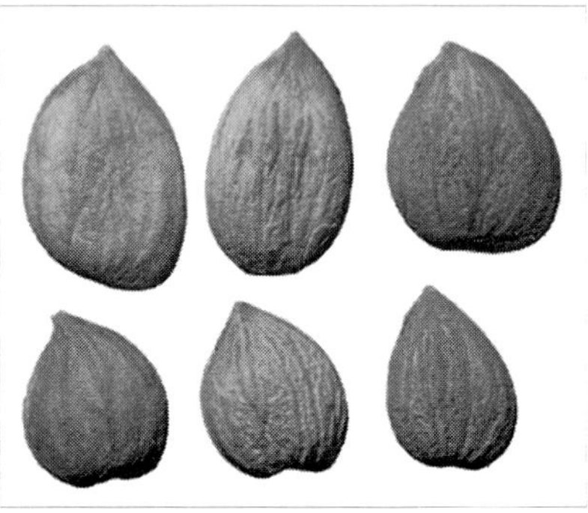

【효능과 응용】

1. 지해평천(止咳平喘): 주로 風寒의 咳喘을 치료하며 적당한 약을 배오하면 風熱, 肺熱, 寒飮 등으로 인한 咳喘도 치료할 수 있다.

2. 윤장통변(潤腸通便): 津傷血虧로 인해 腸燥便秘가 생겼을 때 사용한다.

148. 烏梅오매

가 결

烏梅酸溫오매산온 收斂肺氣수렴폐기
止渴生津지갈생진 能安瀉痢능안사리

烏梅는 酸溫하여, 肺氣를 收斂한다. 止渴生津하며, 瀉痢를 능히 편안하게 한다.

【약성설명】

오매는 酸澁하며, 收斂의 효능이 좋아서 위로는 肺氣를 수렴할 수 있고, 아래로는 大腸을 收澁한다. 또 胃로 들어가서 生津할 수 있으며, 회충을 없애준다. 보통 久咳, 久泄, 蛔蟲腹痛, 內熱로 인한 消渴 등의 증상에 고르게 상용된다.

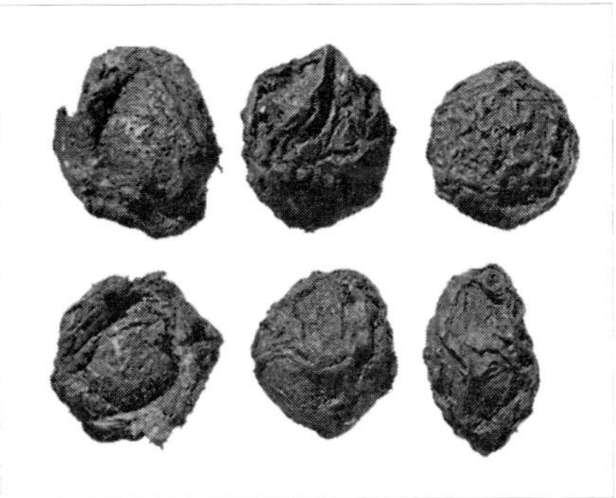

【효능과 응용】

1. 렴폐지해(斂肺止咳): 肺虛로 인한 久咳를 치료한다.

2. 삽장지사(澁腸止瀉): 久瀉가 痢疾이 된 것과 腸滑하여 不禁하는 것을 치료한다.

3. 생진지갈(生津止渴): 內熱로 인한 消渴에 상용된다.

4. 안회(安蛔): 蛔蟲腹痛과 膽道의 蛔蟲 등의 증상에 사용된다.

그 밖에도 收斂하는 성질이 止血시킬 수 있기 때문에 崩漏를 치료한다.

149. 天花粉 천화분

가 결

天花粉寒 천화분한　止渴祛煩 지갈거번
排膿消毒 배농소독　善除熱痢 선제열리

天花粉은 性寒하며, 渴煩을 멎게 한다. 排膿, 消毒하며, 熱痢를 잘 除祛한다.

【약성설명】

천화분은 甘寒하며 淸潤한다. 肺胃의 熱을 淸하며 生津潤燥시킨다. 肺胃의 津傷으로 인한 內熱證에 고루 상용된다. 이외에도 消腫排膿하기 때문에 瘡癰을 치료할 수 있다.

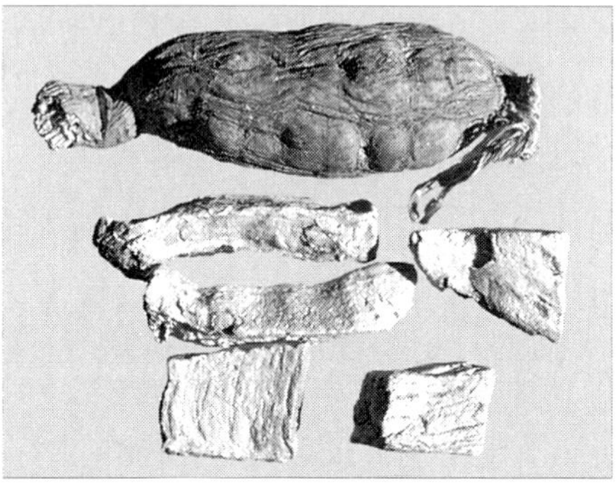

【효능과 응용】

1. 청열생진(淸熱生津): 肺胃의 內熱津傷을 다스린다.
   (1) 肺燥로 陰傷하여 생긴 乾咳小痰과 咳痰帶血을 치료한다.
   (2) 熱病津傷하여 口渴이 있거나 內熱消渴한 것을 치료한다.

2. 소종배농(消腫排膿): 瘡癰腫毒과 肺痈으로 膿血을 咳吐하는 증상에 쓰인다.

150. 瓜蔞仁과루인

가 결

瓜蔞仁寒과루인한 寧嗽化痰녕수화담
傷寒結胸상한결흉 解渴止煩해갈지번

瓜蔞仁은 性寒하며, 咳嗽를 편하게 하고 痰을 없앤다. 傷寒結胸을 다스리고 煩渴을 푼다.

【약성설명】

과루인의 甘寒한 성미는 清潤하는데, 위로는 清肺潤燥化痰하며, 아래로는 滑腸하여 潤燥通便한다. 주로 痰熱과 腸燥 등의 증상을 치료한다.

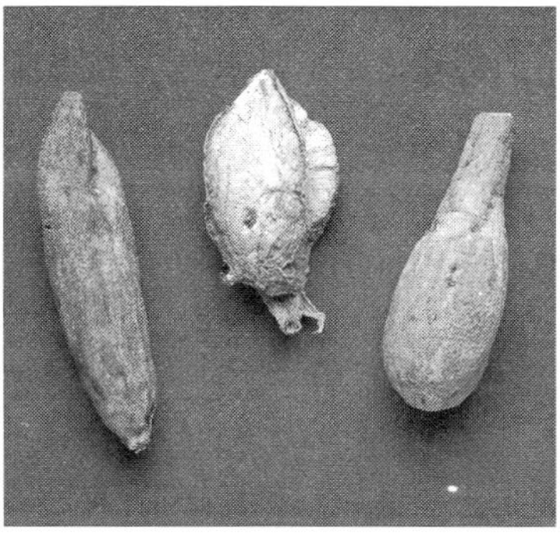

【효능과 응용】

1. 청열화담관흉(清熱化痰寬胸): 주로 痰熱로 인한 咳嗽와 痰熱로 인한 結胸의 치료에 쓰인다.

2. 윤장통변(潤腸通便): 주로 津傷으로 인한 腸燥證과 大便不通에 쓰인다.

【사용주의】

烏頭와 相反한다.

151. 密蒙花 밀몽화

가 결

密蒙花甘 밀몽화감 主能明目 주능명목
虛翳青盲 허예청맹 服之效速 복지효속

密蒙花는 味甘하며, 주로 明目한다. 虛翳와 青盲에 복용하면 효과가 빠르다.

【약성설명】

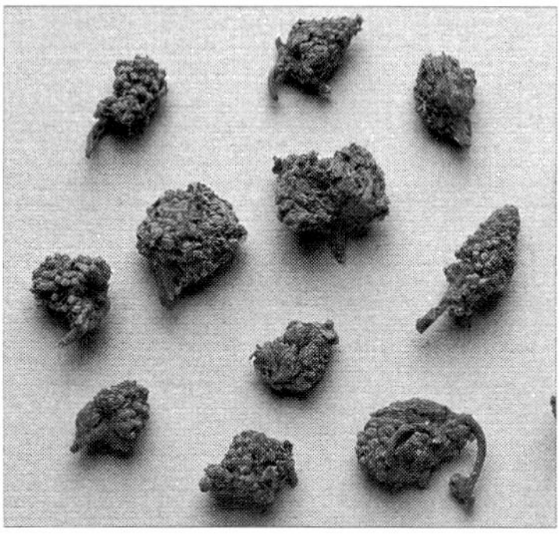

밀몽화는 甘凉하며 清潤하는 약인데, 肝經으로만 入하여 肝熱을 清하면서 肝血을 보익하기 때문에 明目退翳에 큰 효과를 보인다. 따라서 안질환의 要藥이다.

【효능과 응용】

1. 청간명목(清肝明目): 肝熱上攻, 肝火上炎으로 인한 目赤腫痛, 羞明翳障 등의 증을 치료한다.

2. 양혈퇴예(養血退翳): 血虛로 인해 目暗하거나, 青盲翳障이 된 것에 적용한다. 養肝明目藥을 항상 배오하여 사용한다.

152. 菊花국화

가 결

菊花味甘국화미감 除熱祛風제열거풍
頭暈目赤두훈목적 收淚殊功수루수공

菊花는 味甘하고, 熱과 風을 除祛한다.
頭暈, 目赤을 다스리고 눈물을 收斂하는 효과가 있다.

【약성설명】

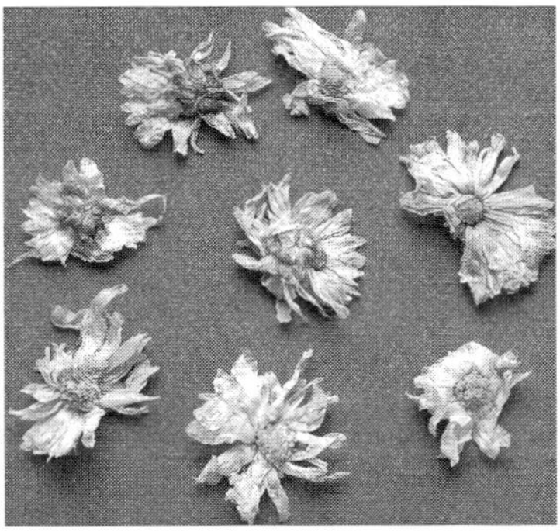

국화는 辛凉한 성미는 疏散하여 風熱을 잘 제거하며 味甘淸潤한 성질은 平肝明目한다. 苦寒한 성미는 淸解하기 때문에 癰腫을 잘 제거한다. 따라서 外感風熱, 肝陽亢盛, 瘡癰腫毒에 상용되는 약물이다. 보통 風熱을 치료할 때는 黃菊을 사용하고, 肝陽을 다스릴 때는 白菊을 사용한다.

【효능과 응용】

1. 소산풍열(疏散風熱): 外感風熱 또는 濕熱初期의 발열두통을 치료하고 風熱上攻으로 인한 目赤咽腫, 頭痛 등을 치료한다.

2. 평간명목(平肝明目): 肝陽上亢으로 인한 頭暈目眩을 치료하고, 肝腎陰虛로 인한 目暗不明에 사용한다. 허증에는 養肝明目藥들을 배오하여 사용한다.

3. 청열해독(淸熱解毒): 乳癰, 疔毒, 咽腫에 사용한다. 野菊花가 많이 사용된다.

153. 木賊목적

가결

木賊味甘목적미감 **祛風退翳**거풍퇴예
能止月經능지월경 **更消積聚**경소적취

木賊은 味甘하고 祛風하며 退翳한다.
능히 月經을 멎게 하고, 積聚를 삭혀 치료한다.

【약성설명】

목적은 苦平하여 疏泄작용을 하며 肺肝에 入하여 風熱을 없애고, 明目退翳하여 眼疾을 치료한다.

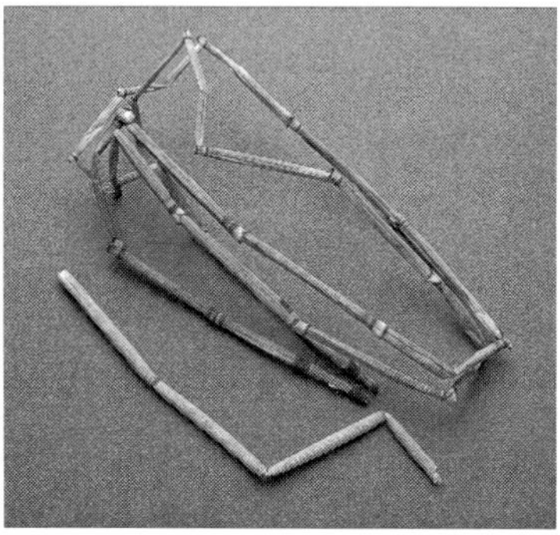

【효능과 응용】

1. 소풍명목(消風明目): 風熱로 인한 目赤多淚와 目翳등을 치료한다.

2. 지혈(止血): 腸熱로 인한 便血, 痔血 등에 사용된다.

154. 決明子 결명자

가 결

決明子甘 결명자감　能祛肝熱 능거간열
目疼收淚 목동수루　仍止鼻血 잉지비혈

決明子는 味甘하고, 능히 肝熱을 除祛한다.
目疼을 다스리고, 눈물을 收斂하며, 코피를 멈춘다.

【약성설명】

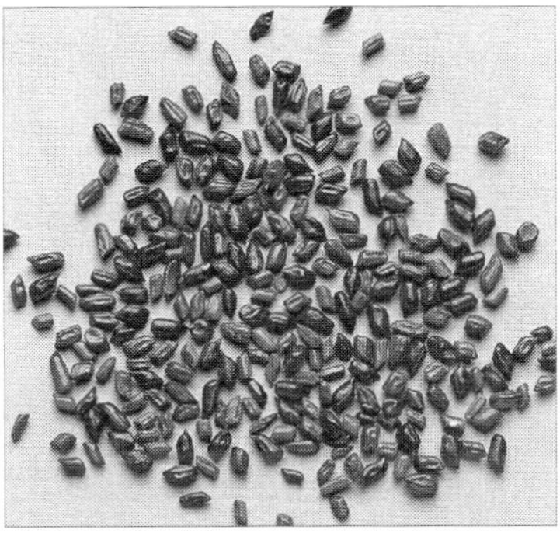

결명자는 甘凉한 성미로 淸潤하여 肝熱을 淸하게 한다. 또한 肝陰을 補益하여 明目하게 한다. 大腸으로 들어가 潤腸通便하게 한다. 눈 질환에 주요하게 쓰이는 약이다.

【효능과 응용】

1. 청간명목(淸肝明目): 肝熱이나 風熱로 인한 目赤을 치료하고 肝腎陰虛로 인한 目暗不明을 치료하는데 허증에 사용할 때는 養肝明目藥들과 배오하여 사용한다.

2. 윤장통변(潤腸通便): 腸燥便秘를 치료한다.

근래에는 肝陽上亢으로 인한 高血壓을 치료에 응용한다.

155. 犀角서각

가 결

犀角酸寒서각산한 化毒辟邪화독벽사
解熱止血해열지혈 消腫毒蛇소종독사

犀角은 酸寒하여 毒邪를 化辟한다. 解熱, 止血하며, 腫氣와 蛇毒을 없앤다.

【약성설명】

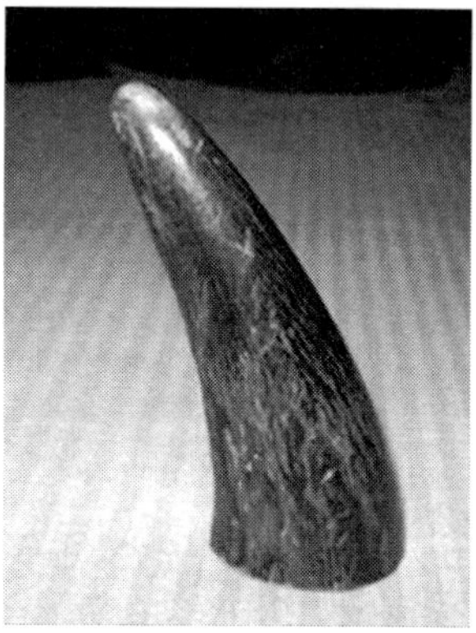

서각은 성미가 鹹寒하고, 心肝으로 入하며, 血分으로 行하여 혈분의 實熱을 식힌다. 또한 定驚과 解毒의 효능이 있다. 熱入營血하여 血熱毒盛한 증상을 치료하는 중요한 약이다.

【효능과 응용】

1. 청열량혈(清熱凉血): 血分의 實熱證을 치료

(1) 熱入營血하여 高熱譫語하고 舌絳, 舌乾한 것을 치료한다.

(2) 血熱妄行으로 吐衄出血, 發斑發疹한 것을 치료한다.

2. 해독정경(解毒定驚): 血分의 毒盛으로 動風하는 것을 치료

(1) 濕熱病熱毒이 熾盛하여 斑疹紫暗하고 壯熱譫語하는 것을 치료한다.

(2) 血分熱極하여 驚風抽搐하는 것을 치료한다. 息風止痙하는 약들과 배오하여 사용한다.

(3) 濕熱毒盛으로 야기된 急黃證을 치료하는데, 황달의 증상이 심하고, 動血動風하는 것을 다스린다. 解毒退黃하는 약들과 배오하여 사용한다.

【주의사항】 천오(川烏), 초오(草烏)와 相畏한다.

156. 羚羊角 영양각

가 결

羚羊角寒영양각한 明目清肝명목청간
祛驚解毒거경해독 神志能安신지능안

羚羊角은 性寒하고 明目, 淸肝한다.
驚氣를 除祛하고 解毒하며, 神志를 능히 편안하게 한다.

【약성설명】

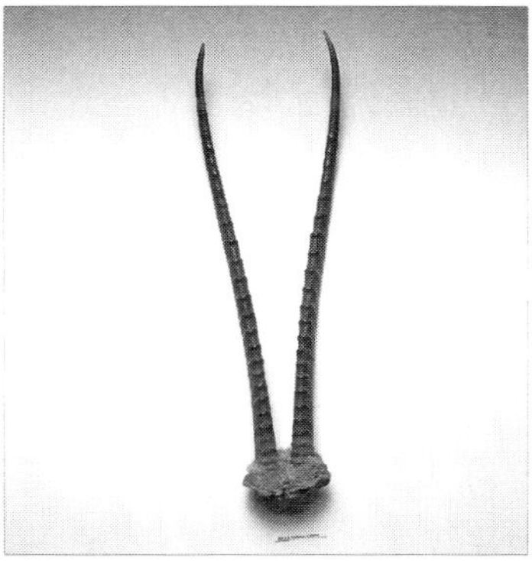

영양각은 성미가 鹹寒하고 肝經으로 들어가서 淸肝平肝하고, 解毒定驚하는 효과가 있다. 肝熱驚風을 치료하는 要藥이다.

【효능과 응용】

1. 청간명목(淸肝明目): 肝火內盛으로 目赤頭痛한 것을 치료한다.

2. 평간식풍(平肝息風): 肝陽上亢으로 頭暈目眩한 것과 熱極動風하여 高熱抽搐한 것을 치료한다.

3. 해독정경(解毒定驚): 濕熱과 熱毒의 熾盛으로 壯熱神昏, 狂躁不安한 것을 치료한다.

【주의사항】

탕제에 넣을 때는 別煎하거나 따로 가루내어 沖服한다.

157. 龜甲 구갑(구판)

가 결

龜甲味甘 구갑미감 滋陰補腎 자음보신
逐瘀續筋 축어속근 更醫顱囟 경의로신

龜甲은 味甘하고, 滋陰, 補腎한다.
瘀血을 驅逐하고 筋骨을 이어주며, 顱囟(頂門不合)을 치료한다.

【약성설명】

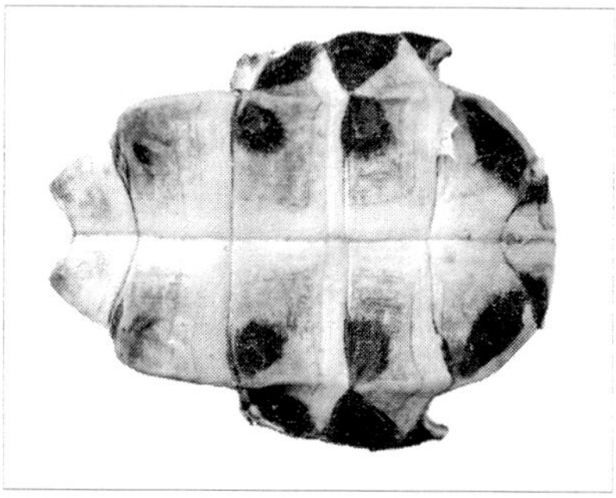

구판은 성미가 鹹寒하여 주로 肝腎에 入하는 약재로 肝腎之陰을 길러 潛陽하고 退虛熱하기 때문에 陰虛陽亢의 要藥이 된다.

【효능과 응용】

1. 자음잠양(滋陰潛陽): 陰虛陽亢한 內熱證을 치료
   (1) 肝腎陰虛하고 肝陽上亢하여 발생한 眩暈頭痛을 치료한다.
   (2) 陰虛火旺하여 骨蒸勞熱, 盜汗遺精할 때 사용한다.
   (3) 陰虛血熱로 崩漏出血이 있을 때 사용한다.
   (4) 熱病後期에 熱灼眞陰하여 虛風內動하고 手足瘛瘲하는 것을 다스린다.

2. 익신건골(益腎健骨): 肝腎虧虛로 筋骨痿軟하고 心悸失眠, 健忘, 小兒의 發育遲延 등을 치료한다.

158. 鱉甲 별갑

가 결

鱉甲鹹平 별갑함평 勞嗽骨蒸 노수골증
散瘀消腫 산어소종 去痞除崩 거비제붕

鱉甲은 鹹平하며 勞嗽와 骨蒸을 다스린다.
散瘀, 消腫하며 痞證과 崩漏를 除去한다.

【약성설명】

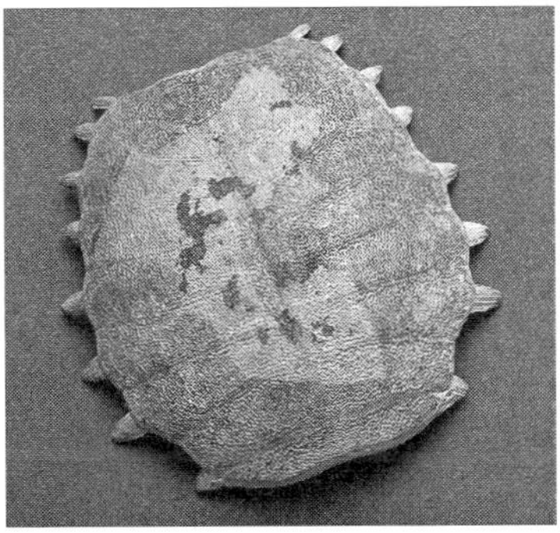

별갑은 鹹寒한 약재로 주로 肝腎에 入하여 滋陰潛陽하는데 효능이 구판과 비슷하지만 軟堅散結하는 것은 별갑이 더 우수하다. 癥瘕와 積聚에 상용하는 약이다.

【효능과 응용】

1. 자음잠양(滋陰潛陽): 陰虛陽亢과 內熱을 치료
   (1) 肝腎陰虛와 肝陽上亢하여 眩暈頭痛이 있을 때 사용한다.
   (2) 陰虛火旺으로 骨蒸, 勞熱, 盜汗 등의 증이 있는 경우 사용한다.
   (3) 熱病傷陰하고 餘熱不盡하여 夜熱早凉하거나 熱病後期에 陰虛하여 虛風內動할 때 사용한다.

2. 연견산결(軟堅散結): 瘀血로 인한 閉經, 癥瘕積聚 및 久瘧, 瘧母등을 다스린다.

159. 海蛤殼 해합각

가 결

海蛤味鹹 해합미함 清熱化痰 청열화담
胸痛水腫 흉통수종 堅軟結散 견연결산

海蛤은 味鹹하고 清熱하며 化痰한다. 胸痛, 水腫을 다스리고, 軟堅散結한다.

【약성설명】

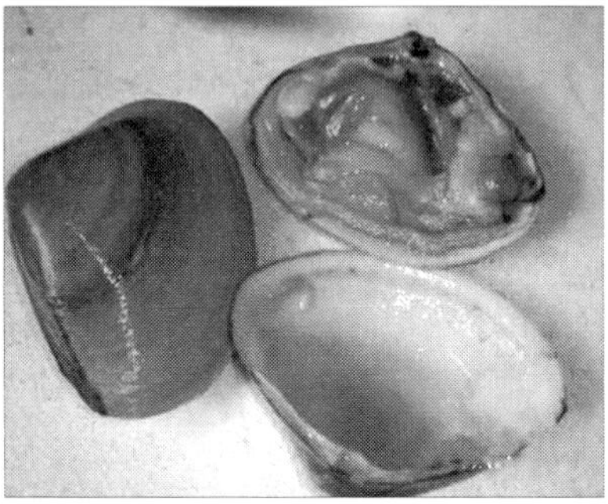

해합갑은 鹹寒하며 주로 肺經에 入하여 위로는 清肺熱, 散痰結하며 아래로는 通水道하고 消腫滿하기 때문에 消痰散結하는 약이 된다.

【효능과 응용】

1. 청폐화담(清肺化痰): 痰熱로 인한 咳嗽, 痰黃粘稠와 痰火鬱結로 인한 胸脇疼痛을 치료한다.

2. 연견산결(軟堅散結): 痰濕凝結로 인한 痰核瘰癧을 치료하는데 소담산결하는 약들과 배오하여 사용한다.

3. 이수소종(利水消腫): 水腫과 小便不利를 다스린다.
煅用하면 制酸止痛하기 때문에 胃痛과 呑酸을 치료할 수 있다.

160. 桑寄生상기생

가 결

桑上寄生상상기생 風濕腰痛풍습요통
安胎止崩안태지붕 瘡瘍亦用창양역용

桑寄生은 風濕腰痛을 다스린다.
安胎하고 崩漏를 멎게 하며, 瘡瘍에도 역시 사용한다.

【약성설명】

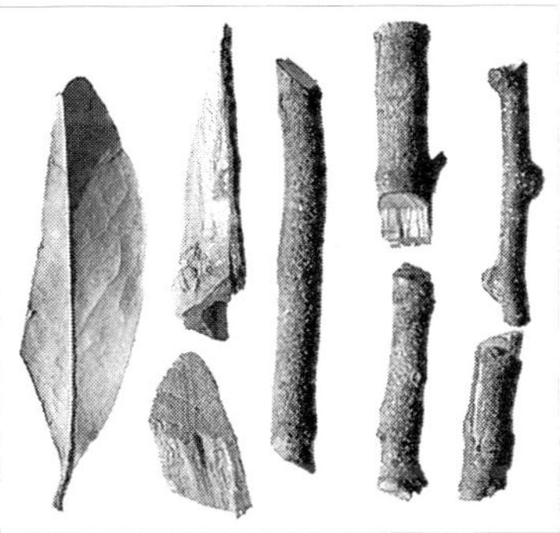

상기생은 성미가 甘平하여 肝腎을 補益하고 筋骨을 強壯하게 하며, 苦味로 除濕療痺하기 때문에 肝腎不足으로 인한 風濕痺痛치료의 要藥이 된다.

【효능과 응용】

1. 거풍습(去風濕): 風濕痺證, 肢節疼痛을 치료한다.

2. 보간신(補肝腎): 肝腎不足으로 발생되는 腰痛肢軟, 筋骨無力, 頭暈目眩 등의 증에 사용한다.

3. 안태(安胎): 腎虛로 인한 胎動不安과 胎漏下血을 치료한다.

161. 火麻仁화마인

가결

火麻味甘화마미감 下乳催生하유최생
潤腸通結윤장통결 小水能行소수능행

火麻仁은 味甘하여 젖을 나오게 하며 분만을 돕는다.
潤腸하고 通結하며 소변이 잘 行하게 한다.

【약성설명】

화마인은 甘平하고 質潤하여 補虛潤燥하고 滑腸通便하는 약이기 때문에 老人, 産後, 虛人의 변비에 가장 적합하다.

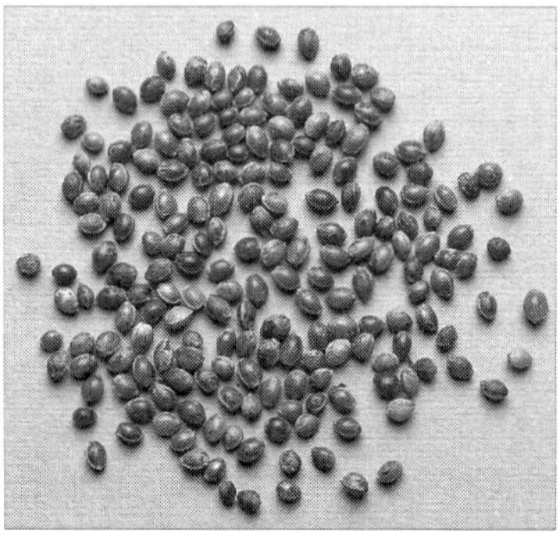

【효능과 응용】

1. 윤장통변(潤腸通便): 津液虧虛하여 腸燥便秘한 것을 치료한다. 瀉熱通便하는 약들과 배오하면 邪熱로 陰傷하여 便秘가 된 것을 치료할 수 있다.

162. 山豆根산두근

가 결

山豆根苦산두근고 **療咽腫痛**료인종통
敷蛇蟲傷부사충상 **可救急用**가구급용

山豆根은 味苦하고 咽喉의 腫痛을 치료한다.
蛇蟲傷에 救急으로 사용할 수 있다.

【약성설명】

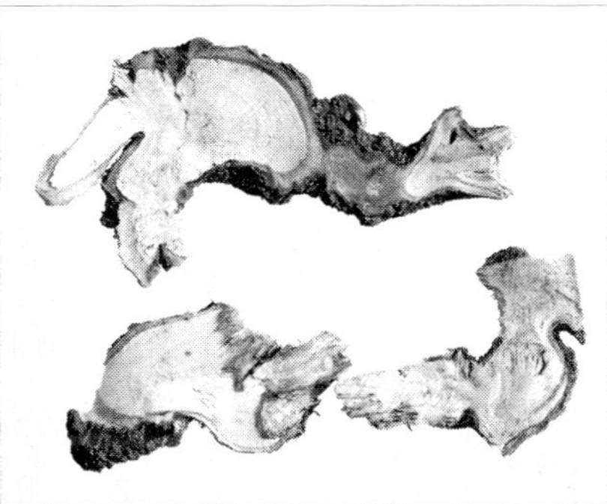

산두근은 苦寒하여 淸解하는 효능이 있어 肺胃之火를 잘 淸하고 解毒利咽하기 때문에 實火로 인한 咽痛의 要藥이 된다.

【효능과 응용】

1. 청열해독리인(淸熱解毒利咽): 주로 肺胃의 熱毒이 上攻하여 咽喉腫痛하거나 實火牙痛, 痰火咳嗽, 熱毒瘡癰 등의 증을 치료한다.

163. 益母草익모초

가 결

益母辛苦익모신고 女科爲主여과위주
產後胎前산후태전 生新祛瘀생신거어

益母草는 味苦하고 婦人科에 주로 사용한다.
產後나 임신 이전에 모두 사용하며, 瘀血을 제거하고 新血을 만든다.

【약성설명】

익모초는 성미가 辛散苦泄하고 성질은 凉하여 淸熱한다. 心, 肝에 들어가서 血分으로 行活하여 活血調經하는데 작용이 緩和하여 부인과에 많이 사용되고 그래서 이름을 益母草라고 한다.

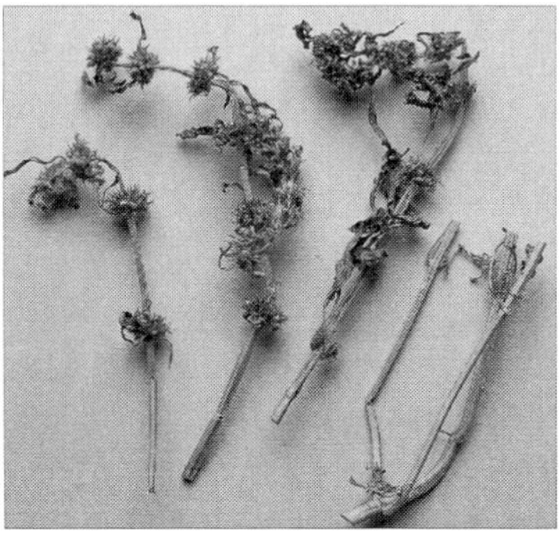

【효능과 응용】

1. 활혈거어(活血祛瘀): 여자의 血分瘀熱로 인한 肺經, 痛經, 產後瘀阻腹痛을 치료한다. 그밖에 외상으로 인하여 생긴 瘀腫作痛을 치료한다.

2. 이수소종(利水消腫): 水腫과 小便不利에 사용한다. 최근에는 腎炎水腫을 치료하는데 사용한다.

3. 소종해독(消腫解毒): 瘡毒이나 乳癰을 치료할 수 있다. 外用하거나 혹 內服한다.

164. 紫草자초

가 결

紫草苦寒자초고한 能通九竅능통구규
利水消膨이수소팽 痘疹最要두진최요

紫草는 苦寒하여 능히 九竅를 通하게 한다.
利水하고 膨滿한 것을 삭히며, 痘疹에서 가장 요긴한 약이 된다.

【약성설명】

자초는 鹹寒하여 血分 들어가 淸熱하고 그 성질이 活血通利하기 때문에 凉血活血과 解毒透疹에 뛰어나다. 痘疹이 欲出하거나 熱毒內盛할 때 상용하는 약이다.

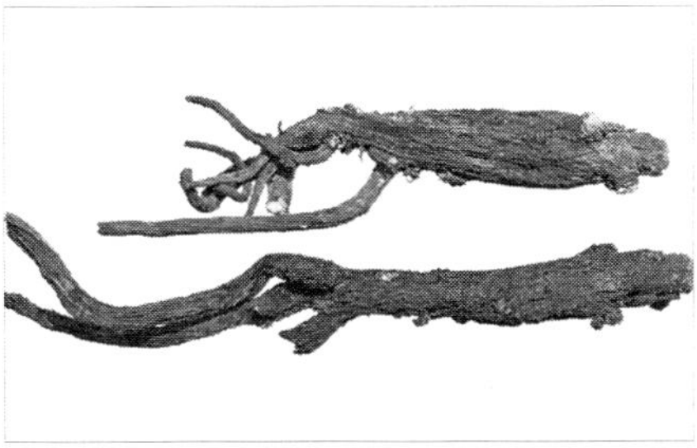

【효능과 응용】

1. 凉血活血透疹(량혈활혈투진): 痲疹紫黑, 疹出不暢한 것을 치료한다. 혹 外感溫熱이나 發斑發疹, 熱毒內盛한 것에 사용한다.

2. 解毒淸火(해독청화): 熱毒으로 인한 瘡瘍, 咽喉의 腫爛, 水火燙傷등의 증에 사용하며, 대부분 外用한다.

165. 紫葳자위(능소화)

가 결

紫葳味酸자위미산 調經止痛조경지통
崩中帶下붕중대하 癥瘕通用징가통용

紫葳는 味酸하고 調經, 止痛한다. 崩漏, 帶下와 癥瘕에 通用한다.

【약성설명】

紫葳는 辛酸活血하고 微寒淸熱하는 약으로 凉血活血에 뛰어나며 겸하여 祛風止痒한다. 血分의 瘀熱과 痒疹등의 증에 적합한 약재이다.

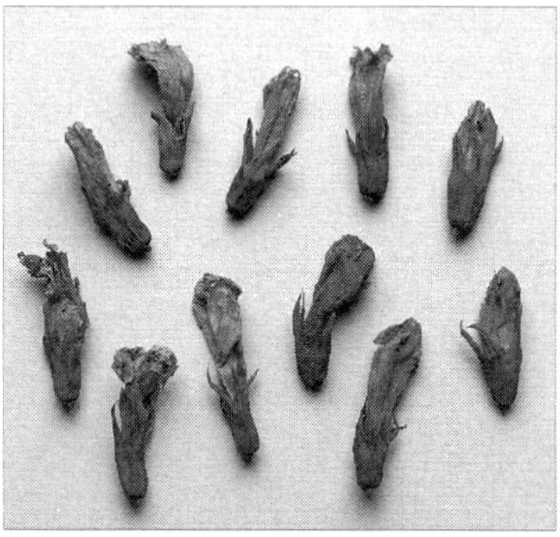

【효능과 응용】

1. 活血散瘀(활혈산어): 瘀血로 인한 閉經, 癥瘕包塊, 久瘧, 瘧母, 肝脾腫大 등의 증을 주로 치료한다.

2. 凉血祛風(량혈거풍): 血熱風盛으로 인한 周身瘙癢 등에 가히 사용할 수 있다.

【사용주의】

임신부는 복용을 금한다.

166. 地膚子 지부자

가결

地膚子寒지부자한 去膀胱熱거방광열
皮膚瘙痒피부소양 除熱堪捷제열감첩

地膚子는 性寒하여 膀胱熱을 除去한다.
皮膚의 瘙痒과 熱을 제거하는 것이 매우 민첩하다.

【약성설명】

지부자의 성미는 辛散苦降하며 寒性으로 淸熱하니 밖으로는 散風止痒하고 안으로는 利水通淋하니 熱淋과 痒疹에 상용하는 약이다.

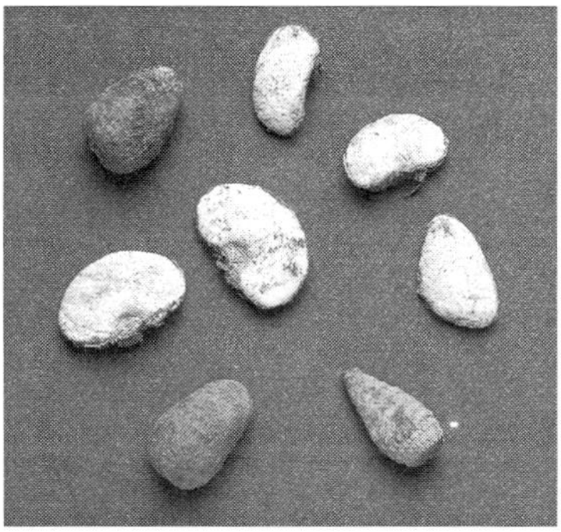

【효능과 응용】

1. 利尿通淋(이뇨통림): 膀胱濕熱과 小便淋痛을 주로 치료한다.

2. 祛風止痒(거풍지양): 風疹瘙痒과 陰部의 濕痒을 치료한다. 대부분 熏洗하여 外用한다.

167. 楝根皮 연근피(고련피)

가결

楝根性寒 연근성한 能追諸蟲 능추제충
疼痛立止 동통입지 積聚立通 적취입통

楝根은 性寒하여 능히 諸蟲을 追放한다.
疼痛이 즉시 멎고, 積聚가 즉시 通한다.

【약성설명】

고련피는 주로 蛔蟲과 鉤蟲, 蟯蟲을 몰아낸다. 성미가 苦寒清燥하기 때문에 外用하면 疥癬치료에 좋다.

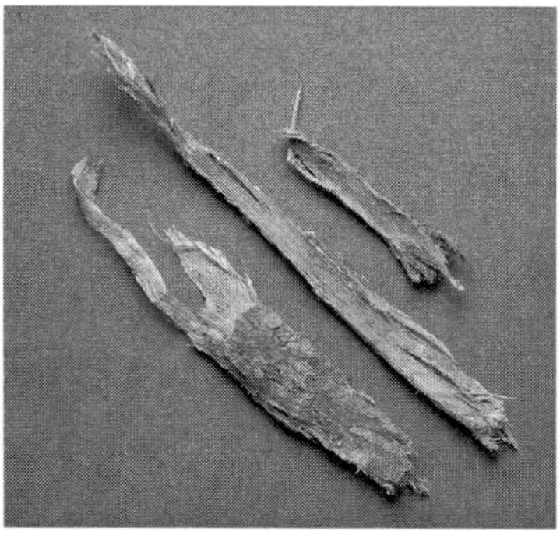

【효능과 응용】

1. 殺虫(살충): 單用하여 가히 蛔蟲으로 인한 腹痛을 치료할 수 있고, 檳榔을 배합하면 鉤蟲도 치료한다. 百部根, 烏梅와 함께 진하게 달여 관장하면 蟯蟲을 치료할 수 있다.
2. 療癬(료선): 外用하여 疥瘡과 頭癬을 치료할 수 있다.

【사용주의】

고련피는 독성이 있어 간이 안 좋은 사람은 복용을 금한다.

168. 樗根皮 저근피

가 결

樗根味苦 저근미고　瀉痢帶崩 사리대붕
腸風痔漏 장풍치루　燥濕澁精 조습삽정

樗根皮는 味苦하고 瀉痢, 帶下, 崩漏,
腸風, 痔漏를 다스리며, 燥濕하며 澁精한다.

【약성설명】

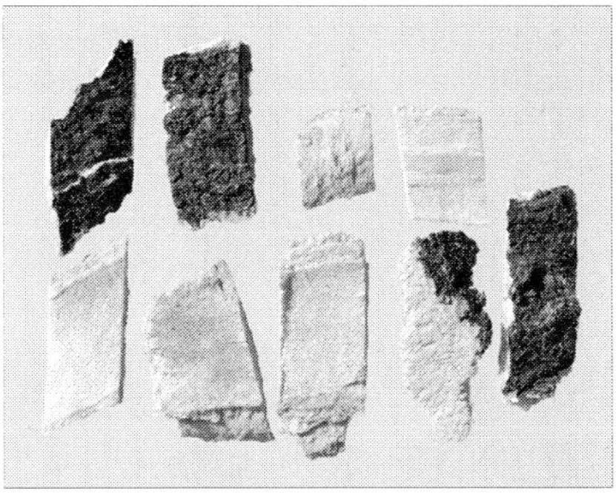

저근피는 苦寒清燥하고 澁味가 있어 수렴작용을 한다. 大腸으로 入하여 清熱燥濕하기때문에 止瀉止帶하고, 肝經으로 入하여 凉血止血작용을 해서 濕熱瀉痢, 帶下와 便血痔漏 등의 증상을 치료한다.

【효능과 응용】

1. 청열조습(清熱燥濕), 지사(止瀉), 지대(止帶): 久瀉久痢, 濕熱痢疾, 濕熱帶下를 주로 치료한다.

2. 양혈지혈(凉血止血): 痔漏로 인한 下血과 崩漏로 인한 出血을 치료한다.

169. 澤蘭 택란

가 결

澤蘭甘苦 택란감고 癰腫能消 옹종능소
打撲傷損 타박상손 肢體虛浮 지체허부

澤蘭은 甘苦하여 癰腫을 능히 사라지게 한다.
打撲損傷과 肢體가 虛浮한 것을 다스린다.

【약성설명】

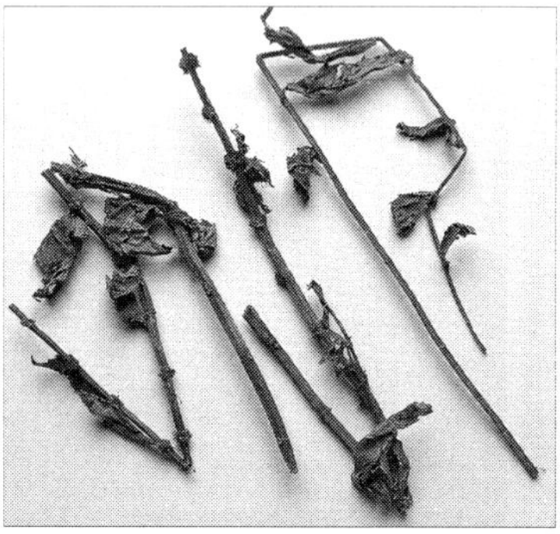

택란은 辛散苦泄하는 약으로 微溫하고 不燥하며 작용이 완만하여 活血調經에 뛰어나다. 따라서 부인과의 要藥이 되고, 이밖에도 利水하는 효능을 지니고 있다.

【효능과 응용】

1. 활혈산어(活血散瘀): 血滯로 인한 痛經, 閉經을 치료하고, 産後의 瘀阻腹痛과 외상으로 인한 瘀腫, 瘡癰腫痛에 사용한다.

2. 이수소종(利水消腫): 産後의 水腫에 사용한다.

170. 牙皂아조(조협)

가 결

牙皂味辛아조미신 通關利竅통관리규
敷腫痛消부종통소 吐風痰妙토풍담묘

牙皂는 味辛하고 關竅를 通利한다.
붙이면 腫痛을 사라지게 하고 風痰을 吐하게 하는 작용이 神妙하다.

【약성설명】

아조는 辛散溫通하여 開竅시키고 鹹軟痰結하는 약이다. 祛痰과 通竅에 뛰어난 효과가 있다.

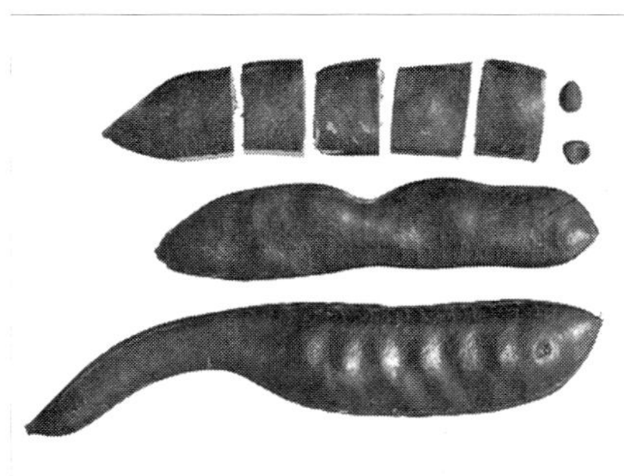

【효능과 응용】

1. 거담(祛痰): 痰多阻塞으로 咳嗽胸悶, 喀痰不爽한 것을 치료한다.

2. 개규(開竅): 中風痰迷로 인해 關竅閉阻한 것을 치료한다.

【주의사항】

임신부는 복용을 금한다.

171. 蕪荑무이

가 결

蕪荑味辛무이미신 驅邪殺蟲구사살충
痔瘻癬疥치영선개 化食除風화식제풍

蕪荑는 味辛하고 邪蟲을 驅逐한다.
痔瘻, 疥癬을 다스리고, 食滯와 風症을 제거한다.

【약성설명】

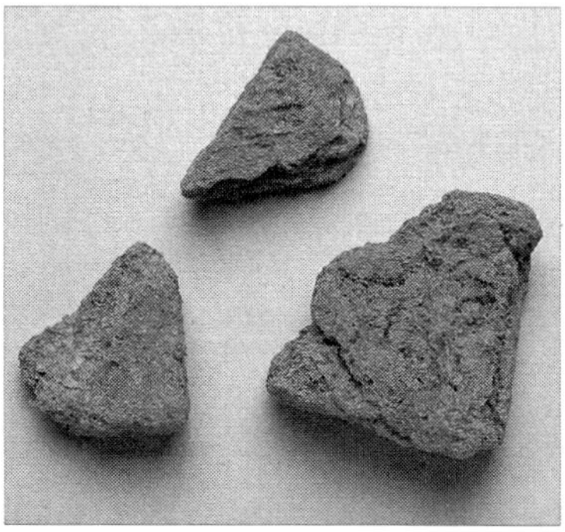

무이는 辛溫하며 疳症을 제거하고 殺蟲한다. 蛔蟲, 선충을 제거하고 積滯泄瀉를 치료할 수 있다.

【효능과 응용】

1. 살충소감(殺蟲消疳): 회충, 선충으로 인한 복통을 치료한다. 또한 소아의 疳積으로 面黃하고 消瘦하며 便溏한 것을 치료한다. 무이는 疥癬을 치료하는데 주로 外用한다.

172. 雷丸 뇌환

가 결

雷丸味苦 뇌환미고　善殺諸蟲 선살제충
癲癎蠱毒 전간고독　治兒有功 치아유공

雷丸은 味苦하며 諸蟲을 잘 죽인다.
癲癎, 蠱毒과 아이를 치료하는데 효과가 있다.

【약성설명】

뇌환은 주로 선충을 죽이고 회충, 구충에 대해서도 살충작용이 있다.

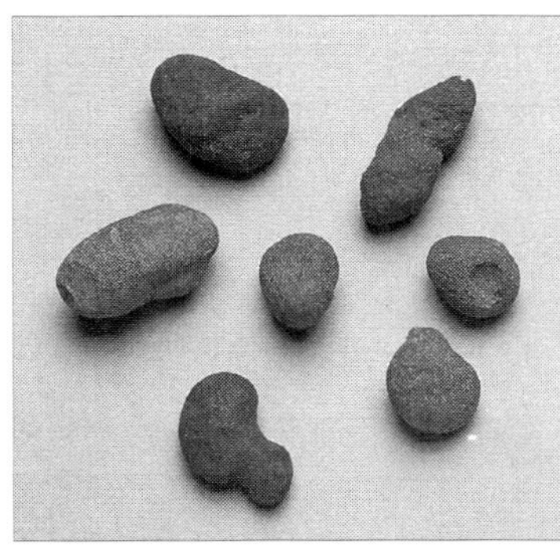

【효능과 응용】

1. 살충(殺蟲): 단독으로 사용하면 선충을 살충할 수 있고, 기타 살충약과 配伍하면 구충, 회충에도 사용할 수 있다.

【주의사항】

유효성분이 열을 받으면 산화되어 파괴되기 쉽기 때문에 옛 선인들은 丸劑와 散劑로 사용하거나 가루로 갈아서 충복하게 하였다.

173. 胡麻仁 호마인

가 결

胡麻仁甘 호마인감　疔腫惡瘡 정종악창
熟補虛損 숙보허손　筋壯力强 근장력강

胡麻仁은 味甘하고, 疔腫과 惡瘡을 다스린다.
쪄서 복용하면 虛損을 補하고 筋을 길러 힘을 강하게 한다.

【약성설명】

호마인은 甘平하고 質이 潤하다. 肝腎을 補하고 益精血하며 潤腸通便하게 한다.

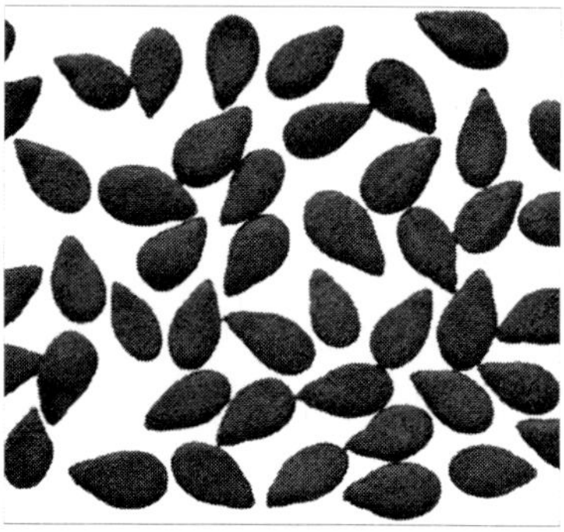

【효능과 응용】

1. 보익정혈(補益精血): 精血不足으로 인한 頭暈眼花와 머리가 희어지는 것을 치료한다.

2. 윤장통변(潤腸通便): 血虛하여 腸燥便閉한 것을 다스린다.

174. 蒼耳子 창이자

가 결

蒼耳子苦 창이자고 疥癬細瘡 개선세창
驅風濕痺 구풍습비 瘙癢堪嘗 소양감상

蒼耳子는 味苦하며 疥癬과 작은 瘡을 다스린다.
風濕痺를 驅逐하고, 가려움을 감당하게 한다.

【약성설명】

창이자는 辛散하고 溫通하며 苦溫하여 除濕한다. 散風, 除濕, 通竅를 잘하여 風寒頭痛, 痺痛, 鼻淵에 상용한다.

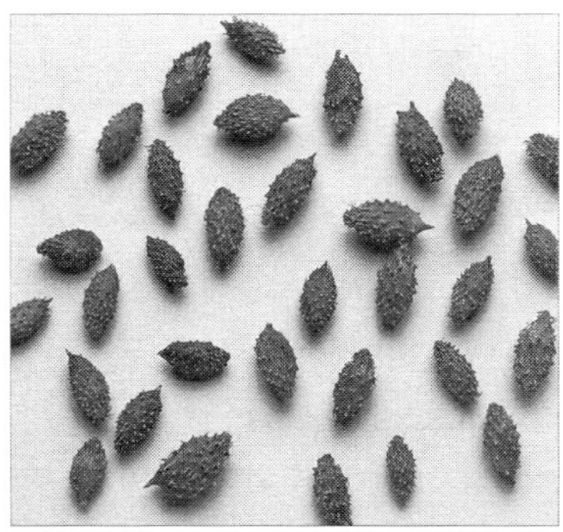

【효능과 응용】

1. 산풍통규(散風通竅): 風寒으로 인한 頭痛, 鼻塞, 鼻淵頭痛, 鼻流濁涕를 주로 치료한다.
2. 제습정비(除濕疗痺): 風濕痺證, 肢節疼痛에 활용한다.

【주의사항】

창이자는 有毒하여 과량 복용, 오래 복용하지 않아야 한다.

175. 蕤仁 유인

가 결

蕤仁味甘 유인미감　風腫爛弦 풍종란현
熱脹胬肉 열창노육　眼淚立痊 안루입전

蕤仁은 味甘하고, 風腫, 爛弦, 熱脹, 胬肉, 眼淚를 곧 낫게 한다.

【약성설명】

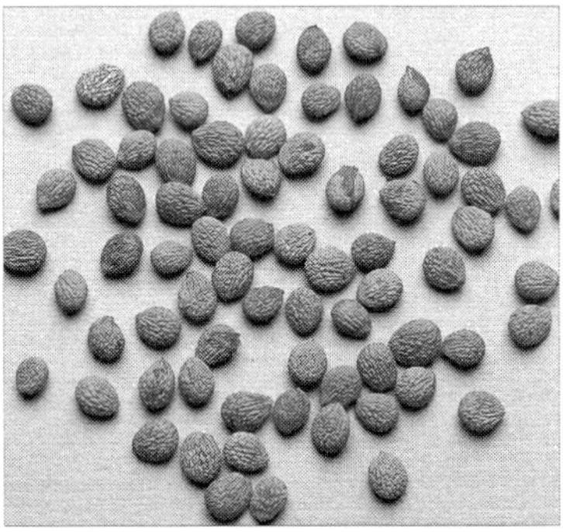

유인은 甘寒하여 淸熱明目하는 약으로 주로 안질환에 사용한다.

【효능과 응용】

1. 거풍청열명목(祛風淸熱明目): 주로 肝熱, 風熱로 인한 目赤腫痛, 目暗羞明, 眥爛과 多淚 등의 증상에 사용한다.

176. 青箱子 청상자

가 결

青箱子苦 청상자고　肝臟熱毒 간장열독
暴發赤障 폭발적장　青盲可服 청맹가복

青箱子는 味苦하여 肝臟의 熱毒으로
갑자기 생긴 赤障과 青盲에 가히 服用할 수 있다.

【약성설명】

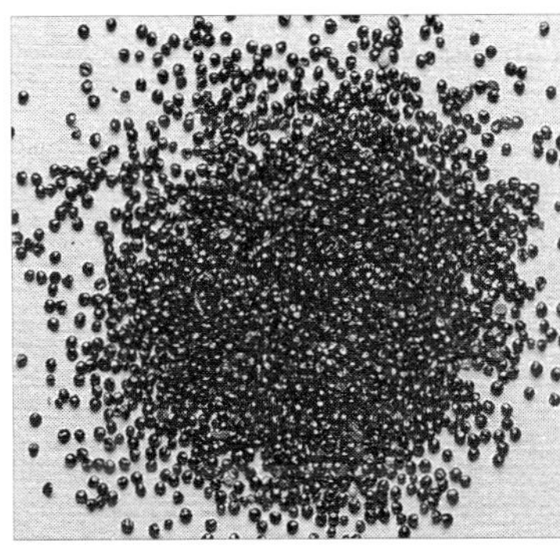

청상자는 苦寒하며 淸降하는 약재로 肝經에만 入하여 淸火明目의 뛰어난 효능을 내는데 補肝의 효능은 없다. 주로 實證에 속하는 肝熱目赤을 치료하는 데 쓰는 약이다.

【효능과 응용】

1. 청간명목(淸肝明目): 주로 肝火上炎으로 인한 目赤腫痛, 目生翳膜, 視物昏暗 등의 증상에 사용한다. 또한 청상자는 肝陽上亢으로 인한 고혈압에도 쓸 수 있다.

【주의사항】

녹내장 환자는 복용을 금한다.

177. 穀精草 곡정초

가결

穀精草辛 곡정초신　牙齒風痛 아치풍통
口瘡咽痺 구창인비　眼翳通用 안예통용

穀精草는 味辛하며 牙齒의 風痛, 口瘡, 咽痺, 眼瞖에 通用한다.

【약성설명】

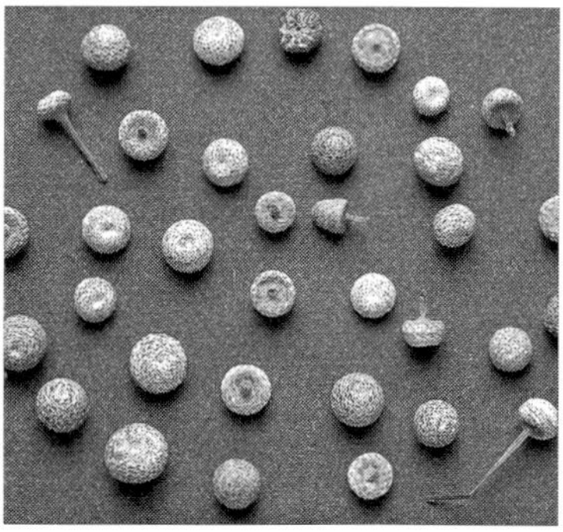

곡정초는 성미가 甘平하며 주로 肝經에 入한다. 肝經의 風熱之邪를 善散하고 明目退瞖하므로 안과질환의 要藥이 된다.

【효능과 응용】

1. 소산풍열 명목퇴예(疏散風熱, 明目退瞖): 肝經의 風熱로 인해 目赤腫痛, 羞明流淚, 目生翳膜을 치료한다. 風熱로 인한 風熱咽痛, 喉痺 등의 증상에 사용한다.

178. 白薇 백미

가 결

白薇大寒 백미대한　療風治瘧 료풍치학
人事不知 인사부지　昏厥堪却 혼궐감각

白薇는 大寒하고 風症과 瘧疾을 치료한다. 人事不省과 昏厥을 잘 치료한다.

【약성설명】

백미는 鹹寒하고 涼血退熱한다. 虛熱과 實熱 모두에 백미를 응용할 수 있다. 이외에도 백미는 위로는 淸肺熱하고 아래로는 利膀胱하는 효능을 가지고 있어서, 肺熱과 淋症에도 응용할 수 있다.

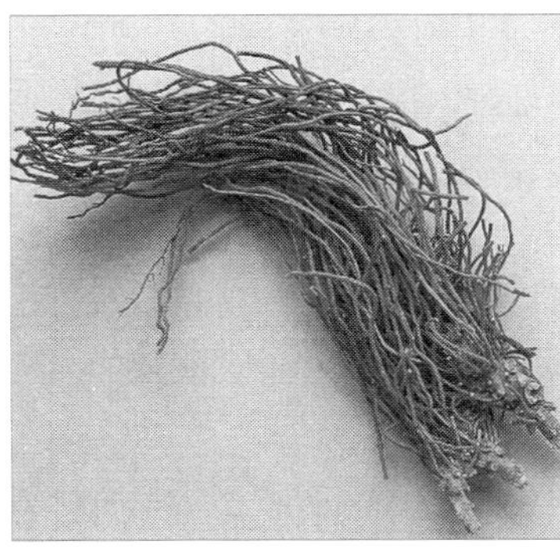

【효능과 응용】

1. 청열량혈(淸熱凉血): 熱入營血하였는데 오랫동안 不退하지 않는 것을 치료한다. 또 陽虛發熱, 骨蒸勞熱과 산후의 虛熱을 치료할 수 있다.

2. 이뇨통림(利尿通淋): 熱淋과 血淋을 치료한다.

3. 청열해독(淸熱解毒): 瘡癰腫毒, 咽喉腫痛과 毒蛇咬傷을 치료한다. 이외에 肺熱咳嗽에도 백미가 쓰인다.

179. 白蘞 백렴

가결

白蘞微寒 백렴미한　兒瘧驚癇 아학경간
女陰腫痛 여음종통　癰疔可啖 옹정가담

白蘞은 微寒하며 어린아이의 瘧疾과 驚癇,
女陰의 腫痛, 癰疔에 가히 복용할 수 있다.

【약성설명】

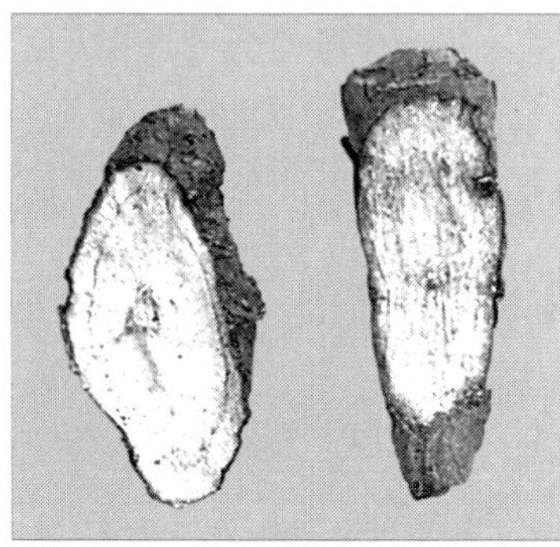

백렴은 苦寒한 성미로 清解한다. 주로 心經과 胃經에 入하며 清火解毒, 消腫療瘡하는 약성이 우수하다. 주로 瘡癰을 치료한다.

【효능과 응용】

1. 청열해독료창(清熱解毒療瘡): 瘡癰腫毒을 다스린다. 백렴은 창옹 초기에 쓰면 消腫할 수 있으며 潰瘍한 이후에 쓰면 收斂시킬 수 있다. 내복하여도 되고 상처에 발라도 된다. 또 水火燙傷에도 사용할 수 있다.

【주의사항】

오두(烏頭)와 相反한다.

180. 靑蒿 청호

가 결

靑蒿氣寒 청호기한　童便熬膏 동변오고
虛熱盜汗 허열도한　除骨蒸勞 제골증로

靑蒿는 氣寒하며, 童便으로 膏를 만들어 사용한다.
虛熱盜汗과 骨蒸勞를 除祛힌다.

【약성설명】

청호는 성미가 苦寒하여 淸熱하고 辛香透散하는 약이다. 陰分의 잠복한 熱을 透達하여 外散하므로 陰虛發熱의 要藥이 된다. 이외에도 解暑와 抗瘧의 효능이 있다.

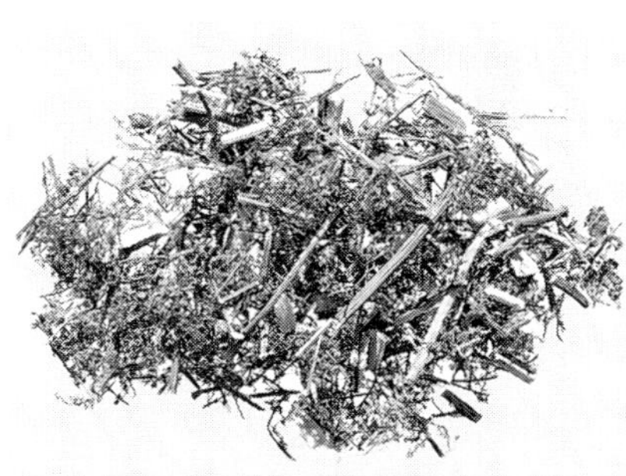

【효능과 응용】

1. 해서(解暑): 外感暑熱로 인한 發熱煩渴을 다스린다.

2. 항학(抗瘧): 학질 초기의 寒熱往來를 다스린다.

3. 퇴허열(退虛熱): 陽虛發熱, 骨蒸勞熱을 다스린다. 溫熱病 후기에 열이 陰分으로 入하여 밤에는 열이 나고 아침에는 凉한 환자를 치료한다.

181. 白茅根 백모근

가 결

茅根味甘 모근미감　通關逐瘀 통관축어
止吐衄血 지토뉵혈　客熱可去 객열가거

茅根은 味甘하여 通關, 逐瘀한다.
吐衄血를 그치게 하고, 客熱을 除去할 수 있다.

【약성설명】

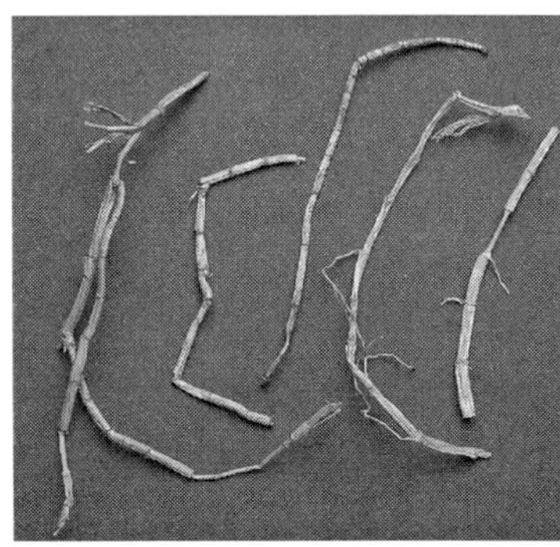

백모근은 성미가 甘寒하여 淸潤하며 通利下行한다. 心胃의 열을 淸하고 凉血生津을 잘하며 방광의 열을 泄하고 通淋한다. 따라서 血熱이 妄行하여 津傷口渴하는 것과 熱淋水腫에 백모근을 상용한다.

【효능과 응용】

1. 량혈지혈(凉血止血): 血熱로 動血하여 발생하는 吐血, 衄血, 尿血 등 여러 가지 출혈을 치료한다.

2. 생진지갈(生津止渴): 熱病으로 인한 津液損傷 및 口渴을 치료한다.

3. 리수통림(利水通淋): 熱淋澁痛을 치료하고 黃疸, 水腫 등 濕熱內蘊으로 인한 증상을 치료한다.

그 외에도 열로 인한 嘔吐나 咳嗽 등의 증에 상용한다.

182. 大薊대계, 小薊소계

가 결

大小薊苦대소계고 **消腫破血**소종파혈
吐衄咯唾토뉵각타 **崩漏可啜**붕루가철

大, 小薊는 味苦하여, 消腫과 破血한다.
吐血, 衄血, 咯血, 崩漏에 가히 복용할만 하다.

【약성설명】

대계와 소계는 둘다 성미가 甘凉하여 淸解하는 효능이 있다. 心肝에 들어가고 血分으로 行한다. 凉血止血하고 解毒消腫하며, 血熱로 인한 出血과 瘡癰으로 인한 熱毒에 상용한다.

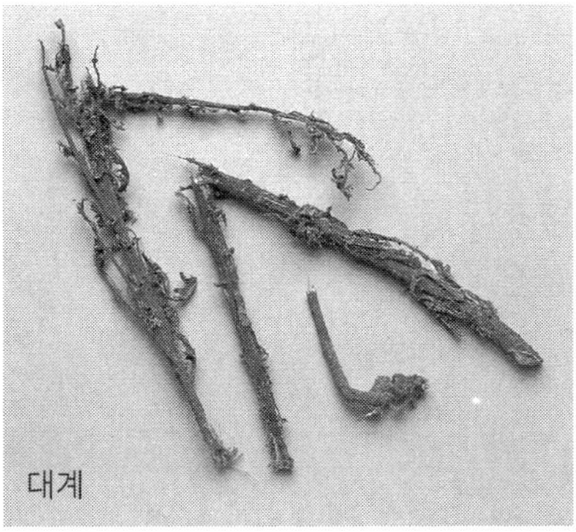
대계

【효능과 응용】

1. 량혈지혈(凉血止血): 血熱의 妄行으로 인한 咳血, 衄血, 咯血, 尿血, 崩漏 등 출혈질환에 사용한다.

2. 해독소종(解毒消腫): 熱毒으로 인한 瘡癰에 사용한다.

최근에는 대계와 소계를 이용하여 濕熱黃疸, 高血壓, 腎臟炎으로 인한 血尿 등의 질환에 사용한다.

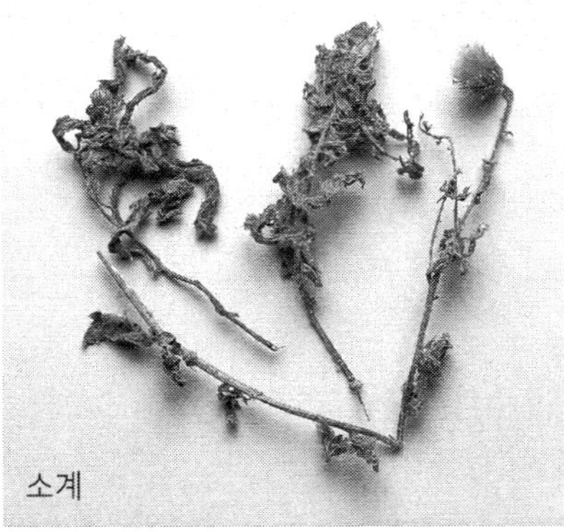
소계

183. 枇杷葉 비파엽

가 결

枇杷葉苦 비파엽고　偏理肺臟 편리폐장
吐噦不已 토홰불이　解酒清上 해주청상

枇杷葉은 味苦하고 주로 肺臟을 調理한다.
吐噦가 그치지 않는 것과 酒毒을 풀며 上焦를 맑게 한다.

【약성설명】

비파엽은 味苦하고 성질이 凉하여, 주로 肺胃에 들어가 肺胃氣逆을 내려 止咳, 止嘔하게 하며, 痰熱로 인한 咳嗽, 胃熱로 인한 嘔逆 등에 상용한다.

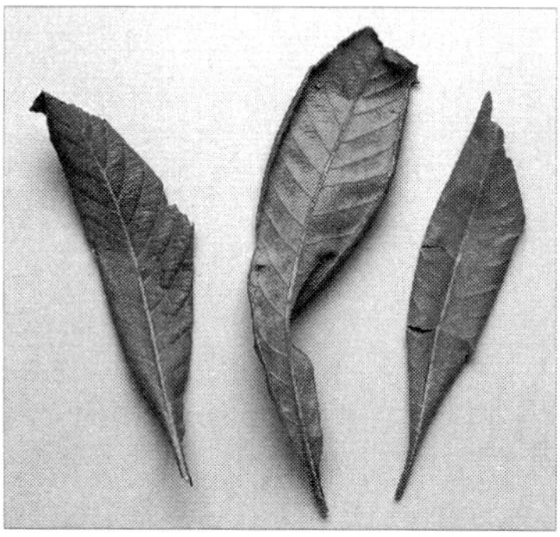

【효능응용】

1. 화담지해(化痰止咳): 肺熱燥火로 인한 咳痰黃粘, 咳血, 咽乾 등의 증에 사용한다.

2. 화위지구(和胃止嘔): 胃熱로 인한 吐噦, 煩渴 등의 증에 사용하며 적당한 약을 배합하여 胃虛氣逆으로 인한 惡心嘔吐에도 사용할 수 있다.

184. 木律목률

가 결

木律大寒목률대한 **口齒良藥**구치량약
瘰癧能治나력능치 **心煩可卻**심번가각

木律은 大寒하며 口齒의 良藥이다.
瘰癧을 능히 치료하고, 心煩을 가히 그치게 할 수 있다.

【약성설명】

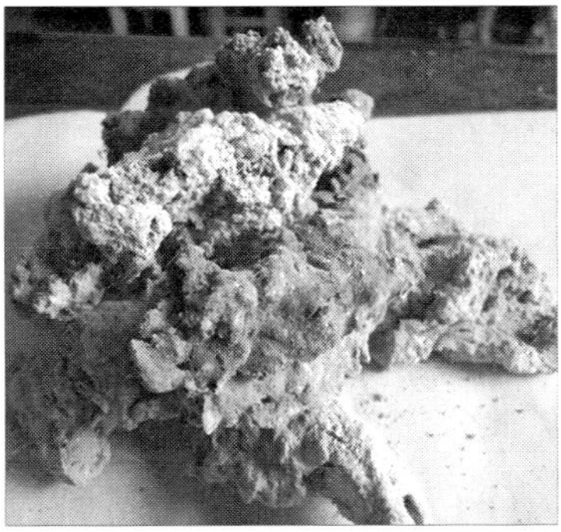

목률의 苦寒한 성미는 淸熱하게 하여 특히 胃火를 淸하게 하고, 鹹味는 軟하게 하여 痰이 뭉친 것을 軟하게 한다. 그래서 胃火로 인한 齒痛과 瘰癧 등의 증에 사용하는 약재이다.

【효능과 응용】

1. 청위화(淸胃火): 胃火上炎으로 인한 咽喉腫痛, 齒痛, 齒齦腫痛 등의 증에 사용한다.

2. 소담결(消痰結): 瘰癧痰核을 치료한다.

185. 射干 사간

가 결

射干味苦 사간미고 **逐瘀通經** 축어통경
喉痺口臭 후비구취 **癰毒堪憑** 옹독감빙

射干은 味辛하고, 瘀血을 驅逐하며 通經한다. 喉痺, 口臭, 癰毒에 뛰어나다.

【약성설명】

사간의 성미는 苦寒하여 淸泄하는 약재이다. 주로 폐경에 들어가 폐중의 痰火를 淸하게 하고 咽喉를 解毒하여 痰多咳喘과 肺火咽痛 등에 사용한다.

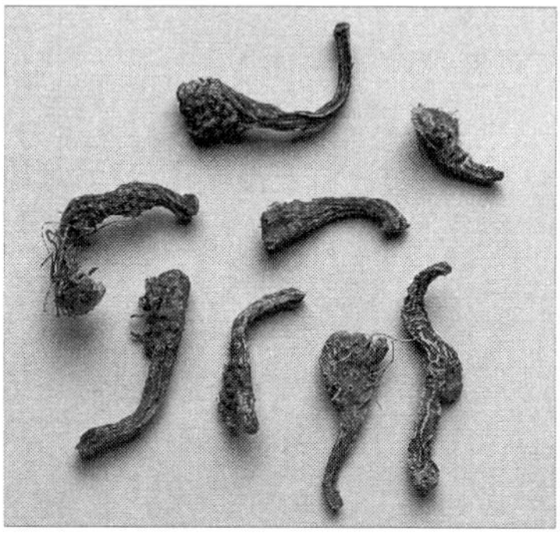

【효능응용】

1. 소담지해(消痰止咳): 痰多咳喘을 치료하는데, 다른 약물과 배오하여 熱痰이나 寒飮으로 인한 다양한 咳喘症에 사용한다.

2. 해독리인(解毒利咽): 肺火熱毒이 上攻하여 생기는 咽喉腫痛와 痰火壅滯 등에 사용한다.

186. 鬼箭羽 귀전우

가 결

鬼箭羽苦 귀전우고　通經活絡 통경활락
驅邪止痛 구사지통　殺蟲祛結 살충거결

鬼箭羽는 味苦하며, 通經과 活絡한다.
邪氣를 몰아내고 止痛하며, 殺蟲하고 맺힌 것을 除祛한다.

【약성설명】

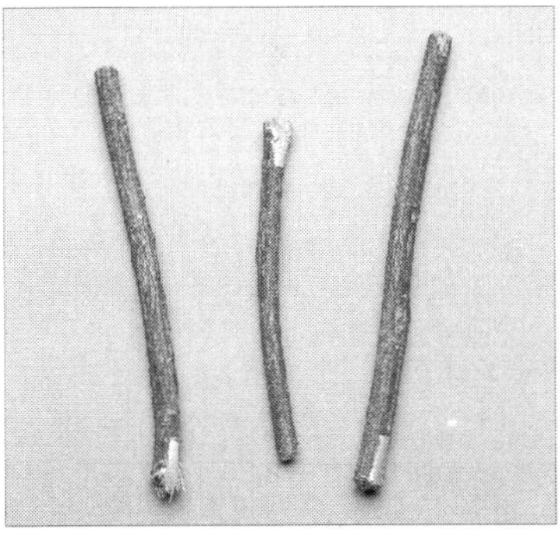

귀전우의 苦味는 下降하고 開泄하게 하며, 寒性으로 淸熱한다. 血分으로만 행하여 血分의 瘀熱을 파하는 효능이 우수하다.

【효능과 응용】

1. 활혈파어(活血破瘀): 부녀자의 血瘀閉經, 痛經, 産後瘀滯腹痛 등의 증상에 사용한다.

【사용주의】

임신부는 복용을 금지한다.

187. 夏枯草하고초

가 결

夏枯草苦하고초고 瘰癧癭瘤나력영류
破癥散結파징산결 濕痺能瘳습비능추

夏枯草는 味苦하여 瘰癧, 癭瘤을 다스리고,
破癥, 散結하며, 濕痺를 능히 낫게 한다.

【약성설명】

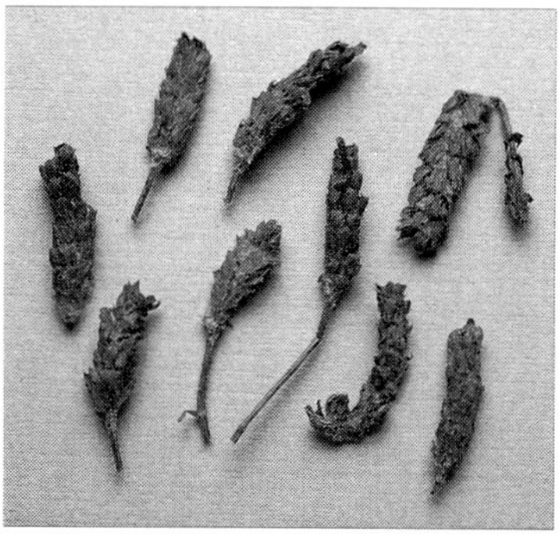

하고초는 辛散함은 苦泄하게 하고, 性이 寒하여 淸熱하게 한다. 오직 肝經으로 들어가 淸肝火하며 肝陰을 補益하여 明目하게 하고 겸하여 散結작용을 한다. 肝火內盛으로 인한 瘰癧, 痰核 등에 사용한다.

【효능응용】

1. 청간명목(淸肝明目): 肝火上炎으로 인한 目赤腫痛, 眩暈頭痛을 치료한다. 養肝明目藥들을 배오하여 陰虛肝熱로 目暗珠痛을 치료한다. 최근에는 肝火上炎으로 인한 高血壓을 치료하는데 사용한다.

2. 소종산결(消腫散結): 痰火凝結로 인한 瘰癧, 癭瘤 등에 적합하다. 현재는 림프염, 림프결핵과 림프종에 사용한다.

188. 卷柏 권백

가 결

卷柏味辛 권백미신 癥瘕血閉 징가혈폐
風眩痿躄 풍현위벽 更驅鬼疰 경구귀주

卷柏은 味辛하여 癥瘕와 血閉, 風眩과 痿證을 다스리며, 鬼疰(폐결핵)를 몰아낸다.

【약성설명】

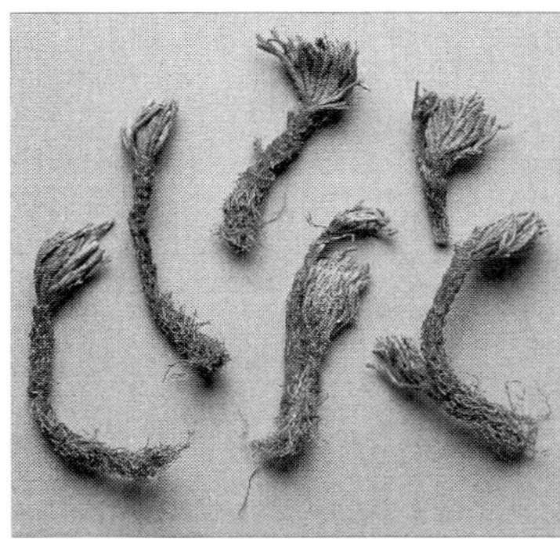

권백은 성질이 平하고, 生으로 사용하면 辛散하여 活血散瘀하기에 血瘀經閉 등의 증상에 적합하다. 炒하면 성질이 澁하여 止血하는데 효능이 있다.

【효능과 응용】

1. 활혈산어(活血散瘀): 여성의 血瘀로 인한 閉經, 癥瘕와 외상으로 인한 瘀腫 등의 증에 적합하다.

2. 초용지혈(炒用止血): 炒하면 吐血, 尿血, 便血등 다양한 종류의 출혈증에 사용할 수 있다.

【주의사항】

임신부는 사용을 금한다.

189. 馬鞭草마편초

가 결

馬鞭味苦마편미고 破血通經파혈통경
癥瘕痞塊징가비괴 服之最靈복지최영

馬鞭草는 味苦하고, 破血, 通經하며, 癥瘕, 痞塊에 복용하면 가장 영험하다.

【약성설명】

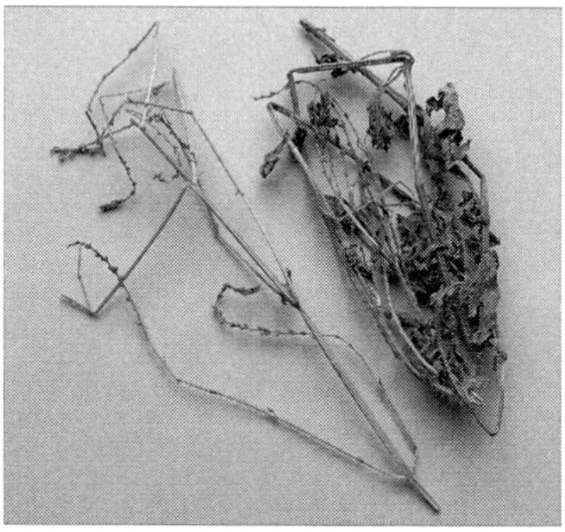

마편초는 味苦開泄하며 微寒清熱한다. 肝經으로 들어가 血分으로 行하여 活血涼血, 散瘀通經에 능하며 血分에 瘀熱證에 적합하다. 이외에도 利水 작용을 겸하고 있다.

【효능과 응용】

1. 활혈통경(活血通經): 여성의 血瘀로 인한 閉經, 痛經을 주로 치료하고, 癥瘕, 積聚, 외상으로 인한 瘀腫 등을 치료한다.

2. 이수, 절학, 해독(利水, 截瘧, 解毒): 肝性水腫과 腎性水腫을 치료할 수 있으며, 학질로 인한 寒熱往來와 乳癰腫痛을 다스린다.

190. 鶴虱학슬

가 결

鶴虱味苦학슬미고 殺蟲追毒살충추독
心腹卒痛심복졸통 蛇蟲堪逐사충감축

鶴虱은 味苦하며, 殺蟲하고 毒氣를 追放한다.
心腹의 卒痛을 다스리고 蛇蟲毒을 몰아낸다.

【약성설명】

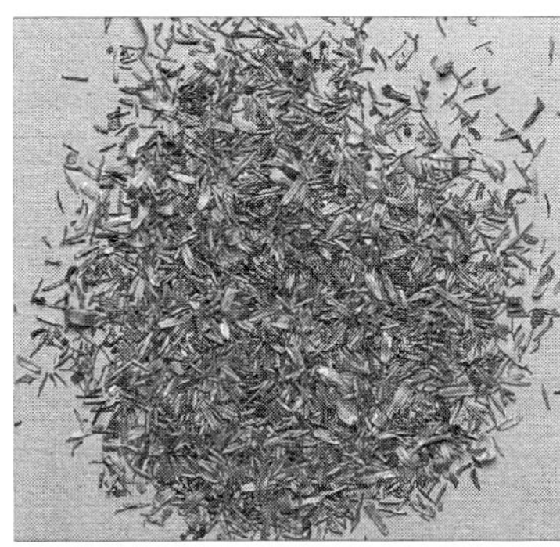

학슬은 味辛性平, 毒이 약간 있다. 殺蟲의 효력이 있어 다양한 종류의 장내 기생충에 쓰인다.

【효능과 응용】

1. 살충(殺蟲): 蛔蟲, 條蟲, 蟯蟲 등의 다양한 종류의 기생충질환에 쓰인다. 다른 살충약과 함께 배오하여 사용한다.

191. 白頭翁 백두옹

가 결

白頭翁寒 백두옹한 **散癥逐血** 산징축혈
癭癧瘧疝 영력학산 **止痛百節** 지통백절

白頭翁은 性寒하여, 癥瘕와 瘀血을 몰아낸다.
癭瘤, 瘰癧, 瘧疾, 疝症을 다스리고 百節의 痛症을 멎게 한다.

【약성설명】

백두옹은 苦寒清解하는 약으로 凉血解毒 하므로 大腸의 熱毒을 제거하는데 능하여 痢疾치료의 要藥이 된다.

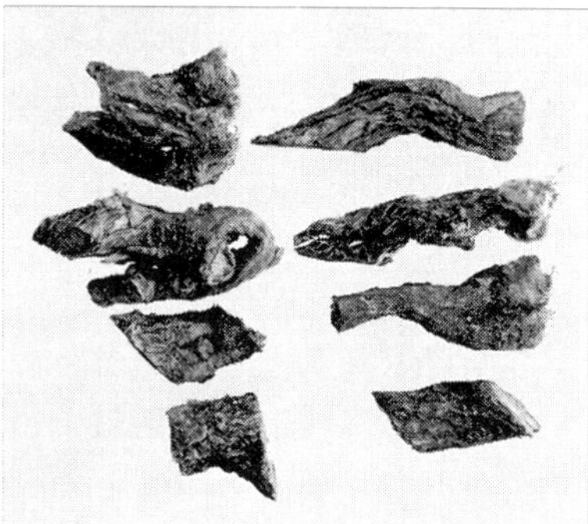

【효능과 응용】

1. 청열해독,량혈치리(清熱解毒, 凉血治痢): 주로 熱毒으로 인한 血痢를 치료한다. 현재 임상에서는 세균성 이질과 아메바성 이질을 치료하는데 常用한다.

192. 旱蓮草한련초

가 결

旱蓮草甘한련초감　生鬚黑髮생수흑발
赤痢堪止적리감지　血流可截혈류가절

旱蓮草는 味甘하고, 수염과 黑髮을 나게 한다.
赤痢를 그치게 하며, 血流를 가히 멎게 한다.

【약성설명】

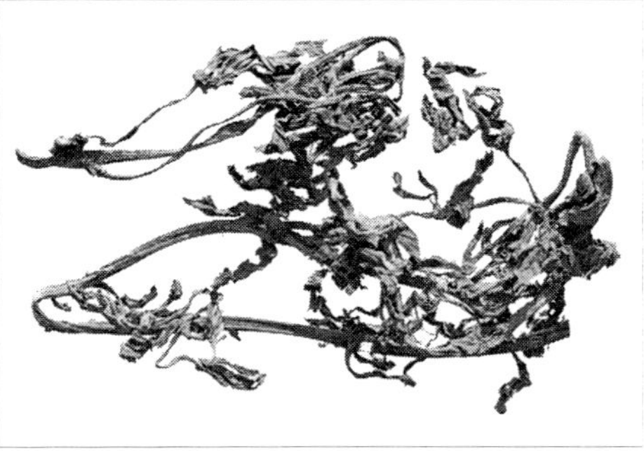

한련초의 酸寒한 성미는 涼血止血하고, 甘寒한 성미는 益陰滋腎하게 하여 滋陰에 능하다.
陰虛로인한 血熱과 腎虛腰痛에 常用한다.

【효능과 응용】

1. 량혈지혈(涼血止血): 陰虛로 인한 內熱을 다스리고, 血熱妄行으로 인한 吐血, 衄血, 咳血, 尿血, 崩漏등의 出血 등을 치료한다.

2. 보간익신(補肝益腎): 肝腎陰虛로 인한 頭暈, 目眩을 낫게하고, 수염과 머리카락이 일찍 희어지는 것과 腰痛, 筋軟 등의 증에 적합하다.

193. 山慈菰 산자고

가 결

慈菰辛苦 자고신고 疔腫癰疽 정종옹저
惡瘡癮疹 악창은진 蛇虺並施 사훼병시

山慈姑는 辛苦하여 疔腫, 癰疽, 惡瘡, 癮疹, 蛇虺를 아울러 제거한다.

【약성설명】

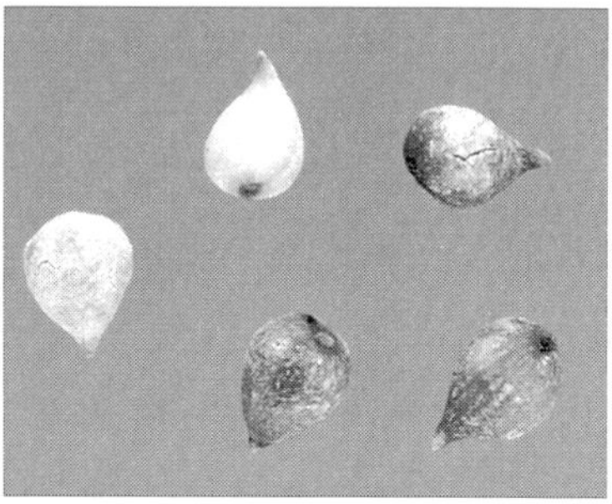

산자고의 辛寒한 성미는 清散하고 甘寒한 성미는 清解하므로 清熱, 解毒, 散結의 효능이 있어 瘡瘍, 癰疽, 瘰癧, 腫瘤 등의 증을 치료한다.

【효능과 응용】

1. 청열해독,산결(清熱解毒, 散結): 疔腫, 惡瘡과 癰疽發背를 주로 치료하고 최근에는 다양한 종류의 암 종양에 시험적으로 적용되고 있다.

【주의사항】

有毒하므로 過量을 오래도록 복용하는 것은 불가하다.

194. 楡白皮유백피

가결

楡皮味甘유피미감 **通水除淋**통수제림
能利關節능리관절 **敷腫痛定**부종통정

楡皮는 味甘하며, 通水道하고 淋을 除祛한다.
關節을 능히 이롭게 하며, 붙이면 腫痛을 安定시킨다.

【약성설명】

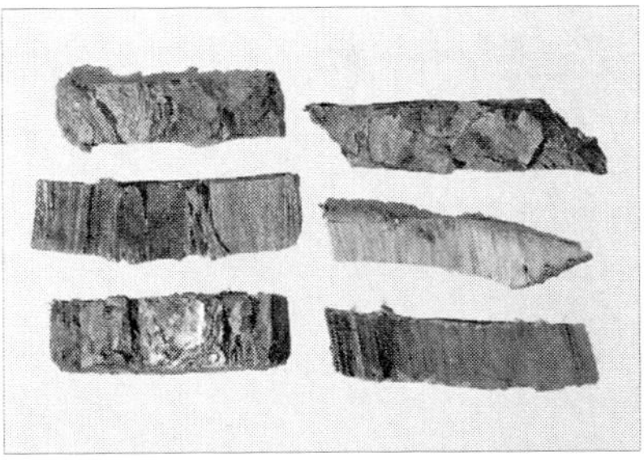

유백피는 성미가 甘平하여 滲利하며, 水道와 關節을 通利하고 淋痛과 癃腫을 잘 치료한다.

【효능과 응용】

1. 이뇨통림(利尿通淋): 熱淋으로 澁痛, 水腫, 小便不利 등의 증상을 주로 치료한다.

유백피는 외용하면, 腫毒, 發背, 瘰癧을 치료할 수 있다.

195. 鉤藤 구등

가 결

鉤藤微寒 구등미한 療兒驚癎 료아경간
手足痙攣 수족경련 抽搐口眼 추축구안

鉤藤은 微寒하며, 소아의 驚癎을 치료한다. 手足의 痙攣과 입과 눈의 抽搐을 다스린다.

【약성설명】

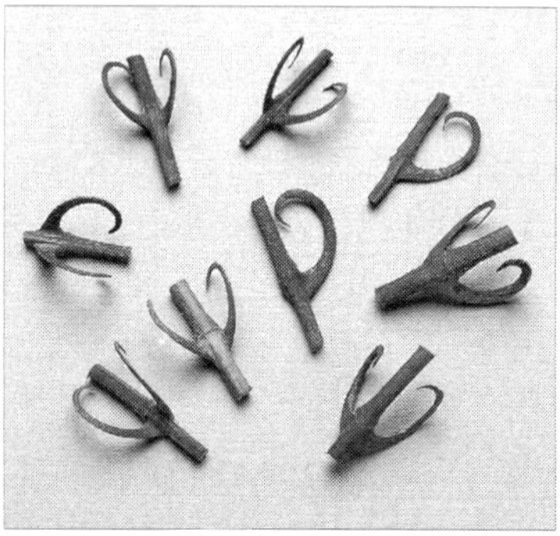

구등은 味甘性凉하고 주로 肝經에 들어가, 清肝熱, 平肝陽, 息肝風하기 때문에 肝經의 陽盛, 風動 치료의 要藥이다.

【효능과 응용】

1. 평간양(平肝陽): 肝陽上亢으로 頭暈頭痛하는 것을 치료한다.

2. 청간열(清肝熱): 肝火內盛으로 目赤腫痛하는 것을 치료한다.

3. 식간풍(息肝風): 熱動肝風으로 인한 小兒急驚을 치료한다.

이외에도, 清透하는 효능이 있어 斑疹透發이 不快한 것을 치료한다. 또 최근에는 肝陽上亢형의 고혈압에 상용한다.

【주의사항】

탕제에 넣을 때에는 마땅히 後下해야 한다.

196. 豨薟草 희렴초

가결

豨薟味苦 희렴미고　追風除濕 추풍제습
聰耳明目 총이명목　烏鬚黑髮 오수흑발

豨薟은 味苦하고, 風濕을 除祛한다. 耳目을 聰明하게 하고, 鬚髮을 검게 한다.

【약성설명】

희렴초는 辛散苦燥하는 성미로 祛風除濕시키며, 痺痛을 잘 낫게 한다. 苦寒한 성미가 있기 때문에 淸熱解毒하는 효능이 있다.

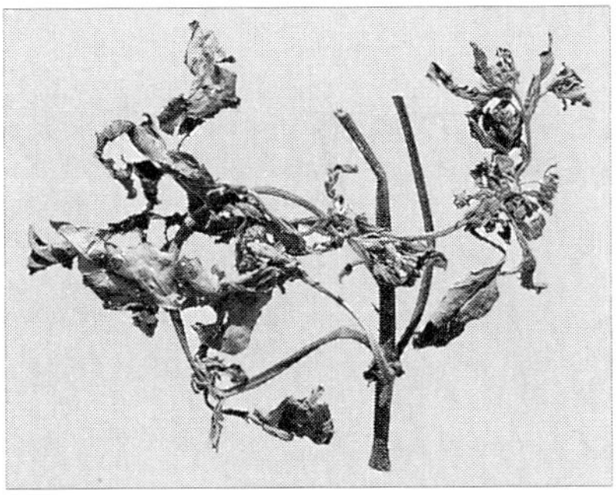

【효능과 응용】

1. 거풍제습(祛風除濕): 風濕痺證, 關節痛, 肢痲, 中風手足不遂 등의 증을 치료 한다.

2. 청열해독(淸熱解毒): 瘡腫熱毒, 濕瘡 등 증을 치료할 수 있다.

이외에, 현재 고혈압에 사용하는데 강압작용이 있다.

197. 葵花규화

가결

葵花味甘규화미감 帶痢兩功대리양공
赤治赤者적치적자 白治白同백치백동

葵花는 味甘하고 帶下와 痢疾, 양쪽에 효능이 있다.
붉은 규화는 붉은 것(赤帶下, 赤痢)을, 흰 규화로는 흰 것(白帶下, 白痢)을 치료한다.

【약성설명】

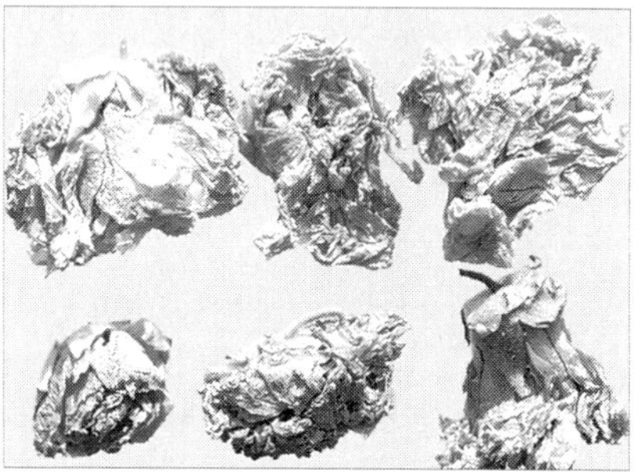

규화는 甘寒하여 淸潤하여 和血潤燥, 通利二便한다. 특히 帶下와 痢疾을 잘 치료하는데 규화는 백규화와 적규화가 있어서 붉은 것은 赤帶下를, 흰 것은 白帶下를 치료한다.

【효능과 응용】

1. 치대(治帶): 赤白帶下에 사용한다.

2. 치리(治痢): 痢疾腹痛泄瀉를 치료할 수 있다. 이외에 熱結하여 二便不通하는 것을 다스린다.

198. 辛夷신이

가 결

辛夷味辛신이미신 鼻塞流涕비색유체
香臭不聞향취불문 通竅之劑통규지제

辛夷는 味辛하고, 鼻塞, 流涕, 不聞香臭를 다스리는 通竅하는 약재이다.

【약성설명】

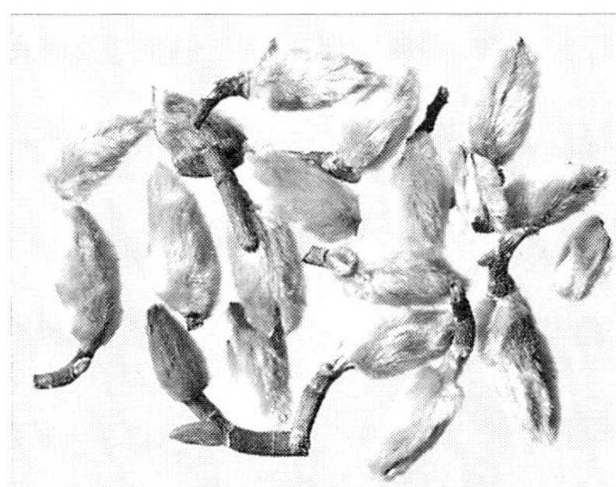

신이는 辛散溫通하는 약으로 방향으로 開竅하는데 頭面으로 上行하여 鼻竅를 善通하기 때문에 鼻淵과 頭痛의 要藥이 된다.

【효능과 응용】

1. 산풍통규(散風通竅): 鼻淵頭痛, 鼻塞不通을 치료한다. 적당히 配伍하면 寒證과 熱證에 모두 응용이 가능하다. 최근에는 비강질환에 내복, 외용하여 사용하는데, 좋은 효과가 있다.

【주의사항】

약을 달일 때에는 包煎한다.

199. 續隨子 속수자

가결

續隨子辛 속수자신　惡瘡蠱毒 악창고독
通經消積 통경소적　不可過服 불가과복

續隨子는 味辛하여, 惡瘡과 蠱毒을 다스린다.
通經消積하는데, 지나치게 복용하면 안 된다.

【약성설명】

속수자는 辛散溫通하는 약으로 通利二便하고, 峻瀉水飮하기 때문에 實證의 水腫을 주로 치료한다. 이외에 破瘀의 효능이 있다.

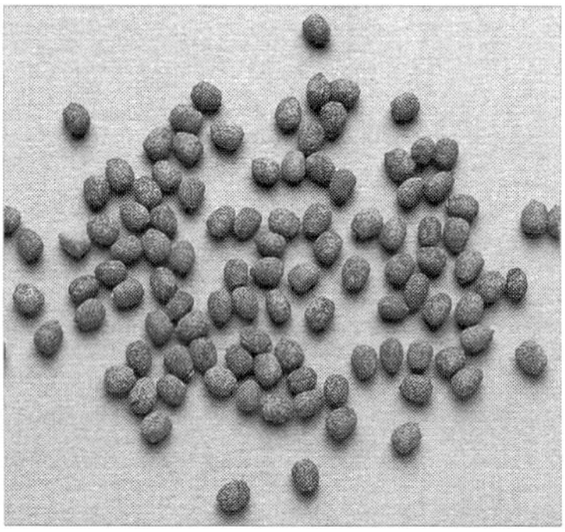

【효능과 응용】

1. 축수소종(逐水消腫): 水腫脹滿과 대소변이 不利한 實證을 주로 치료하며, 單用하여 효과가 있다.

2. 파어통경(破瘀通經): 血瘀하여 閉經된 것과 癥瘕痞塊를 치료한다. 이외에 瘡腫, 蛇咬에 사용할 수 있다.

【사용주의】

임산부는 복용하지 않는다

200. 海桐皮 해동피

가결

海桐皮苦 해동피고　霍亂久痢 곽란구리
瘖䘌疥癬 감닉개선　牙疼亦治 아동역치

海桐皮는 味苦하여 霍亂과 久痢, 疳䘌(蟲積), 疥癬을 다스리며, 牙疼도 역시 치료한다.

【약성설명】

해동피는 辛散苦泄하여 祛風除濕하고, 通絡療痹하며 痲木을 치료한다.

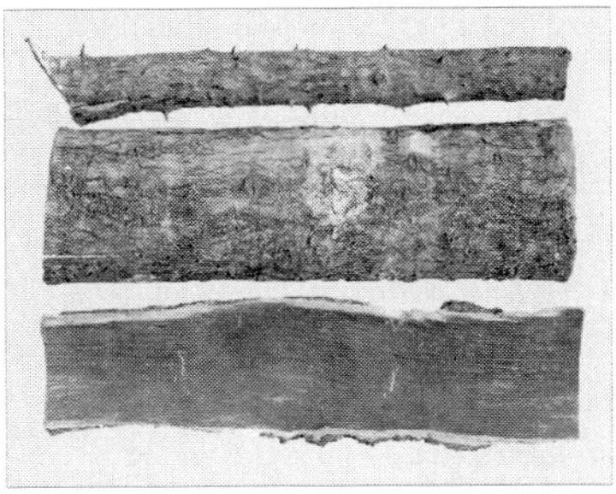

【효능과 응용】

1. 거풍통락(祛風通絡): 風濕痺症과 肢節痺痛, 痲木을 치료한다.

2. 살충(殺蟲): 疥癬과 牙痛을 치료할 수 있다.

201. 石楠葉 석남엽

가결

石楠藤辛 석남등신 腎衰脚弱 신쇠각약
風淫濕痺 풍음습비 堪爲妙藥 감위묘약

石南藤은 味辛하여, 腎이 衰弱하고 다리가 약한 것과 風淫과 濕痺를 치료하는 妙藥이 된다.

【약성설명】

석남엽은 辛散苦泄하는 약으로 肝腎에 入하여 能攻能補하는데 祛風하기도 하고 益腎하기도 한다. 따라서 腎虛와 風痺를 겸하고 있을 경우에 가장 적당하다.

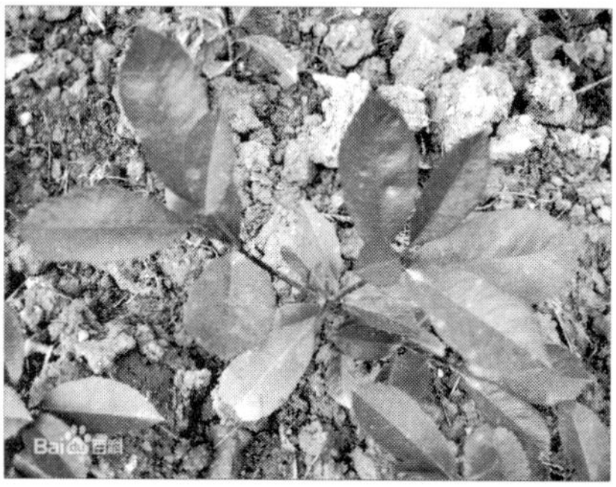

【효능과 응용】

1. 거풍보신(祛風補腎): 腎虛와 風濕痺症을 같이 치료할 수 있다. 腰背酸痛, 脚軟無力한 것을 치료한다.

이 외에 頭風과 頭痛, 그리고 風疹瘙痒에 사용할 수 있다.

202. 鬼臼 귀구

가 결

鬼臼有毒 귀구유독　避瘟除惡 피온제악
殺蟲驅蠱 살충구고　風邪可却 풍사가거

鬼臼는 有毒하여 瘟病, 惡疾을 除祛한다.
殺蟲하고 蠱毒을 몰아내며, 風邪를 능히 물리친다.

【약성설명】

귀구는 辛溫하여 行散하고, 苦溫하여 消痰하므로, 痰結과 瘀腫의 증상을 치료한다.

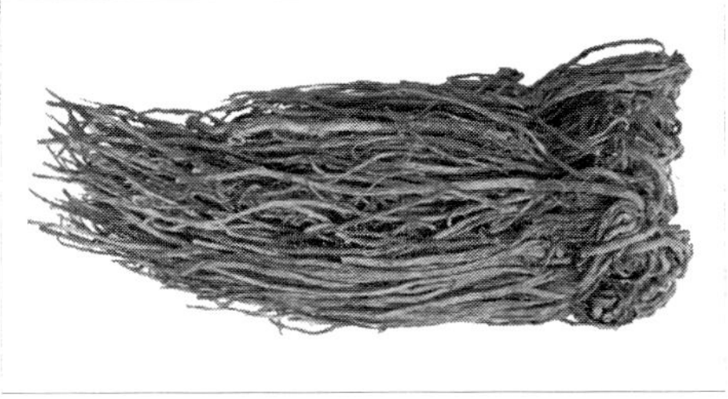

【효능과 응용】

1. 거담산결(祛痰散結): 瘰癧과 癭瘤를 주로 치료한다.

2. 해독거어(解毒祛瘀): 腫毒과 疔瘡, 毒蛇咬傷을 치료하는데 사용할 수 있다.

203. 大青葉 대청엽

가 결

大青氣寒 대청기한 傷寒熱毒 상한열독
黃汗黃疸 황한황달 時疫宜服 시역의복

大青葉은 氣寒하고, 傷寒熱毒, 黃汗黃疸, 時疫에 마땅히 복용한다.

【약성설명】

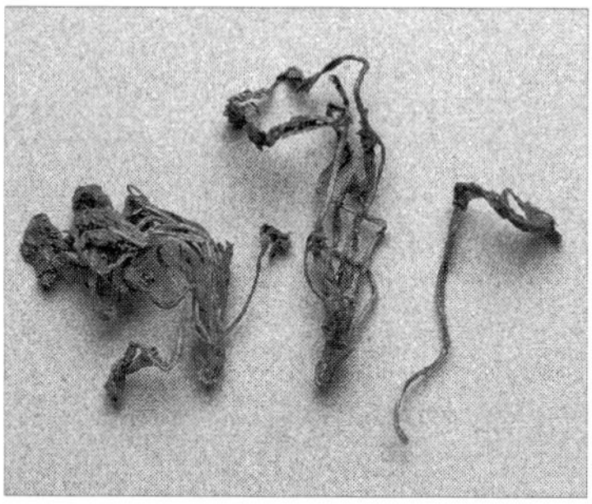

대청엽은 味鹹하여 血로 들어가며, 苦寒하여 清解시키는 약이다. 血分의 熱毒과 心胃의 實火를 꺼주기에, 凉血, 解毒, 消斑의 효능이 있다. 血分의 熱毒이 熾盛하고 心胃의 火毒이 上攻하는 증상에 상용할 수 있는 약이다.

【효능과 응용】

1. 청열해독 (清熱解毒): 心胃의 熱毒이 上攻하여 발생된 咽喉의 腫爛, 口舌生瘡, 熱毒瘡瘍 등을 치료한다.

2. 량혈소반 (凉血消斑): 熱入營血로 들어가 발생한 熱毒發斑, 高熱神昏 등의 증상에 사용할 수 있다. 오늘날 임상에서는 유행성 감기, 이하선염, 감염, 뇌염 등 여러 종류의 독성질병에 상용한다.

204. 側柏葉 측백엽

가 결

側柏葉苦 측백엽고　吐衄崩痢 토뉵붕리
能生鬚眉 능생수미　除濕之劑 제습지제

側柏葉은 味苦하여, 吐衄, 崩漏, 痢疾을 다스린다.
능히 鬚眉를 자라게 하며, 除濕시키는 藥劑이다.

【약성설명】

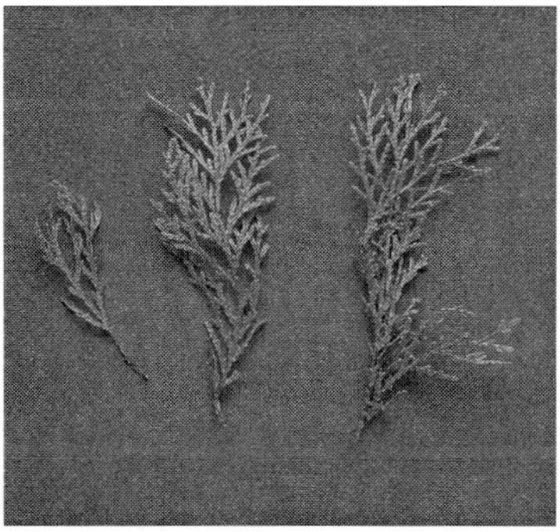

측백엽은 味苦性凉하다. 凉血과 止血에 효능이 있으며, 이에 겸하여 收澁시키는 효능이 있어, 血熱로 인한 出血을 치료한다. 이 외에, 폐로 들어가 祛痰止咳한다.

【효능과 응용】

1. 량혈지혈(凉血止血): 주로 血熱妄行으로 인하여 일어난 吐血, 咳血, 鼻衄, 尿血, 崩漏 등의 여러 종류의 출혈증을 치료한다.

2. 거담지해(祛痰止咳): 최근에는 痰咳와 氣喘에 측백엽을 이용하는데, 이 외에 凉血시키는 효능을 통해, 血熱로 인한 탈모에 사용할 수 있다. 또 補腎藥을 배오하면 陰虛內熱로 인한 탈모와 이른 나이에 머리가 하얗게 새는 것을 치료할 수 있다.

205. 槐實 괴실

가 결

槐實味苦 괴실미고 陰瘡濕痒 음창습양
五痔腫痛 오치종통 止血极莽 지혈극망

槐實은 味苦하여, 陰瘡과 濕痒,
五痔[1]腫痛을 다스리고, 止血하는 약효가 지극히 크다.

【약성설명】

괴실은 苦寒하여 沈降下行하여 淸腸하고 止血한다. 또 肝火를 淸降하기 때문에 大腸火盛 및 肝火上炎에 사용한다.

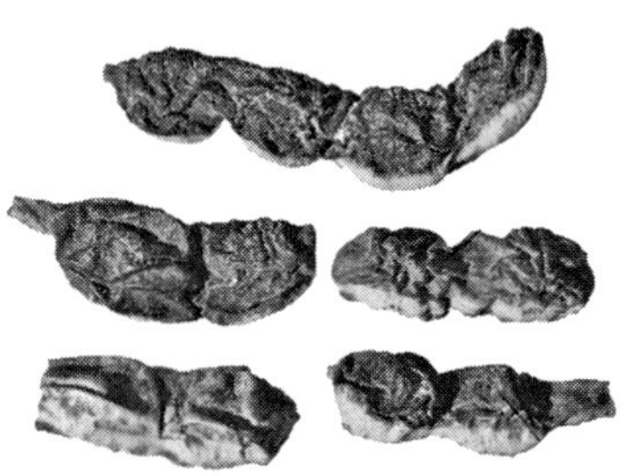

【효능과 응용】

1. 량혈지혈(凉血止血): 주로 腸風血熱로 인하여 일어난 便血, 痔血 및 血熱妄行에 속한 여러 출혈증을 주로 치료한다.

2. 청간강화(淸肝降火): 肝火上炎으로 인한 目赤腫痛과 肝陽上亢형 고혈압을 치료할 수 있다.

[1] 내치(即內痔,) 외치(外痔), 거치(举痔), 충치, 탈항

206. 瓦楞子 와릉자

가 결

瓦楞子鹹와릉자함 婦人血塊부인혈괴
男子痰癖남자담벽 癥瘕可瘥징가가채

瓦楞子는 味鹹하고, 婦人의 血塊와 男子의 痰癖를 다스리며, 癥瘕를 가히 낫게 한다.

【약성설명】

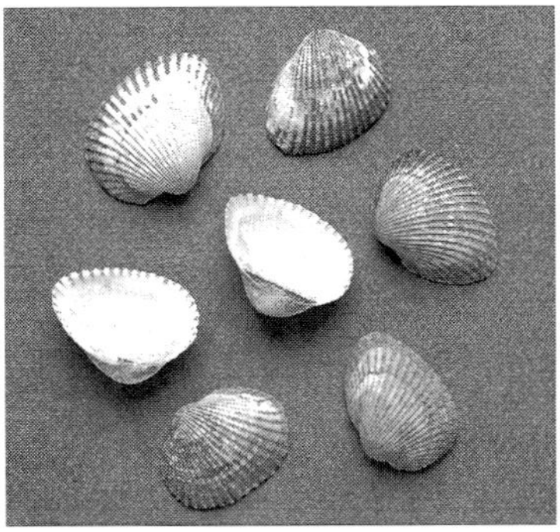

와릉자는 味鹹하여 消痰結, 化瘀滯하는 장점이 있고, 煅用하면 抑酸止痛하기 때문에 痰結, 痞塊, 胃痛, 呑酸 등의 증상에 사용한다.

【효능과 응용】

1. 연견소담(软坚消痰): 頑痰積結, 咳吐不利한 것을 치료한다.

2. 화어소징(化瘀消癥): 氣血癥瘕에 마땅하다.

3. 억산지통(抑酸止痛): 煅用하면 胃痛, 呑酸을 치료한다. 烏賊骨과 배오한다.

207. 棕櫚子 종려자

가 결

棕櫚子苦종려자고 禁泄澁痢금설삽리
帶下崩中대하붕중 腸風堪治장풍감치

棕櫚子는 味苦하여, 泄痢를 禁澁한다. 帶下와 崩中, 腸風을 치료한다.

【약성설명】

종려자는 苦澁性平한 약재로 하초에 작용하고 止血하며 澁腸한다. 瀉痢, 便血 등의 증에 사용한다.

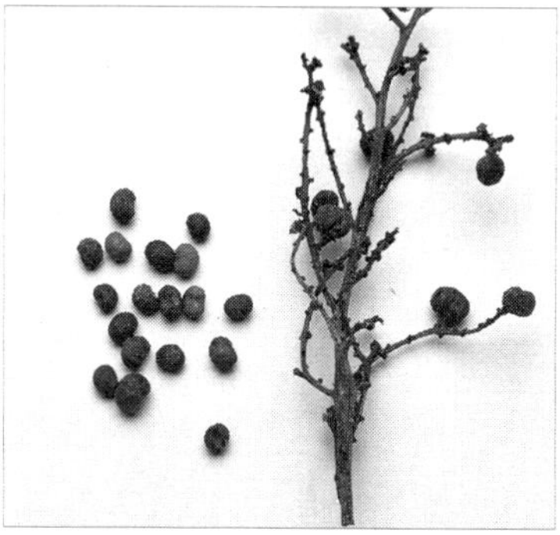

【효능과 응용】

1. 장삽(腸澁): 久瀉久痢의 증에 사용한다.

2. 지혈(止血): 鼻衄, 崩漏등 여러 종류의 出血證을 치료한다.

208. 冬葵子 동규자

가 결

冬葵子寒동규자한 滑胎易產활태이산
癃利小便융리소변 善通乳難선통유난

冬葵子는 性寒하여 滑胎, 易產하게 한다.
癃閉를 利小便하게 하고, 乳難을 잘 通하게 한다.

【약성설명】

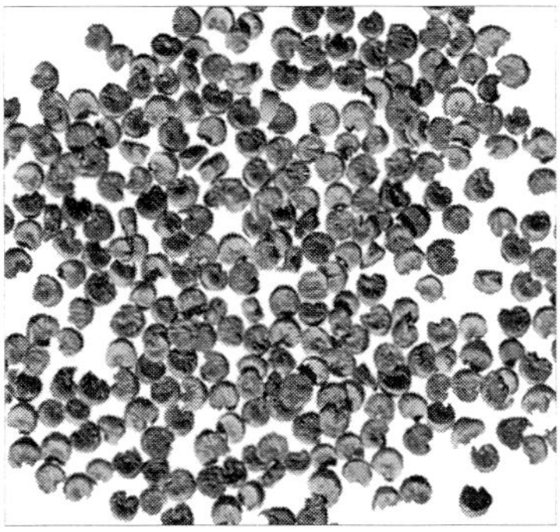

동규자는 甘寒滑利한 약재로 소변과 대변을 暢快하게 한다. 또 通乳의 작용도 갖추고 있어서 二便不利, 乳脈不通한 증에 사용한다.

【효능과 응용】

1. 이뇨통림(利尿通淋): 熱淋澁痛 및 水腫小便不利를 주치한다.

2. 윤장통변(潤腸通便): 津傷腸燥, 大便不通 증에 사용한다.

3. 하유(下乳): 乳汁不下, 乳房脹痛을 치료한다.

209. 淫羊藿 음양곽

가 결

淫羊藿辛 음양곽신　陰起陽興 음기양흥
堅筋益骨 견근익골　志强力增 지강력증

淫羊藿은 味辛하고 陰氣가 일어나게 하며 陽氣가 興하게 한다.
堅筋, 益骨하며 志力을 增强한다.

【약성설명】

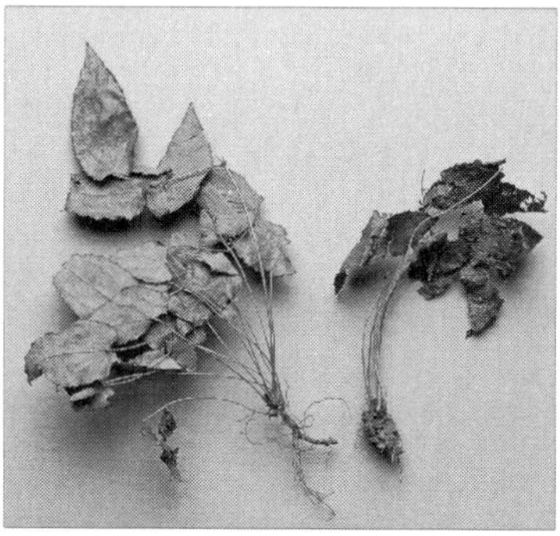

음양곽은 甘溫助陽하며 辛溫祛風하는 약재로 주로 肝腎으로 入하여 補腎陽, 强筋骨하고 또 祛風除濕한다. 따라서 腎陽不足과 風濕痺痛을 치료하는데 음양곽을 상용한다.

【효능과 응용】

1. 보신양, 강근골(補腎陽, 强筋骨): 腎陽不足으로 인한 腰痛陽痿, 宮冷不孕 등을 치료한다.

2. 거풍습(祛風濕): 風寒痺證, 肢節冷痛에 사용한다.

음양곽을 滋陰降火藥들과 배오하면, 陰陽을 함께 調補할 수 있어서 陰陽兩虛에 속하는 갱년기 여성에 사용할 수 있다. 또한 陽虛型 고혈압에도 응용한다.

210. 松脂 송지

가 결

松脂味甘 송지미감　滋陰補陽 자음보양
驅風安臟 구풍안장　膏可貼瘡 고가첩창

松脂는 味甘하며, 陰陽을 滋補한다.
風을 몰아내고 臟을 편안하게 하며, 膏로 瘡에 붙일 수 있다.

【약성설명】

송지는 甘苦性溫하여 燥濕拔毒하는 약재로 疥瘡과 癰疽 등의 외과질환에 상용하는 약재이다.

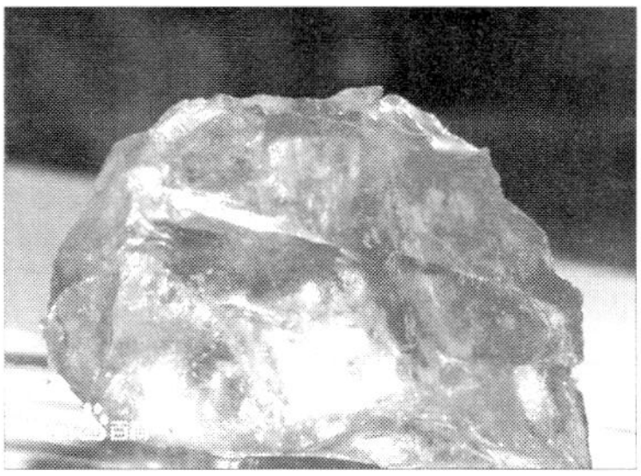

【효능과 응용】

1. 조습살충(燥濕殺蟲): 송지를 外用하여 疥癬과 濕瘡에 사용한다.

2. 발독생기(拔毒生肌): 癰疽, 癤疔, 膿水淋漓를 치료한다.

211. 覆盆子 복분자

가 결

覆盆子甘 복분자감　腎損精竭 신손정갈
黑鬚明眸 흑수명모　補虛續絶 보허속절

覆盆子는 味甘하고 腎이 損傷되고 精이 枯渴된 것을 다스린다.
수염이 검게 되고 눈동자가 밝아지며 虛한 것을 補하여 끊어진 것을 잇는다.[1]

【약성설명】

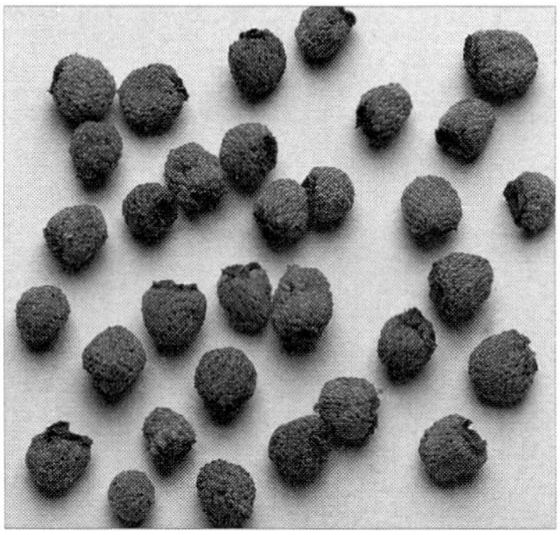

복분자는 甘澁한 성미는 助陽하고 酸甘함은 化陰하며 味酸함은 收澁한다. 補肝腎, 固下焦에 뛰어나서 下元虛損不固를 치료하는 要藥이다.

【효능과 응용】

1. 보신고정(補腎固精): 腎虛陽衰로 인한 陽痿와 早泄, 遺精, 頻尿, 宮冷不孕등의 증을 치료하는데 중요하게 사용된다.

2. 양간명목(养肝明目): 肝腎虧虛로 目暗不明한 것을 다스린다.

[1] 여자의 孕胎를 돕는다는 뜻

212. 合歡皮 합환피

가 결

合歡味甘 합환미감 利人心志 리인심지
安臟明目 안장명목 快樂無慮 쾌락무려

合歡皮는 味甘하고 사람의 心志를 좋게 한다.
臟을 便安하게 하고, 明目하며, 마음을 즐겁게 하니 憂慮할 것이 없다.

【약성설명】

합환피는 甘平和緩한 약재로, 心肝에 주로 入하며, 疏肝解鬱하며 安心神하니, 憂鬱忿怒로 인한 煩燥不眠에 가장 적합하다. 또 血分으로 들어가 活血消腫하는 작용을 가지고 있다.

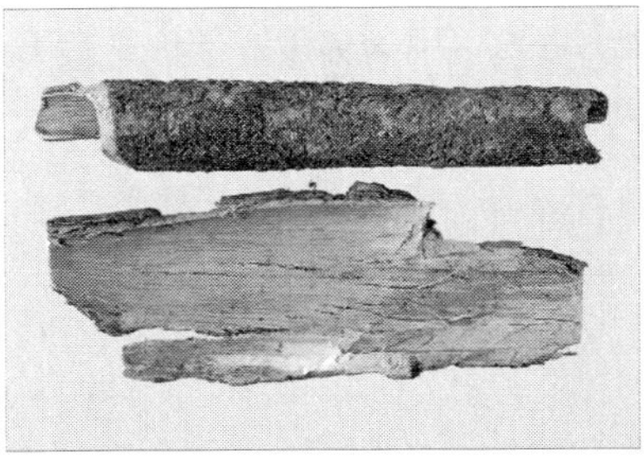

【효능과 응용】

1. 해울안신(解鬱安神): 憂鬱氣惱로 煩悶不安, 失眠多夢할 때 사용한다.

2. 활혈소종(活血消腫): 癰疽瘡腫과 外傷瘀腫을 다스리고 肺癰에도 사용한다.

213. 金樱子 금앵자

가결

金樱子澁금앵자삽　夢遺精滑몽유정활
禁止遺尿금지유뇨　寸白蟲殺촌백충살

金樱子는 味澁하니, 夢遺과 精滑을 다스리고, 遺尿을 禁止하며 寸白蟲을 죽인다.

【약성설명】

금앵자는 酸澁性平하여 효능이 주로 收斂하는데 집중되어있고 작용을 下焦에 하여 固腎, 澁腸한다. 腎虛不固와 腸滑久瀉에 상용한다.

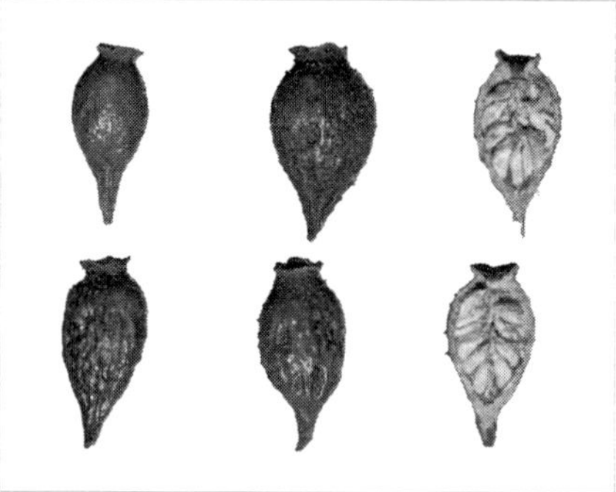

【효능과 응용】

1. 고정축뇨(固精縮尿): 下元虛損不固로 遺精, 滑精하고, 小便白濁, 遺尿, 尿頻 및 白帶過多에 사용한다.

2. 삽장지사(澁腸止瀉): 久瀉久痢등의 腸滑不固에 속하는 것을 다스린다.

이외에도 脫腸에 사용가능하고, 子宮下垂, 崩漏 등에 사용이 가능하다.

214. 楮實子 저실자

가결

楮實味甘 저실미감　壯筋明目 장근명목
益氣補虛 익기보허　陽痿當服 양위당복

楮實子는 味甘하여, 壯筋, 明目한다. 益氣하고 補虛하니 陽痿에 마땅히 복용한다.

【약성설명】

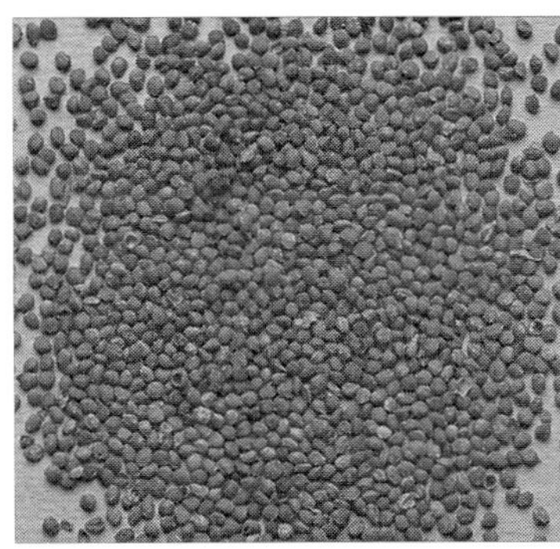

저실자는 성미가 甘平하여 補腎益損하고, 强筋明目하기 때문에 肝腎이 虛損하거나 骨軟, 目暗 등의 증에 사용한다.

【효능과 응용】

1. 補肝腎, 强筋骨(보간신, 강근골): 肝腎虧虛로 인한 頭暈, 眼花, 腰膝酸軟, 遺精陽痿 및 腎虛目暗 등을 치료한다.

이외에, 陰虛水泛, 水腫小便不利한 경우 다른 이뇨약과 배오하여 치료할 수 있다.

215. 郁李仁욱리인

가 결

郁李仁酸욱리인산 破血潤燥파혈윤조
消腫利便소종리변 關格通導관격통도

郁李仁은 味酸하고, 破血하며 潤燥한다. 消腫, 利便하고, 關格[1]을 通導시킨다.

【약성설명】

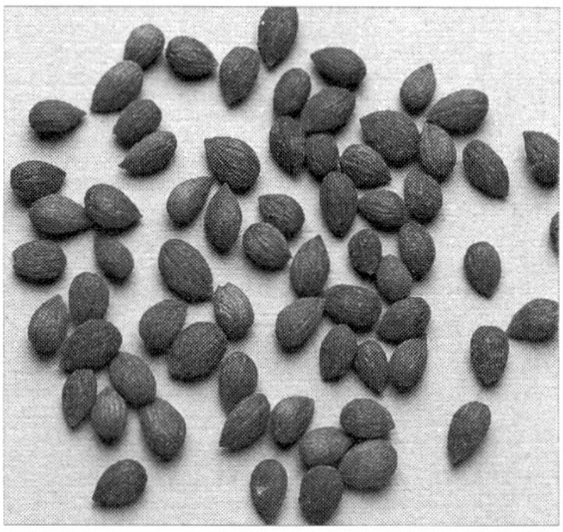

욱이인의 質潤한 성미는 滑腸通便하고, 辛散한 성미는 行氣除脹하며, 苦降하여 利水消腫한다. 二便을 잘 통하게 하고 行氣滯하기 때문에 二便不通, 行滯腹滿한 증에 적용한다.

【효능 응용】

1. 윤장통변(潤腸通便): 주로 津傷腸燥, 大便不通, 氣滯腹痛한 것에 효과가 좋다.

2. 이수소종(利水消腫): 脚氣水腫, 水腫腹滿한 것을 치료한다.

[1] 대소변의 불통함을 말함.

216. 沒食子 몰식자

가 결

沒食子苦몰식자고　益血生精익혈생정
染鬚最妙염수최묘　禁痢極靈금리극영

沒食子는 味苦하여, 益血하고 生精한다.
수염을 染色하는데 가장 좋고, 痢疾을 멎게 함이 지극히 신령하다.

【약성설명】

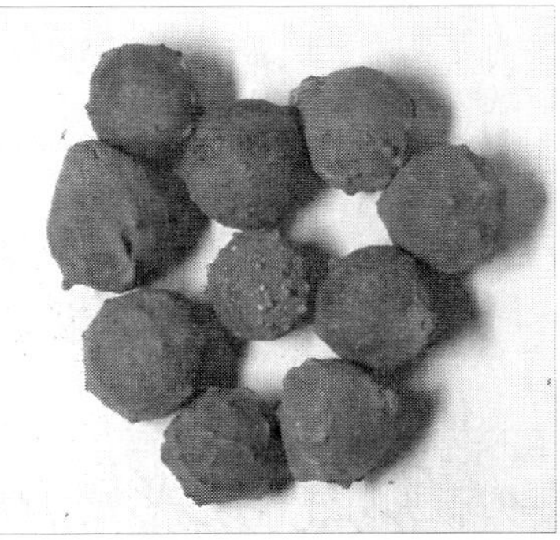

몰식자는 성미가 苦溫하여 肺腎에 주로 入하여, 斂肺止血하고 益腎固精하는 약이다. 腎虛不固와 肺虛久咳 및 여러 종류의 出血證에 사용할 수 있다.

【효능 응용】

1. 렴폐, 지혈(斂肺, 止血): 肺虛久咳, 喀血와 만성기관염 咳血과 血痢, 痔血, 외상에 의한 출혈을 止血한다.

2. 益腎固精: 腎虛不固로 遺精滑泄, 陽痿 및 腎虛泄瀉 등의 증에 사용한다.

217. 空靑 공청

가 결

空靑氣寒공청기한 **治眼通靈**치안통령
靑盲赤腫청맹적종 **去暗回明**거암회명

空靑은 氣寒하고, 눈을 治療하고 通靈한다.
靑盲과 赤腫을 다스려, 눈의 어두움을 없애고 다시 밝게 한다.

【약성설명】

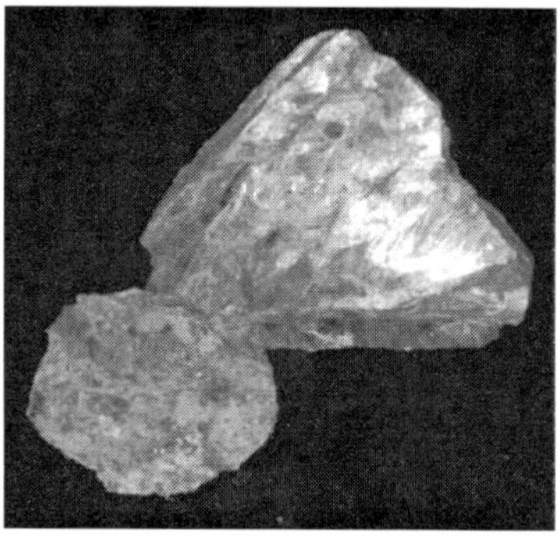

공청은 甘寒한 성미로 肝經에 주로 入하여 益肝, 明目, 退翳의 효능이 있어서 안과의 여러 질환을 치료한다.

【효능 응용】

1. 명목거예(明目去翳): 주로 눈의 赤腫, 雀目, 靑盲, 翳膜內障 등의 증상에 사용한다.

218. 密陀僧 밀타승

가 결

密陀僧鹹 밀타승함 止痢醫痔 지리의치
能除白癜 능제백전 諸瘡可治 제창가치

密陀僧은 味鹹하여, 痢를 멎게 하고 痔疾을 낫게 한다.
능히 白癜을 除祛하며, 모든 종류의 瘡을 치료할 수 있다.

【약성설명】

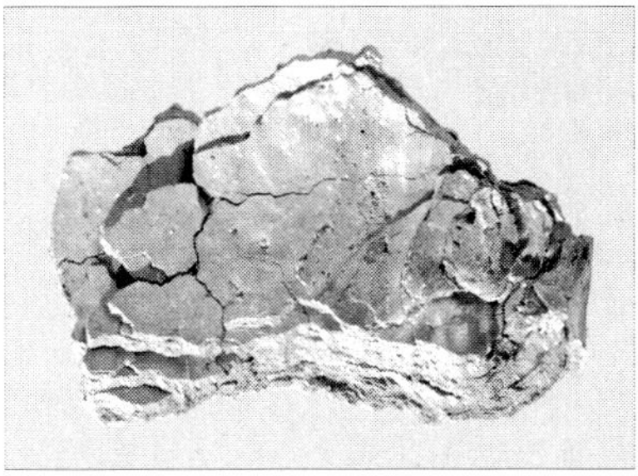

밀타승은 성미가 辛平하고 有毒하여, 효능은 收斂治瘡한다. 대부분 외과질환에 응용하고, 內服은 잘 하지 않는다.

【효능 응용】

1. 렴창(斂瘡): 濕疹, 濕瘡, 痰咳, 瘰癧 등을 치료한다.

219. 伏龍肝 복룡간

가결

伏龍肝溫 복룡간온　治疫安胎 치역안태
吐血[1]咳逆 토혈해역　心煩妙哉 심번묘재

伏龍肝은 性溫하여 疫病을 치료하며 安胎한다. 吐血, 咳逆, 心煩症에 묘약이다.

【약성설명】

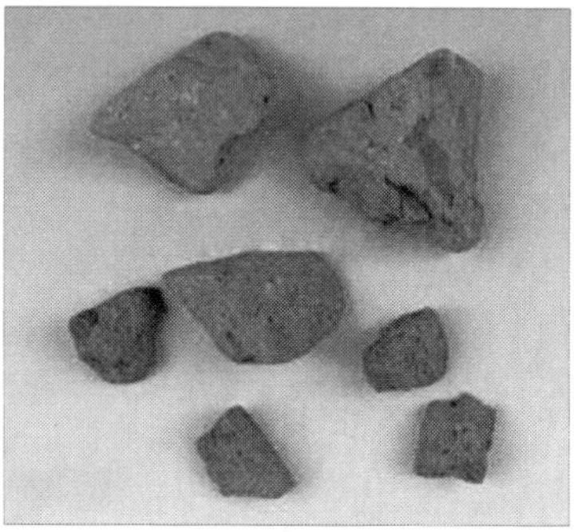

본 약재는 辛溫하고 주로 胃經에 入하며, 溫中散寒하여 止血시키는데 特長이 있으므로, 虛寒으로 인한 出血에 要藥이 된다. 中寒으로 인한 嘔逆에도 겸하여 쓸 수 있다.

【효능과 응용】

1. 온경지혈(溫經止血): 주로 虛寒하여 攝血이 안되어 생기는 吐血, 便血, 崩漏, 下血證들을 치료한다. 항상 益氣溫陽攝血藥과 배오하여 사용한다.

2. 온중지구(溫中止嘔): 주로 中焦가 虛寒해서 생기는 嘔吐나, 姙娠嘔吐를 치료한다. 그 외에도, 복령간은 대장을 澁腸止瀉의 효능이 있기 때문에, 虛寒久瀉도 치료할 수 있다.

---

[1] 吐氣나 嘔吐로 된 다른 판본도 있다.

220. 石灰석회

가 결

石灰味辛석회미신 性烈有毒성렬유독
辟蟲立死피충입사 墮胎甚速타태심속

石灰는 味辛하며 성질이 峻烈하고 有毒하다.
벌레를 물리쳐 그 자리에서 죽이며, 墮胎함이 심히 빠르다.

【약성설명】

본 약재는 辛溫하고 약성이 峻烈하며 有毒하여, 燥濕殺蟲하는 데에 효능이 있으나, 外用으로만 쓰이며 內服할 수는 없다.

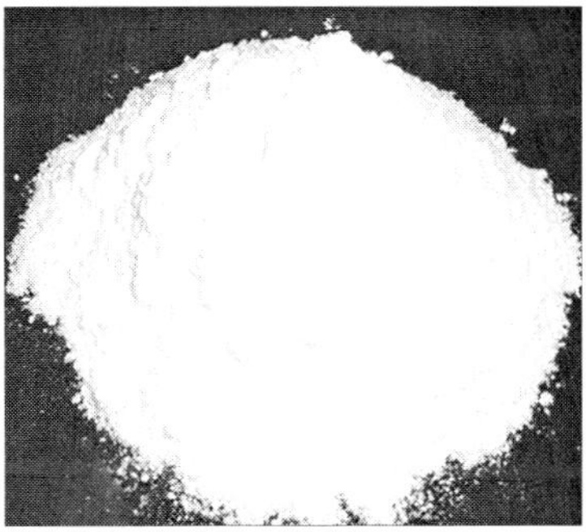

【효능과 응용】

1. 조습살충, 지혈(燥濕殺蟲, 止血): 外傷으로 인한 出血이나 濕瘡流水에 사용 가능하다. 사마귀와 혹으로 인한 腐蝕贅疣에도 사용한다.

221. 穿山甲 천산갑

가 결

穿山甲毒천산갑독 痔癖惡瘡치벽악창
吹奶腫痛취내종통 通絡散風통락산풍

穿山甲은 毒이 있으며 痔疾, 惡瘡을 다스린다.
吹奶腫痛[1]을 치료하며, 經絡을 잘 通하게 하고 風을 흩어버린다.

【약성설명】

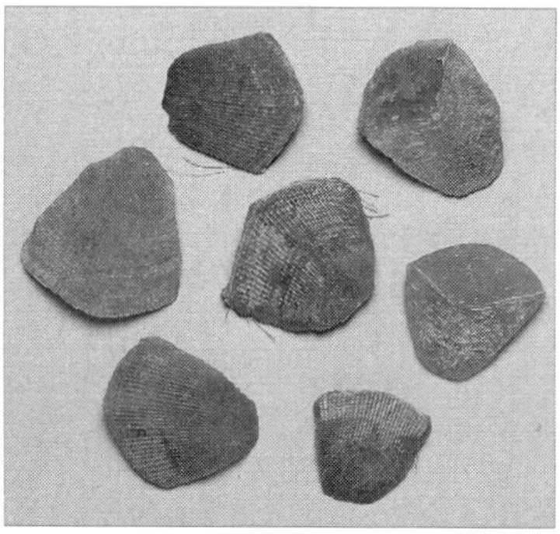

본 약재는 走竄하여 開竅하는 성질이 있어 효능이 行血通絡에 집중되어있다. 위로는 젖이 잘 나오게 하고, 아래로는 경맥이 잘 통하게 한다. 또한 消腫하므로 부인과와 외과에서 要藥이 된다.

【효능과 응용】

1. 활혈통경(活血通經): 여성의 瘀血로 인한 閉經과 癥瘕痞塊 및 風濕痺證을 치료한다.

2. 소종배농(消腫排膿): 瘡瘍 초기나 膿成不潰한 증상을 치료하고, 痰核 瘰癧 등의 證에 사용한다.

3. 겸능통유(兼能通乳): 여성이 출산후 젖이 나오지 않을 때 상용하며, 적절히 配伍하면 虛證과 實證에 고르게 상용할 수 있다.

[1] 산후에 젖이 딱딱하게 붓고 아픈 증상

222. 蚯蚓구인

가 결

蚯蚓氣寒구인기한 傷寒溫病상한온병
大熱狂言대열광언 投之立應투지입응

蚯蚓은 氣寒하며, 傷寒과 溫病을 다스린다.
大熱하고 狂言하는 症에 投與하면 바로 약효가 應한다.

【약성설명】

본 약재는 感寒하여 淸熱시키는 효능이 있고, 質滑하여 通利시키며, 走竄하는 성질이 있으므로 淸肺하여 平喘하고 淸肝熱하여 息風한다. 또한 膀胱과 經絡을 통하게 하므로 肺熱, 肝風, 淋痛, 痺證에 상용한다.

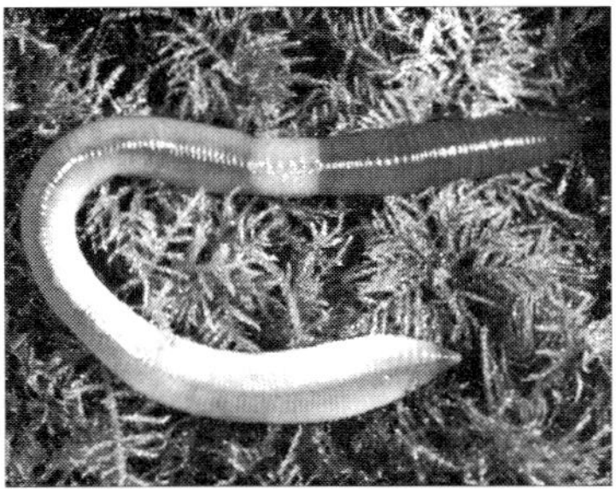

【효능과 응용】

1. 청열식풍(淸熱息風): 壯熱로 인한 驚癎과 動風으로 인한 抽搐을 주치한다.
2. 청폐정천(淸肺定喘): 肺熱로 인한 痰咳氣喘症을 치료할 수 있으며, 肺熱型 氣管支 氣喘을 치료하는 효과가 비교적 좋다.
3. 이뇨통림(利尿通淋): 濕熱下注로 인한 熱痲澁痛을 치료한다.
4. 통행경락(通行經絡): 熱痺로 인한 節腫赤痛에 사용할 수 있으며 적당한 약을 배오하면 寒痺症 또한 치료할 수 있다. 益氣行血藥과 배오하여 氣虛血瘀로 인한 經絡不利, 中風으로 偏癱失語에 사용한다.

이 외에도, 구인은 肝陽型 高血壓을 치료하는 데에도 쓰이며, 혈압을 내리는 작용을 한다. 신선한 구인을 곱게 갈아서 바르면 耳下腺炎과 燙傷을 치료할 수 있다.

223. 蜘蛛지주

가결

蜘蛛氣寒지주기한 狐疝偏痛호산편통
蛇虺咬塗사훼교도 疔腫敷用정종부용

蜘蛛는 氣寒하고, 狐疝偏痛을 다스린다.
蛇虺의 咬傷이나 疔腫에 펴발라서 사용한다.

【약성설명】

본 약재는 苦寒하며 有毒하여 肝經에 주로 入하므로, 肝風을 제거하고 止痙하는 데 뛰어나다. 消腫解毒하는 데에도 사용할 수 있어서 肝風內動부터 瘡毒까지 치료하는데 적합하다.

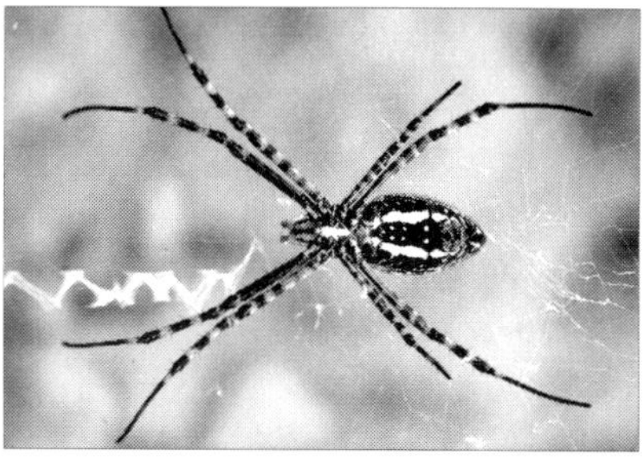

【효능과 응용】

1. 거풍(祛風): 小兒의 慢脾風과 中風으로 인한 口眼喎斜, 신생아의 口噤不開症에 사용할 수 있다.

2. 해독소종(解毒消腫): 外用했을 시 疔毒, 瘰癧, 背瘡, 牙疳 등을 치료할 수 있다.

224. 蟾蜍섬서

가 결

蟾蜍氣凉섬서기량 殺疳蝕癖살감식벽
瘟疫能治온역능치 瘡毒可祛창독가거

蟾蜍는 氣凉하며 疳癖을 치료한다.
瘟疫病을 능히 치료하며 瘡毒을 除祛할 수 있다.

【약성설명】

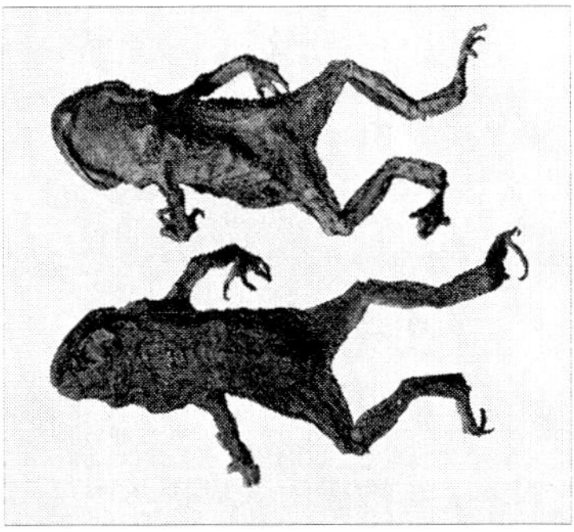

本品은 味辛性凉하여 內服하면 殺蟲消積할 수 있어, 蟲積과 疳積을 치료할 수 있다. 外用하면 解毒消腫하여 瘡毒을 치료할 수 있다.

【효능과 응용】

1. 살충소적(殺蟲消積): 蟲積으로 인한 腹痛, 消化不良, 소아의 形瘦腹大를 치료할 수 있다.
2. 해독소종(解毒消腫): 外用하여 瘡腫, 癰疽, 瘰癧瘡毒을 치료할 수 있다.

225. 刺猬皮자위피

가결

刺猬皮苦자위피고 主醫五痔주의오치
陰腫疝痛음종산통 能開胃氣능개위기

刺猬皮는 味苦하여, 주로 五痔와
陰腫, 疝痛을 다스리며 능히 胃氣를 열 수 있다.

【약성설명】

자위피는 苦味로 開泄하고 活血散瘀한다. 炒한 후에는 性이 澁하여, 苦澁下焦하고 止血한다. 下元虛損하여 不固하거나 瘀血胃痛이 있는 자에게 쓰인다.

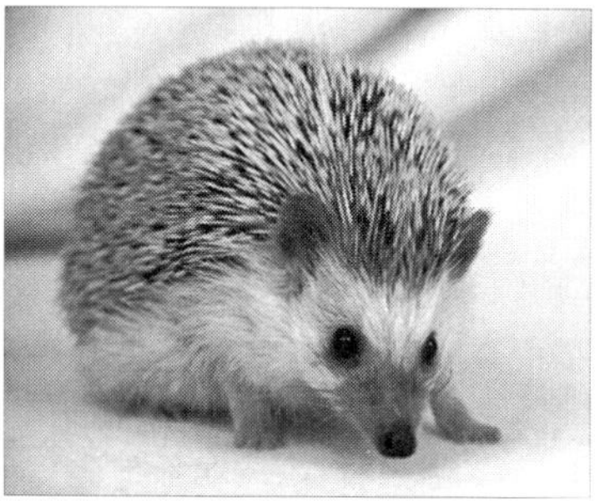

【효능과 응용】

1. 고정축뇨(固精縮尿): 下元虛冷으로 遺精尿頻하거나 소아의 遺尿증세를 치료한다.

2. 수렴지혈(收斂止血): 痔漏로 인한 下血이나 脫肛 등에 사용될 수 있다.

3. 화어지통(化瘀止痛): 瘀血이 阻滯되거나 胃脘刺痛을 치료할 수 있다.

226. 蛤蚧합개

가 결

蛤蚧味鹹합개미함 肺痿血咯폐위혈각
傳尸癆疰전시로주 服之可却복지가각

蛤蚧는 味鹹하고, 肺痿, 咯血과 傳尸癆瘵(폐결핵)에 복용하여 없앨 수 있다.

【약성설명】

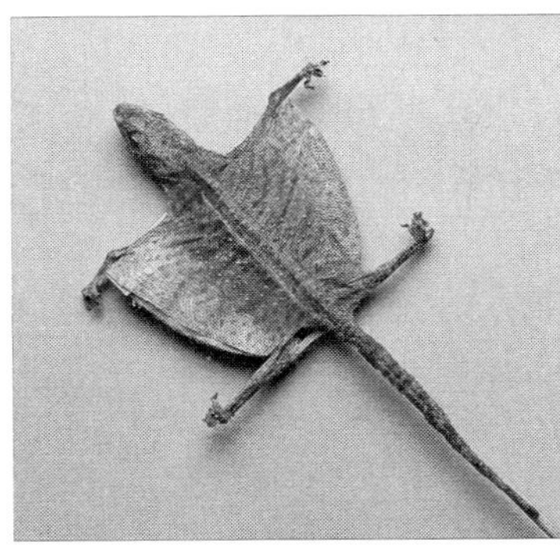

합개는 鹹味로 性平하며, 주로 肺腎으로 들어가서 위로는 補肺氣하고 아래로는 助腎陰하며 더불어 益精血한다. 助陽益精의 장점이 있고 納氣平喘하는 효능이 있다. 따라서 腎虧腰痛과 虛喘의 要藥이 된다.

【효능과 응용】

1. 보폐익신, 납기평천(補肺益腎, 納氣平喘): 肺腎虧虛로 納氣無力하고, 久咳虛喘한 것을 주로 치료한다. 아울러 腎虛精虧로 인한 腰痛과 陽痿를 치료한다.

227. 螻蛄누고

가 결

螻蛄味鹹누고미함 **治十水腫**치십수종
上下左右상하좌우 **效不旋踵**효불선종

螻蛄는 味鹹하여, 10가지의 水腫을 다스린다.
上下左右로 발목을 돌리지 못하는 것에 효과가 있다.

【약성설명】

누고는 鹹寒한 성미로 通利下行하여, 善泄膀胱, 利水消腫한다. 따라서 水腫鬱熱과 小便不利 증상을 치료한다.

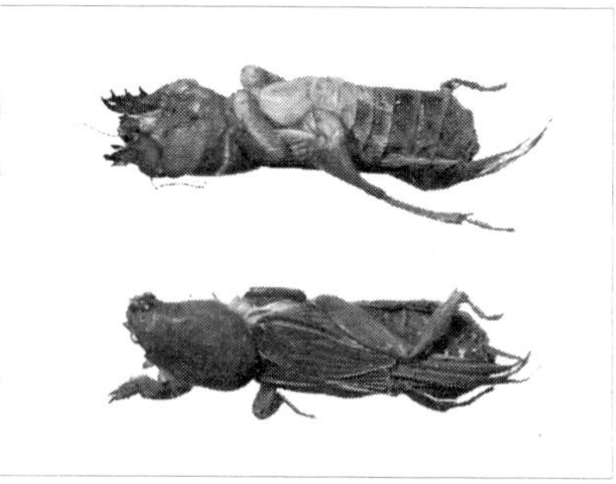

【효능과 응용】

1. 리수소종(利水消腫): 水腫脹滿, 小便不利, 脚氣水腫 등에 주로 사용된다.

이외에도 누고를 찧어서 환부에 붙여 癰腫치료에 사용할 수 있다.

228. 蝸牛 와우

가 결

蝸牛味鹹 와우미함　口眼喎僻 구안와벽
驚癎拘攣 경간구련　脫肛咸治 탈항함치

蝸牛는 味鹹하여 口眼喎斜, 驚癎拘攣, 脫肛을 다 치료한다.

【약성설명】

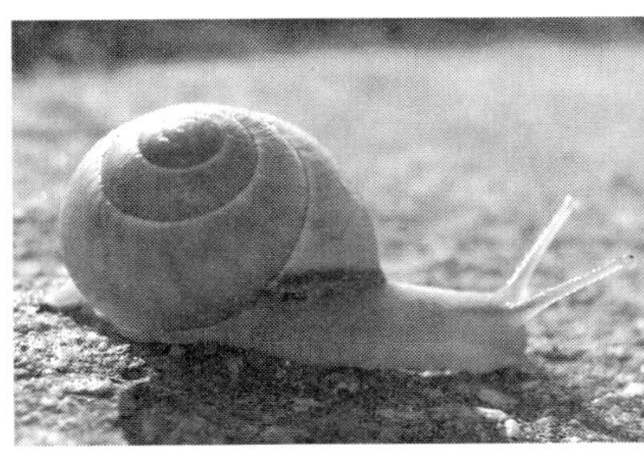

와우는 성미가 鹹寒하여, 주로 胃, 肝으로 들어가 肝胃之熱을 淸하여, 解毒하고 消腫한다. 驚癎과 消渴 등의 증상에도 쓰인다.

【효능과 응용】

1. 청열해독(淸熱解毒): 內熱消渴, 血熱鼻衄, 소아의 臍風撮口나 瘡癰, 喉痺, 瘰癧 등의 증상에 사용한다.

229. 桑螵蛸 상표초

가 결

桑螵蛸鹹상표초함 淋濁精泄림탁정설
除疝腰疼제산요동 虛損莫缺허손막결

桑螵蛸는 味鹹하여, 淋濁과 精泄을 다스린다.
疝氣와 腰疼을 除去하고, 虛損의 치료에 빠질 수 없다.

【약성설명】

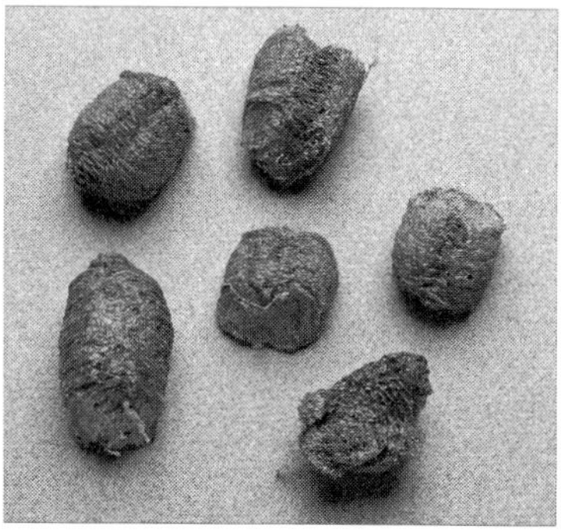

상표초의 甘平한 성미는 補腎助陽하고 味酸함은 收斂固澁한다. 작용이 下焦에 집중되어있고 助陽固精의 좋은 약이 된다. 下元虛冷不固한 증상에 적용하는 약재이다.

【효능과 응용】

1. 보신조양, 고정축뇨(補腎助陽, 固精縮尿): 腎陽의 부족과 下元虛冷으로 생긴 遺精, 陽痿, 小便頻數, 遺尿白濁 등의 증을 치료한다.

230. 田螺전라

가결

田螺性冷전라성냉 利大小便리대소변
消腫除熱소종제열 醒酒立見성주입견

田螺는 性冷하여 大小便을 잘 나오게 하며,
消腫除熱하고, 술을 깨는데 바로 효능을 보인다.

【약성설명】

전라는 성미가 甘寒滑利하여 通二便하고 瀉熱한다. 熱結로 인한 二便不通 증상에 쓰인다.

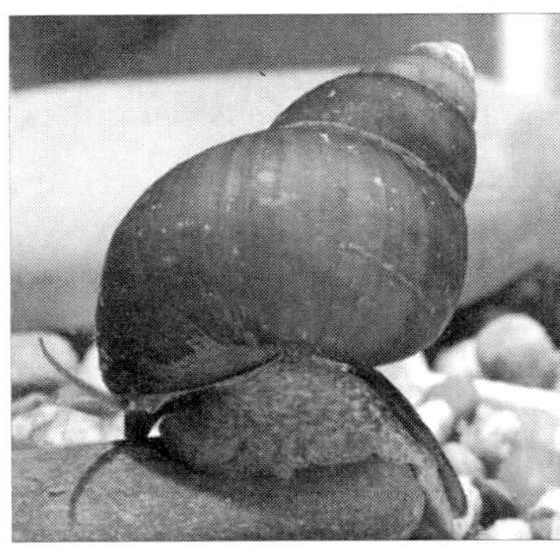

【효능과 응용】

1. 청열리뇨(淸熱利尿): 熱結로 인해 小便不利하거나 脚氣로 인한 水腫, 濕熱로 인한 黃疸을 치료하고 아울러 腸風痔血 등의 증상에 사용될 수 있다.

전라를 外用하면 目赤, 疔腫, 瘰癧을 치료할 수 있다.

231. 象牙 상아

가 결

象牙氣平 상아기평　雜物刺喉 잡물자후
能通小便 능통소변　諸瘡可瘳 제창가추

象牙는 氣平하여, 雜物이 咽喉를 찌른 것을 다스리며,
小便을 通하게 하고, 諸瘡을 낫게 한다.

【약성설명】

상아는 성미가 甘寒하고 心經으로 入하여 清心火하고 解毒生肌한다.

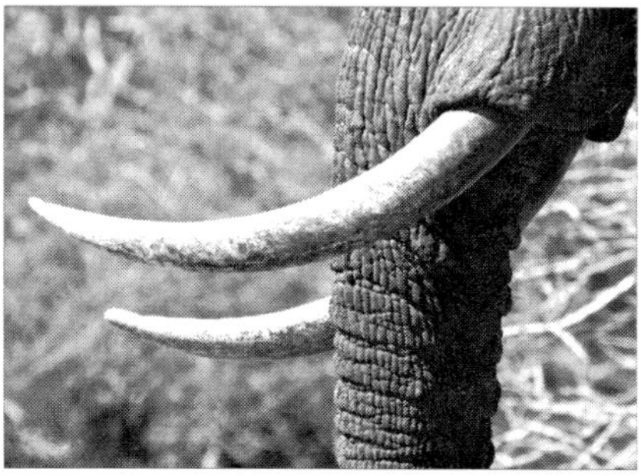

【효능과 응용】

1. 청열해독(清熱解毒): 癰腫瘡毒, 痔瘡, 惡腫, 楊梅瘡 및 骨蒸勞熱에 사용한다.

232. 水蛭수질

가 결

水蛭味鹹수질미함 除積瘀堅제적어견
通經墮產통경타산 折傷可痊절상가전

水蛭은 味鹹하고, 積聚와 瘀堅을 除去하며 通經, 墮產하고 折傷을 다스린다.

【약성설명】

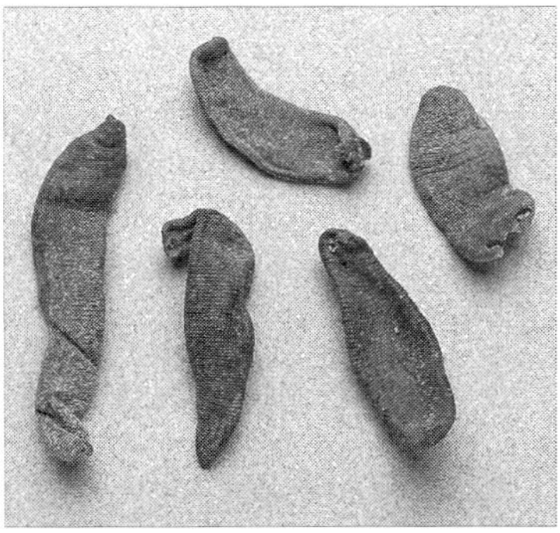

수질은 苦降開泄하는 약으로, 鹹味가 入血하여 血分의 瘀滯를 破한다. 강력한 破血逐瘀藥으로 작용하며 血瘀重症을 치료한다.

【효능과 응용】

1. 파혈축어소징(破血逐瘀消癥): 血瘀가 嚴重한 사람에게 사용
   (1) 傷寒蓄血發狂, 少腹滿痛을 치료하고 破血하는 약재를 배오하여 사용한다.
   (2) 瘀血堅結, 癥瘕痞塊을 치료하며 軟堅散結藥을 배오하여 사용한다.
   (3) 瘀血不去, 新血不生, 乾血成勞, 腹滿消瘦, 面黃甲錯 등의 증상을 치료하며 破瘀生新藥을 배오하여 사용한다.
   (4) 跌打損傷, 瘀血腫痛에 사용한다.

【사용주의】

임산부는 사용을 금한다.

233. 貝子 패자

가 결

貝子味鹹 패자미함　解肌散結 해기산결
利水消腫 리수소종　目翳淸潔 목예청결

貝子는 味鹹하고, 肌結을 풀며, 利水消腫하고, 目翳를 다스려 눈을 淸潔하게 한다.

【약성설명】

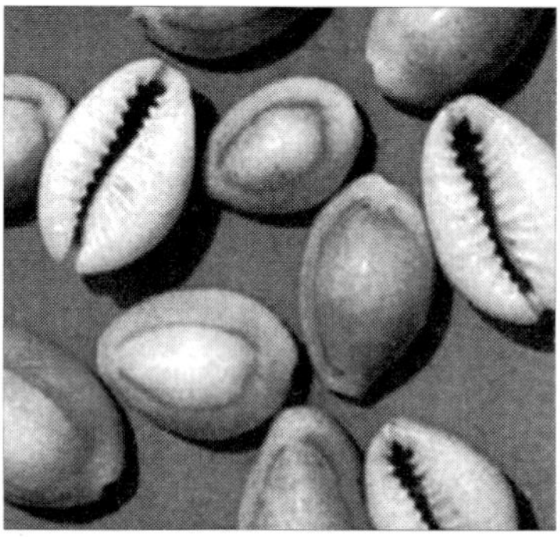

패자는 下行하는 힘이 강하고 淸肝平肝하여 明目安神작용을 한다. 肝陽上亢증에 사용한다.

【효능과 응용】

1. 평간명목, 안신(平肝明目, 安神): 肝陽의 上亢으로 인한 眩暈頭痛을 다스리고, 肝熱로 인한 目赤腫痛과 驚惕失眠 등의 증상에 사용한다.

234. 蛤蜊肉 합리육

가 결

蛤蜊肉冷 합리육냉 能止消渴 능지소갈
酒毒堪除 주독감제 開胃頓豁 개위돈활

蛤蜊肉은 性冷하고 능히 消渴을 멈추게 하며,
酒毒을 除祛하고, 胃를 열어 뚫리게 한다.

【약성설명】

합리육은 성미가 鹹寒하고, 陽明胃經에 入하며, 清熱滋陰, 軟堅, 化痰하는 효과가 있기 때문에 消渴, 瘰癧 등에 사용한다.

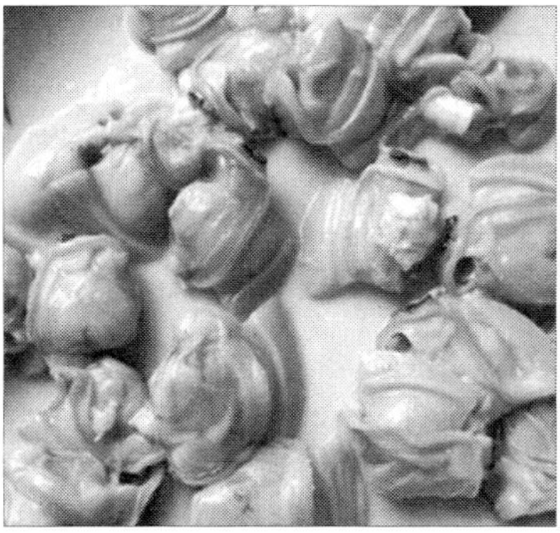

【효능과 응용】

1. 자음지갈(滋陰止渴): 消渴을 치료한다.

2. 연견화담(軟堅化痰): 痰積, 瘰癧, 癭瘤 등을 치료한다. 그 외에도 水腫과 모든 淋證에 사용한다.

235. 海浮石 해부석

가 결

海粉味鹹 해분미함 大治頑痰 대치완담
婦人白帶 부인백대 鹹能軟堅 함능연견

海浮石은 味鹹하고, 頑痰을 크게 치료하며,
婦人의 白帶下를 치료하고, 鹹味로 軟堅한다.

【약성설명】

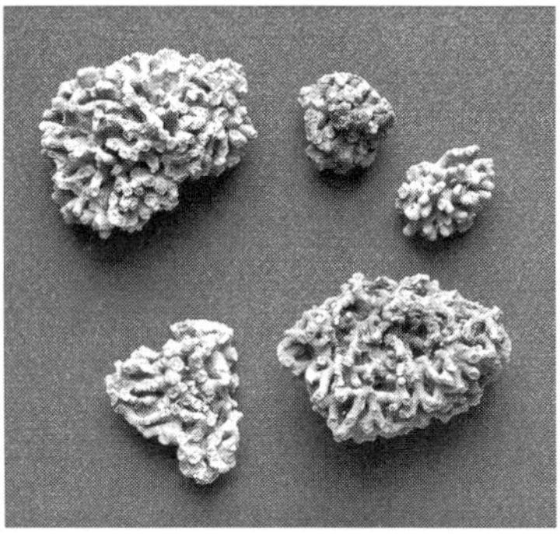

해부석은 性寒淸熱하고 肺經으로 入하여 淸肺火, 化頑痰한다. 또 味鹹하여 軟堅하면서 消痰散瘰하기 때문에 實熱老痰과 癭瘤에 활용한다.

【효능과 응용】

1. 청열화담(淸熱化痰): 實熱老痰, 膠粘難吐, 胸悶喘逆 등의 증상에 활용한다.

2. 연견소적(軟堅消積): 痰核瘰癧, 癭瘤積塊, 瘡腫, 犮背 등을 치료한다.

236. 石蟹석해[1]

가 결

石蟹味鹹석해미함 點目腫翳점목종예
解蠱脹毒해고창독 催生落地최생락지

石蟹는 味鹹하고, 點目하면 腫翳를 치료한다.
蠱毒으로 脹滿한 것을 다스리며, 催生落地[2]하게 한다.

【약성설명】

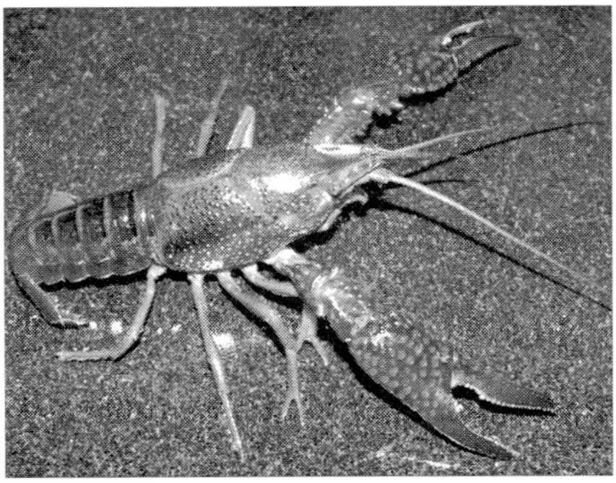

석해는 鹹寒하고, 心肝之熱을 淸하여 明目, 解毒하기 때문에, 目赤, 腫毒에 사용한다.

【효능과 응용】

1. 청간명목(淸肝明目): 目赤腫痛, 翳膜遮睛을 치료한다.

2. 소종해독(消腫解毒): 喉痹, 癰腫, 漆瘡을 치료한다.

[1] 가재

[2] 태아를 빨리 태어나게 한다는 뜻

237. 海螵蛸 해표초

가 결

海螵蛸鹹 해표초함　漏下赤白 루하적백
癥瘕疝氣 징가산기　陰腫可得 음종가득

海螵蛸는 味鹹하고 赤白帶下가 漏下하는 것을 치료한다.
癥瘕, 疝氣를 치료하고, 陰腫에 효과를 얻는다.

【약성설명】

해표초는 味澁하고 성질이 平하며, 주로 肝腎에 들어가 특히 收斂止血, 固澀下焦의 작용에 뛰어나고 여러 종류의 출혈 및 下元이 虛損되고 不固한 증상에 적용한다.

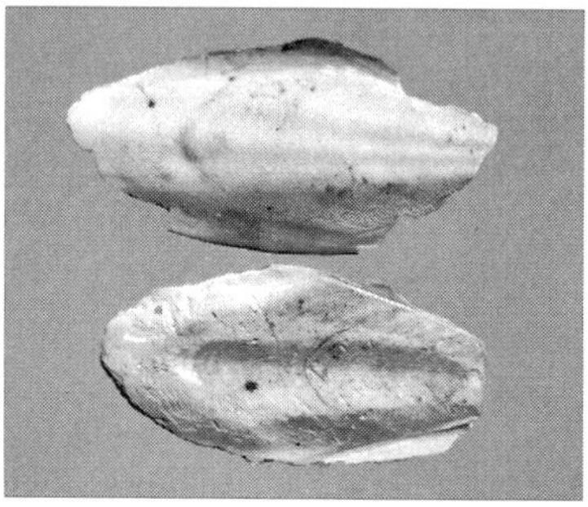

【효능과 응용】

1. 수렴지혈(收斂止血): 폐와 위의 출혈, 붕루로 인한 출혈, 외상으로 인한 출혈 및 치혈(痔血) 등 여러 종류의 출혈에 쓸 수 있다.

2. 고정지대(固精止帶): 주로 下元이 虛冷한 것, 남자의 遺精 및 滑精, 여자의 寒濕帶下를 치료한다.

3. 수습렴창(收濕斂瘡): 외용하면 濕瘡, 濕疹, 下肢潰瘍 및 陰部濕痒을 치료한다.

4. 억산지통(抑酸止痛): 胃痛과 呑酸 혹은 궤양으로 인해 出血하는 것을 치료하고 泛吐酸水을 다스린다.

238. 無名異 무명이

가 결

無名異甘 무명이감　金瘡折損 금창절손
去瘀止痛 거어지통　生肌有准 생기유준

無名異는 味甘하여 金瘡과 骨折, 損傷을 다스린다.
瘀血을 除祛하고, 痛症을 멎게 하며 새살을 돋아나게 한다.

【약성설명】

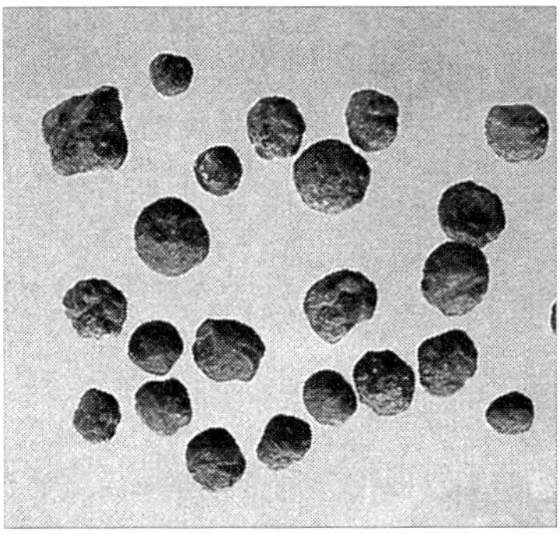

무명이는 맛이 달고 성질은 平하며, 주로 肝經에 入한다. 주로 血分에 작용하는데 血脈을 流暢하게 하고 化瘀止痛하여 주로 瘡腫 및 外傷 등의 증상에 사용한다.

【효능과 응용】

1. 산어지통(散瘀止痛): 외상으로 인한 瘀血 및 瘡腫으로 인한 통증, 근골 손상으로 유발된 통증에 사용한다.

2. 소종생기(消腫生肌): 癰疽, 瘰癧, 痔漏, 臁瘡[1], 脚氣 등의 증상을 치료한다.

[1] 정강이 종창

239. 靑礞石 청몽석

가결

靑礞石寒청몽석한 硝煅金色초단금색
墜痰消食추담소식 神妙莫測신묘막측

靑礞石은 性寒하여 염초(焰硝)와 함께 火煅하면 금빛이 된다.
痰을 없애고, 消食하는 효능이 신묘막측하다.

【약성설명】

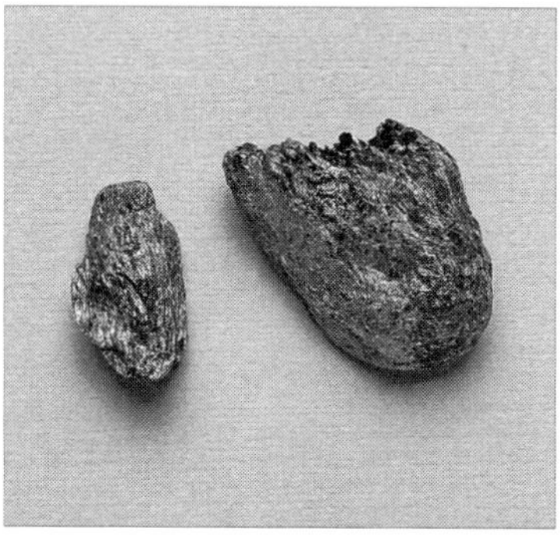

청몽석은 성미가 鹹平하고 성질이 重하여 沈降下行한다. 주로 肺肝에 入하여 痰을 없애고 鎭驚시키는 효능이 뛰어나다. 實熱의 완고한 痰과 驚狂癲癎 등의 증상을 잘 치료한다.

【효능과 응용】

1. 하기추담(下氣墜痰): 實熱老痰, 頑痰膠結, 咳逆胸悶, 不得平臥, 大便秘結한 者에게 사용한다.

2. 평간진경(平肝鎭驚): 痰迷癲狂으로 인한 정신착란 및 소아의 痰熱로 인한 급경풍을 치료한다.

240. 磁石자석

가결

磁石味鹹자석미함 專殺鐵毒전살철독
若誤呑針약오탄침 系線卽出계선즉출[1]

磁石은 味鹹하여 오로지 鐵毒을 없애는데, 만약 잘못하여 針을 삼키게 되었을 때 실을 (자석에) 연결하여 사용하면 바로 나오게 된다.

【약성설명】

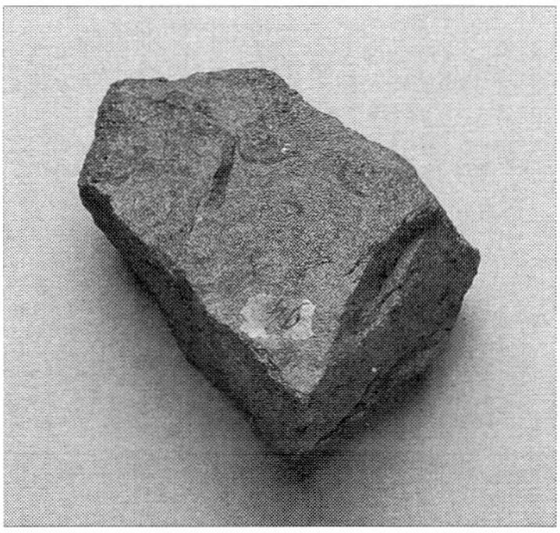

자석은 성미가 鹹寒하고 質은 重하여 沈降下行하는 성질이 있는데, 특히 補腎益精, 鎭心潛陽의 효능이 뛰어나 肝陽上亢의 要藥이 되며 納氣平喘의 효능도 겸한다.

【효능과 응용】

1. 잠양안신(潛陽安神): 肝陽이 亢盛하고, 頭暈目眩을 치료한다. 肝陽搖動, 煩躁不安, 失眠多夢의 증상에 사용한다.
2. 보신익정(補腎益精): 腎虛精虧, 耳鳴耳聾, 腎虛目暗 등에 사용한다. 養陰明目藥을 배오하여 사용한다.
3. 납기평천(納氣平喘): 腎氣부족으로 인해 納氣無力, 久咳虛喘한 것을 치료하며 일반적으로 補腎藥과 함께 사용한다.

【주의사항】 탕제에 넣을 때는 반드시 파쇄하고 先煎한다.

---

[1] 다른 판본에는 磁石味鹹鐵毒能殺, 鎭驚安神陽潛氣納이라고 되어 있다.

241. 花蕊石 화예석

가 결

花蕊石寒화예석한 善止諸血선지제혈
金瘡血流금창혈류 產後血涌산후혈용

花蕊石은 性寒하여 모든 出血을 잘 멎게 한다.
金瘡으로 인한 血流와 出產 후 피가 쏟아져 나오는 것을 다스린다.

【약성설명】

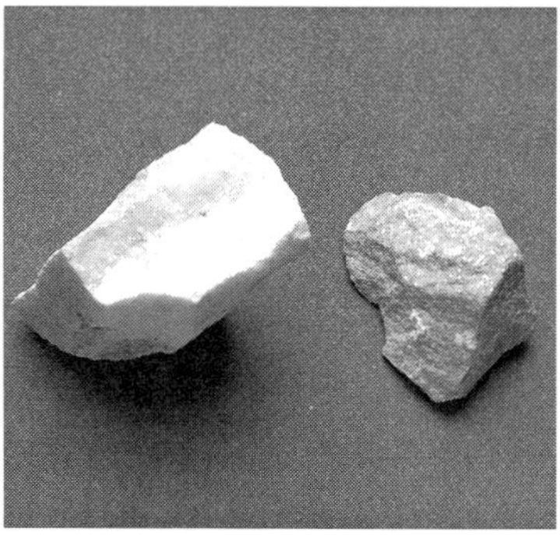

화예석의 辛味는 行血하게 하고, 酸味는 수렴하는 성질로 止血하는 작용이 있어, 특히 活血止血에 뛰어나 여러 종류의 출혈을 치료한다.

【효능과 응용】

1. 화어지혈(化瘀止血): 吐血, 咳血, 衄血 및 외상으로 인한 출혈 등 여러 종류의 출혈에 쓸 수 있다. 외상으로 인한 瘀腫 및 疼痛도 치료할 수 있다.

242. 代赭石 대자석

가 결

代赭石寒 대자석한　下胎崩帶 하태붕대
兒疳瀉痢 아감사리　驚癎嘔噯 경간구애

代赭石은 性寒하여, 下胎와 崩漏, 帶下를 치료한다.
아이들의 疳疾과 瀉痢, 驚癎과 嘔噯[1]를 치료한다.

【약성설명】

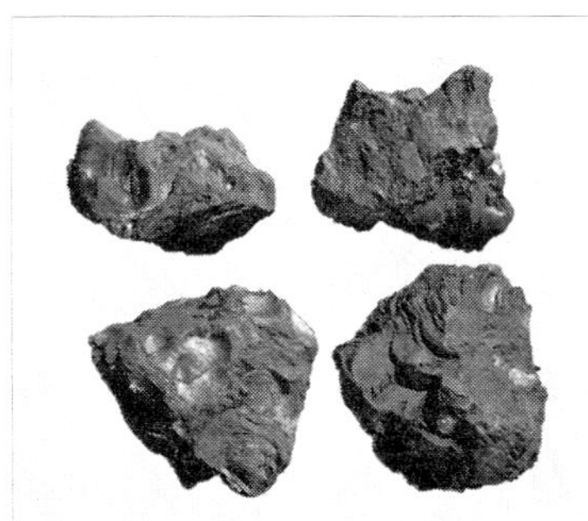

대자석은 맛이 쓰고 性은 차면서 質은 重하여 沈降하고 下行하는 특징이 있다. 특히 平潛肝陽에 뛰어나며 겸하여 肺胃의 氣逆을 내려주는 효능이 있어 肝陽上亢 및 喘咳吐逆의 증상에 상용한다.

【효능과 응용】

1. 평간잠양(平肝潛陽): 肝陽亢盛으로 인해 頭暈目眩한 것을 주로 치료하며, 肝陽亢盛이 심하여 肝風內動까지 이른 증상에도 사용한다.

2. 평강역기(平降逆氣): 胃氣上逆으로 인한 呃逆과 嘔吐에 사용할 수 있으며, 혹은 肺腎이 모두 虛하거나, 氣逆으로 인한 喘症을 치료한다.

3. 량혈지혈(凉血止血): 血熱妄行, 吐血, 衄血 및 崩漏 등 다양한 출혈에 적용한다.

---

[1] 구토와 트림

243. 黑鉛흑연

가 결

黑鉛味甘흑연미감　止嘔反胃지구반위
瘰癧外敷나력외부　安神定志안신정지

黑鉛은 味甘하며 嘔吐를 멈추게 하고 反胃를 다스린다.
瘰癧에 붙여서 치료하고, 神志를 安定시킨다.

【약성설명】

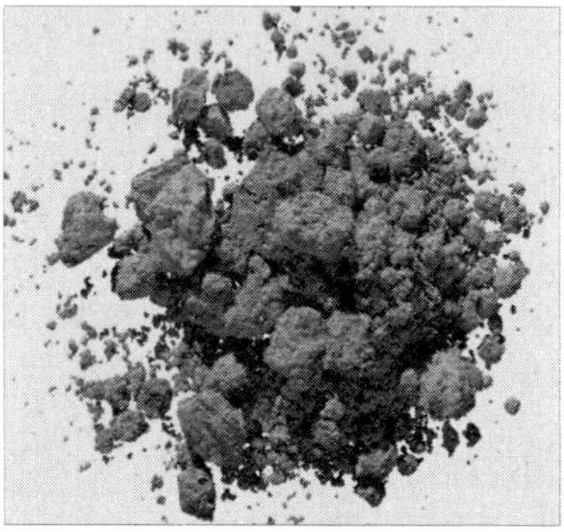

흑연은 흑석(黑錫)인데, 甘寒하고 有毒하며, 鎭逆하는 효능이 있어 止嘔의 효능이 있다. 외용하면 瘰癧을 치료한다.

【효능과 응용】

1. 흑연은 大毒하기 때문에 현재 임상에서는 內服하는 경우는 드물고 대부분 외용으로 사용하여 瘰癧을 치료한다.

244. 銀屑 은설

가결

銀屑味辛 은설미신 譫語恍惚 섬어황홀
定志養神 정지양신 鎭心明目 진심명목

銀屑은 味辛하며 譫語와 恍惚을 다스린다.
神志를 안정시키고, 心을 鎭靜시키며 눈을 밝게 한다.

【약성설명】

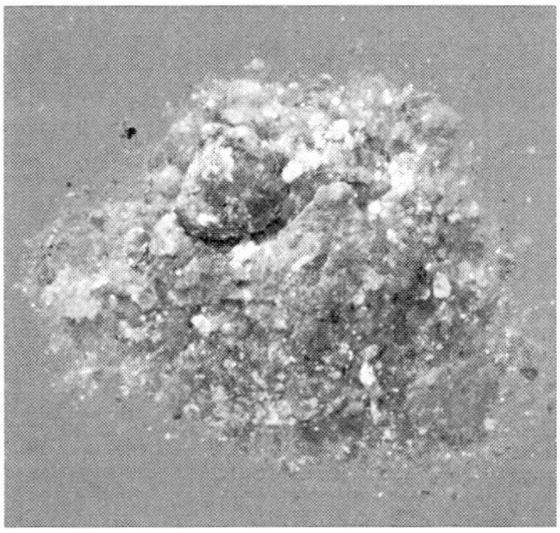

은설은 性寒質重하고 心經과 肝經으로 入하여, 淸熱定志하는데 특히 安神의 효능이 강하여 心肝의 內熱, 煩燥, 驚癎 등의 증세를 치료한다.

【효능과 응용】

1. 안신진경(安神鎭驚): 주로 근심이 과도한 것, 神氣가 불안한 것, 心悸, 恍惚 및 驚癎, 癲狂 등의 증세를 치료하는 데 사용된다.

245. 金屑 금설

가결

金屑味甘 금설미감 善安魂魄 선안혼백
癲狂驚癎 전광경간 調和血脈 조화혈맥

金屑은 味甘하며 魂魄을 잘 安定시킨다.
癲狂, 驚癎을 다스리고, 血脈을 調和롭게 한다.

【약성설명】

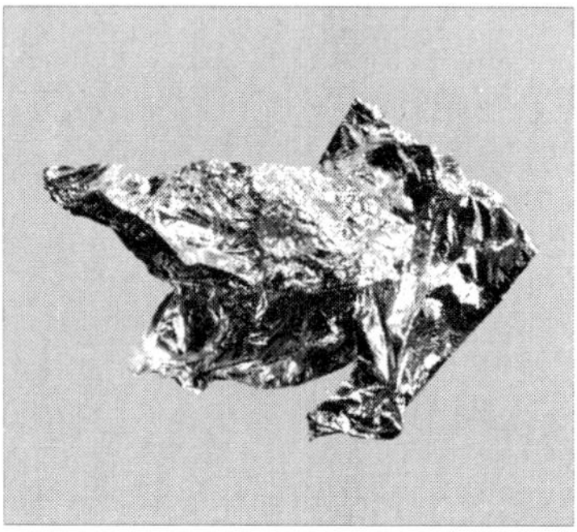

금설은 성미가 辛平하고, 주로 心과 肝에 들어가서 鎭心安神하며 定風癎, 降邪火하기 때문에 주로 心肝의 熱盛한 증세를 치료한다.

【효능과 응용】

1. 진심안신(鎭心安神): 주로 肝熱의 動風하여 생기는 痰熱, 癲癎, 驚悸를 치료하는데 사용하며 心經의 邪盛하여 생기는 恍惚, 狂言, 意志不定등을 치료한다.

246. 狗脊 구척

가결

狗脊味甘 구척미감　酒蒸入劑 주증입제
腰背膝疼 요배슬동　風寒濕痺 풍한습비

狗脊은 味甘하며 酒蒸하여 약에 넣는다. 腰背膝의 疼痛과 風寒濕痹를 다스린다.

【약성설명】

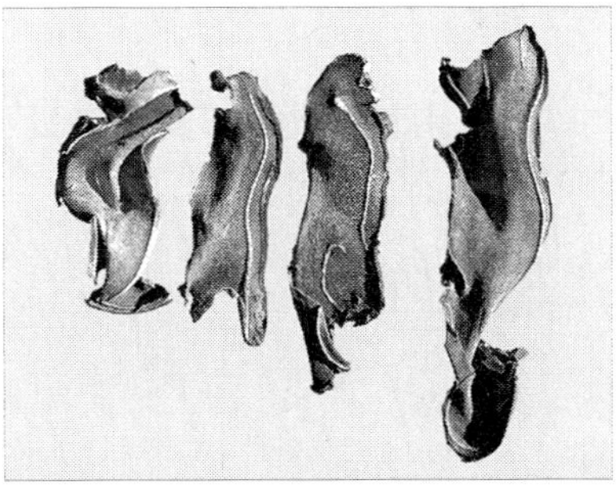

구척의 甘溫한 성미는 補腎하고, 苦溫한 성미는 除濕하는데 溫補固攝하는 효능이 있기 때문에 腎虛風濕과 尿頻, 帶下 등의 증세에 사용한다.

【효능과 응용】

1. 肝과 腎을 補하고, 腰脊을 강하게 하며, 風濕을 제거한다.
   (1) 肝腎虧虛와 風濕內侵으로 腰痛脊强, 足膝軟弱에 補腎祛風藥과 배오하여 사용한다.
   (2) 下元이 虛冷不固하여 小便頻數하거나 여자의 白帶下를 다스린다.

247. 骨碎補골쇄보

가 결

骨碎補溫골쇄보온 折傷骨節절상골절
風血積疼풍혈적동 最能破血최능파혈

骨碎補는 性溫하여 折傷과 骨節에 風血이 쌓인 疼痛을 다스리며 破血하는 데 가장 뛰어나다.

【약성설명】

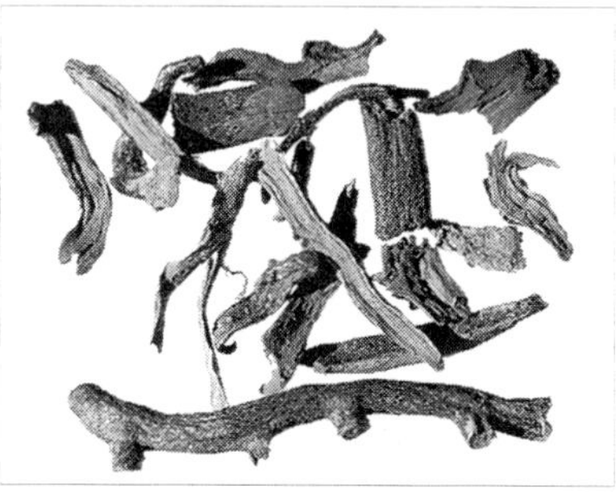

골쇄보의 性溫함은 補腎하고 味苦함은 行血 작용을 하며, 療傷續骨에 효능이 뛰어나, 腎虛諸症 및 筋骨의 外傷을 치료한다.

【효능과 응용】

1. 보신(補腎): 腎虛로 인한 腰脚疼痛과 耳鳴, 耳聾 등의 증세를 치료할 수 있다.

2. 활혈지혈속상(活血止血續傷): 筋傷骨折에 쓰인다. 외용으로 斑禿(원형탈모)을 치료할 수 있다.

248. 茜草천초

가 결

茜草味苦천초미고 便衄吐血변뉵토혈[1]
經帶崩漏경대붕루 損傷虛熱손상허열

茜草는 味苦하며 便血, 衄血, 吐血을 다스린다.
經帶, 崩漏, 損傷, 虛熱을 다스린다.

【약성설명】

천초는 苦味로 開泄하고, 性寒하여 淸熱작용을 하며, 오직 血分에만 작용하여 凉血止血한다. 炒해서 사용하면 化瘀止血을 하기 때문에, 천초는 여러 종류의 출혈증에 쓰이고, 아울러 瘀熱이 있는 사람에게는 더욱 좋다.

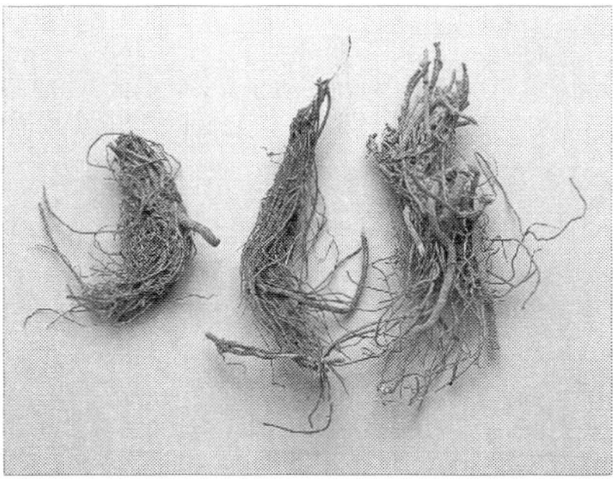

【효능과 응용】

1. 화어지혈(化瘀止血): 血分의 瘀熱로 인해 발생하는 吐血, 便血, 衄血, 崩漏등의 출혈증을 주로 치료하고, 血痢, 外傷出血도 치료한다.

2. 양혈행어(凉血行瘀): 血分瘀熱로 인한 閉經과 產後瘀阻腹痛에 쓰인다.

---

[1] 다른 판본에는 便衄吐血이 蠱毒吐血로 된 것도 있다.

249. 預知子 예지자

가 결

預知子貴 예지자귀　治一切風 치일절풍
痃癖氣塊 현벽기괴　消食殺蟲 소식살충

預知子는 貴한 것으로 모든 風을 치료한다.
痃癖과 氣塊를 없애고 消食하며 殺蟲한다.

【약성설명】

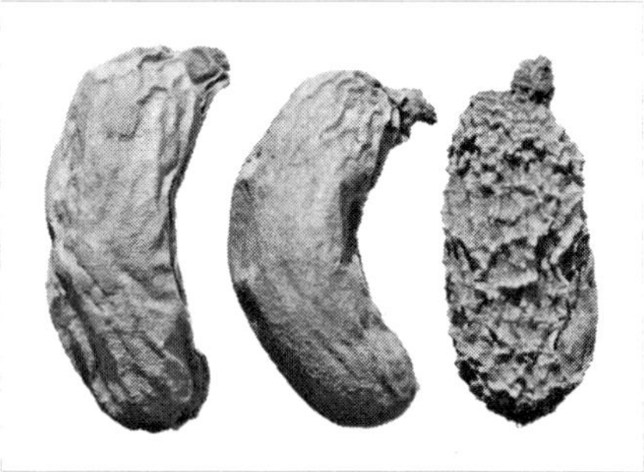

예지자는 苦溫하여 行散하는 작용이 있으며, 모든 風을 제거할 수 있고, 아울러 소화를 돕고 기생충을 죽일 수 있다.

【효능과 응용】

거풍살충(祛風殺蟲): 大風皮瘡으로 發落하거나 蟲蛇咬傷을 치료한다.

250. 王不留行 왕불류행

가 결

王不留行 왕불류행　調經催産 조경최산
除風痹痙 제풍비경　乳癰當啖 유옹당담

王不留行은 調經하며 催産한다. 風症, 痹痙을 제거하고, 乳癰에 복용이 마땅하다.

【약성설명】

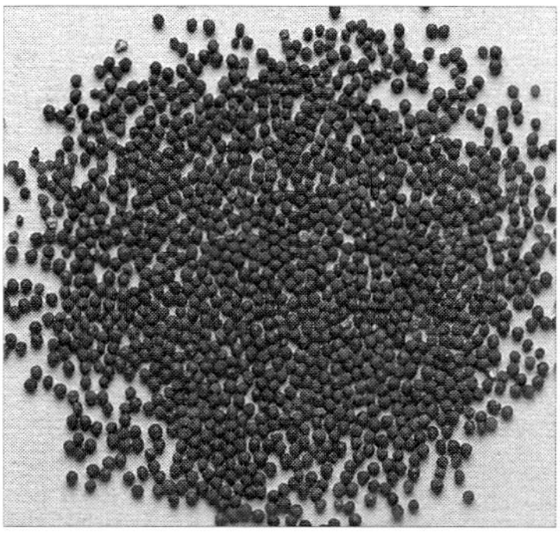

본품은 맛이 쓰고 開하며 泄시킴으로써 走而不守하는 약재이다. 위로는 乳脈에 통하고 아래로는 經血에 통하며 겸하여 방광을 이롭게 한다. 부인과와 산과질환의 상용하는 약재가 된다.

【효능과 응용】

1. 통경하유(通經下乳): 血分瘀滯로 인한 閉經, 痛經을 치료한다. 산후에 乳汁不下한 것에 쓰고, 적당한 약재를 배오하면 허증과 실증에 모두 사용할 수 있다.

2. 리뇨통림(利尿通淋): 모든 淋證과 澀痛, 小便不利에 사용한다.

251. 狼毒낭독

가결

狼毒味辛낭독미신 破積瘕癥파적가징
惡瘡鼠瘻악창서루 止心腹疼지심복동[1]

狼毒은 味辛하고 癥瘕積聚를 破한다.
惡瘡과 鼠瘻를 치료하고, 心腹의 疼痛을 멈추게 한다.

【약성설명】

본품은 辛散하고 苦泄하며 성이 寒하고 有毒하다. 水飮을 제거하고, 蟲積을 消하는 효능이 있으니 水腫이나 蟲積등의 증에 사용한다.

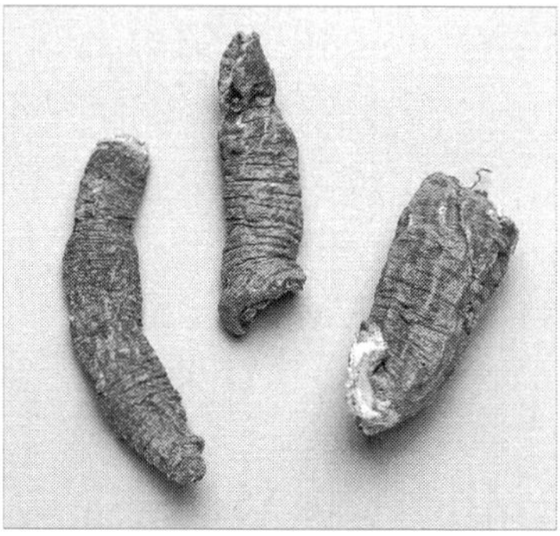

【효능과 응용】

1. 축수거담(逐水祛痰): 水腫脹滿, 痰飮咳喘, 瘰癧등에 사용할 수 있다.

2. 파적살충(破積殺蟲): 蟲積으로 인한 腹痛과 食積不消, 心腹積痛 및 疥癬등을 치료할 수 있다.

【주의사항】

有毒하니 내복할 때 신중해야 한다. 임신부는 복용을 금지한다. 密陀僧과는 相畏한다.

---

[1] 다른 판본에는 惡瘡鼠瘻, 殺毒鬼精이나 惡瘡鼠瘻,毒殺痛定으로 된 것이 있다.

252. 藜蘆 여로

가 결

藜蘆味辛 여로미신 最能發吐 최능발토
腸澼瀉痢 장벽사리 殺蟲消蠱 살충소고

藜蘆는 味辛하며 吐하는데 가장 能하다.
腸澼, 瀉痢를 다스리며, 殺蟲과 消蠱한다.

【약성설명】

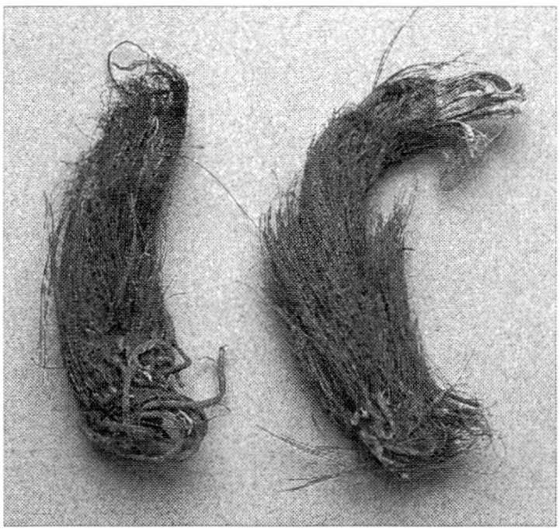

본품은 大毒하여 내복하면 風痰을 토하게 하고, 옹체된 것을 잘 통하게 한다. 風痰으로 인한 癲狂을 치료한다. 외용으로 사용하면 殺蟲하고 療癬하는 효능이 있으며 疥瘡을 치료할 수 있다.

【효능과 응용】

1. 토풍담(吐風痰): 風痰內盛으로 인한 中風不語에 사용한다. 痰迷癲狂에도 사용한다.

2. 살충독(殺虫毒): 疥癬과 頭瘡을 치료하며, 주로 外用한다.

【주의사항】

細辛, 芍藥 및 모든 蔘 종류와 相反한다.

253. 蓖麻子 비마자(피마자)

가결

蓖麻子辛 비마자신　吸出滯物 흡출체물
途頂腸收 도정장수　塗足胎出 도족태출

蓖麻子는 味辛하여 체한 물질을 吸出한다.
(産婦의) 頭頂에 바르면 腸收하고 다리에 바르면 胎出한다.

【약성설명】

본품은 성미가 辛平하고 有毒하다. 내복하면 아래로 瀉하고 체한 것을 통하게 하며, 그 성질이 善走한다. 外敷하면 消腫, 拔毒 한다.

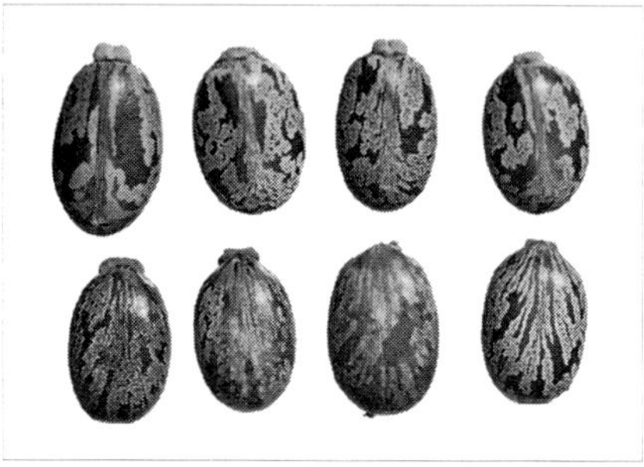

【효능과 응용】

1. 사하통체(瀉下通滯): 水腫脹滿과 大便燥結을 치료한다.

2. 소종발독(消腫拔毒): 癰疽腫毒과 疥瘡, 頑癬, 瘰癧, 燙傷등 증을 치료하는데 쓰인다. 주로 외용한다.

254. 蓽撥 필발

가 결

蓽茇味辛 필발미신 溫中下氣 온중하기
痃癖陰疝 현벽음산 霍亂瀉痢 곽란사리

華茇은 味辛하여 溫中下氣한다. 痃癖과 陰疝, 霍亂과 瀉痢를 다스린다.

【약성설명】

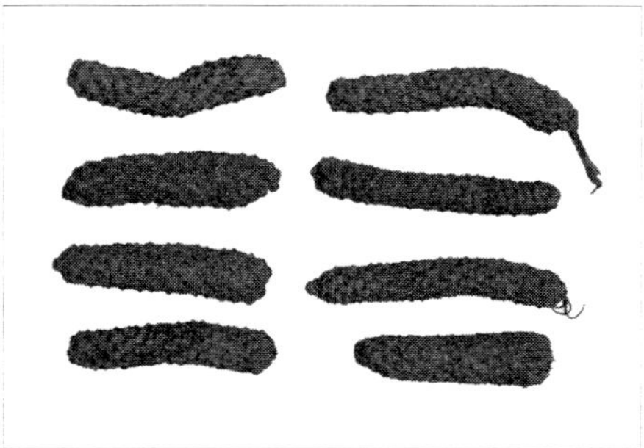

본품은 辛熱하고 주로 胃腸에 들어가 胃腑를 따뜻하게 하고 통증을 잘 그치게 한다. 또 大腸의 寒邪를 풀어 止瀉시킨다. 위장의 虛寒증과 冷痛, 腹瀉 등에 효과가 좋다.

【효능과 응용】

1. 온중산한(溫中散寒): 胃寒하여 생긴 嘔逆증과 腹痛, 腹瀉를 주료한다. 외용하면 鬱火로 인한 牙痛을 치료할 수 있다.

255. 百部 백부

가 결

百部味甘 백부미감 骨蒸勞瘵 골증노채
殺疳蛔蟲 살감회충 久嗽功大 구수공대

百部根은 味甘하고 骨蒸과 勞瘵를 다스린다.
疳病과 蛔蟲을 죽이며, 久嗽를 치료하는 효과가 크다.

【약성설명】

백부근은 甘平하고 質潤하며, 苦味로 降하고 下行시킨다. 潤肺下氣하며 止咳平喘하는 효능이 좋다. 또한 그 작용이 和緩하여 여러 喘咳의 증상에 쓰일 수 있고, 外感이나 內傷, 寒症과 熱症을 막론하고 응용할 수 있는 약재이다.

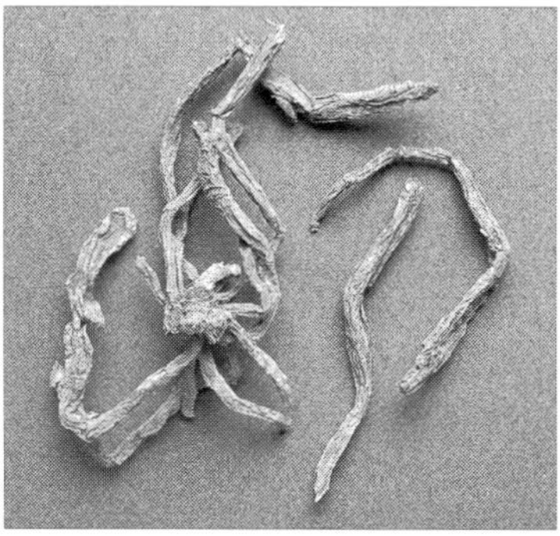

【효능과 응용】

1. 윤폐지해(潤肺止咳): 새로 발병하거나 오래된 咳嗽등 다양하게 응용할 수 있다. 예를들어 外感風寒咳嗽, 소아의 肺寒咳嗽, 肺熱咳嗽, 氣陰不足으로 인한 咳嗽, 그리고 百日咳와 폐결핵 咳嗽등 증에 이르기까지 쓸 수 있다.

2. 멸슬살충(滅虱殺虫): 백부근 한 가지만 單味로 水煎하여 외용으로 사용하면 頭虱[1]을 치료할 수 있다. 體虱 및 疥癬 또한 치료한다. 물에 끓여 내복하면 회충과 虱蟲을 빠르게 치료할 수 있다.

[1] 머릿니

256. 京墨경묵

가 결

京墨味辛경묵미신 吐衄下血토뉵하혈
産後崩中산후붕중 止血甚捷지혈심첩

京墨은 味辛하며 吐衄과 下血을 다스린다.
産後의 崩中을 止血하는 효과가 매우 빠르다.

【약성설명】

경묵은 성미가 辛溫하고 色黑止血하여, 각종 출혈에 사용한다.

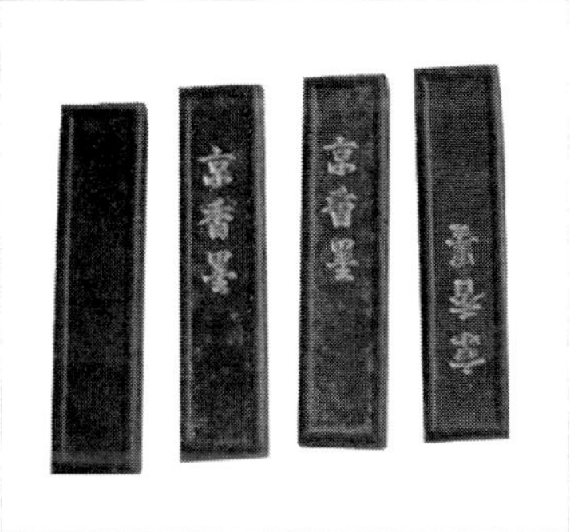

【효능과 응용】

1. 지혈(止血): 大吐血, 鼻衄, 崩漏, 便血, 産後의 大出血 등 각종 출혈에 사용할 수 있다. 겉에 도포하면 刀傷出血을 멎게 한다.

257. 黃荊子 황형자

가 결

黃荊子苦 황형자고　善治咳逆 선치해역
骨節寒熱 골절한열　能下肺氣 능하폐기

黃荊子는 味苦하며, 咳逆과 骨節의 寒熱을 잘 치료하고, 능히 肺氣를 내려준다.

【약성설명】

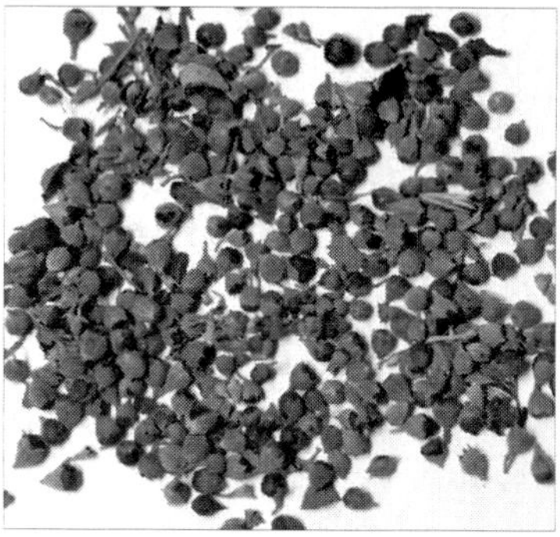

황형자의 辛澀한 성미는 行氣하고, 苦澀한 성미는 除濕하기 때문에 化痰, 行氣, 止痛하는 작용이 있다. 痰咳氣喘, 氣滯脹痛의 증상에 적합하다.

【효능과 응용】

1. 화담지해(化痰止咳): 外感咳嗽, 痰多氣喘, 哮喘 등의 증상을 치료할 수 있다. 최근에는 만성기관지염에 사용하고 있다.

2. 행기지통(行氣止痛): 肝胃氣滯, 脘腹胸脇脹痛, 寒疝腹痛 및 痔瘡腫痛에 적합하다.

258. 女貞子 여정자

가 결

女貞實苦 여정실고　黑髮烏鬚 흑발오수
強筋壯力 강근장력　去風補虛 거풍보허

女貞實은 味苦하고, 鬚髮을 검게 해준다. 強筋, 壯力하며, 去風하고 補虛한다.

【약성설명】

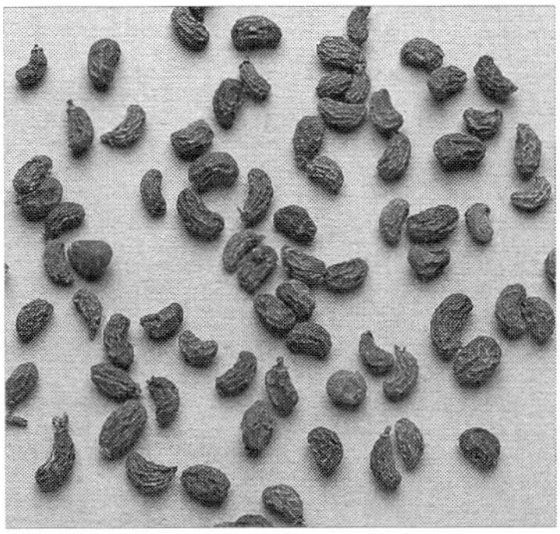

여정자는 甘苦性凉하고, 주로 肝腎으로 入하여 滋陰退熱, 明目烏鬚에 뛰어나다. 작용이 和緩하고 補而不膩하기 때문에 肝腎陰虧의 훌륭한 약이 된다.

【효능과 응용】

1. 자보간신(滋補肝腎): 주로 肝腎陰虛로 인한 腰酸腿軟, 頭暈目暗, 鬚髮早白을 다스리고 陰虛陽亢으로 인한 耳鳴, 頭痛, 煩躁不眠 등의 증상을 치료한다.

2. 청퇴허열(清退虛熱): 肝腎陰虛로 發熱이 있을 때 사용할 수 있다. 매번 滋陰退虛熱하는 약과 배오해서 사용한다.

259. 瓜蒂 과체

가 결

瓜蒂苦寒과체고한　**善能吐痰**선능토담
消身腫脹소신종창　**並治黃疸**병치황달

瓜蒂는 苦寒하며 痰을 잘 吐하게 한다.
몸의 腫脹을 없애고, 아울러 黃疸을 치료한다.

【약성설명】

과체는 성미가 苦寒하고 有毒한 약재로, 주로 胃經으로 들어가 痰熱을 催吐하는 효능이 뛰어기 때문에 痰迷癲狂을 치료한다. 가루를 코에 맡게 하면 祛濕熱하고 治黃疸하여 황달 치료의 중요한 약이 된다.

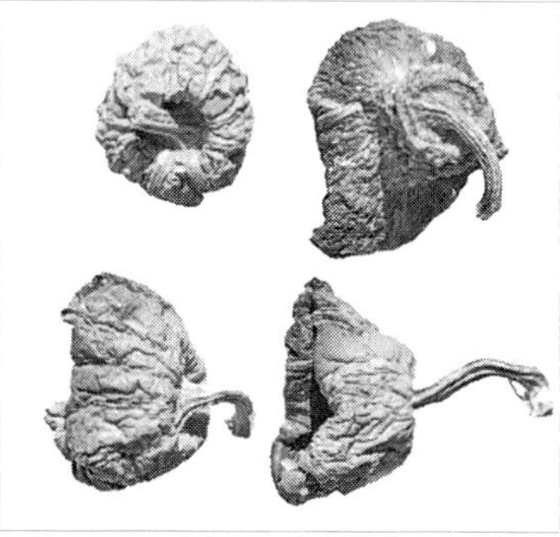

【효능과 응용】

1. 내복최토(内服催吐): 痰熱鬱結과 痰迷淸竅하여 精神錯亂한 것을 치료하고 胃脘의 宿食, 痰涎, 痞滿脹悶 및 유독한 물질을 잘못 먹어 胃脘에 정체되고 아직 흡수되지 않은 증상에 사용할 수 있다.

2. 비문퇴황(鼻聞退黃): 濕熱로 인한 黃疸을 치료할 수 있다.

260. 罌粟殼 앵속각

가 결

粟殼性澁 속각성삽　泄痢嗽怯 설리수겁
刦病如神 겁병여신　殺人如劍 살인여검

罌粟殼은 性澁하며, 泄利와 咳嗽를 다스린다.
刦病[1]에는 신과 같지만, 칼과 같이 사람을 죽일 수도 있다.

【약성설명】

앵속각은 酸澁性平하고 주로 肺腸에 入하여 위로는 斂肺止咳하고 아래로는 澁腸止瀉하며 止痛에 뛰어나기 때문에 久咳, 久瀉와 筋骨諸痛치료의 要藥이 된다. 다만 有毒하기 때문에 과량을 오래 복용하면 안 된다.

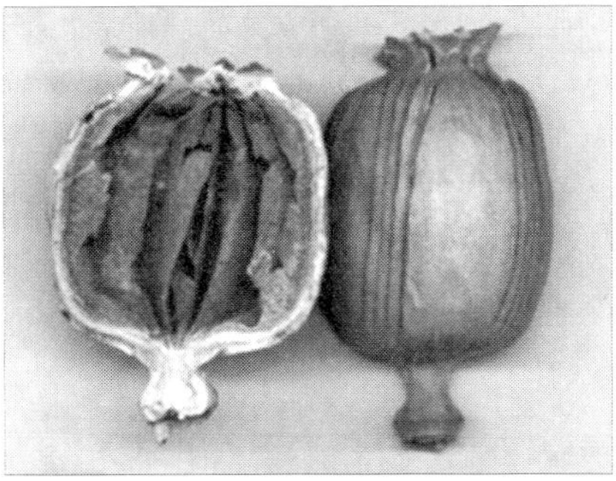

【효능과 응용】

1. 렴폐지해(斂肺止咳): 肺虛久咳를 치료하는데 純虛無邪할 때에 사용한다.

2. 삽장지사(澁腸止瀉): 久瀉久痢, 水瀉不止에 사용한다.

3. 지통(止痛): 心, 腹, 筋骨의 모든 통증에 적합하다.

이외에도 이 약제는 遺精滑泄 치료에 사용할 수 있고, 또 固腎澀精의 효능이 있다.

---

[1] 급성 질환

261. 巴豆 파두

가 결

巴豆辛熱 파두신열 除胃寒積 제위한적
破癥消痰 파징소담 大能通利 대능통리

巴豆는 辛熱하며, 胃의 寒積을 除去한다.
積聚를 破하고, 消痰하며, 크게 通利한다.

【약성설명】

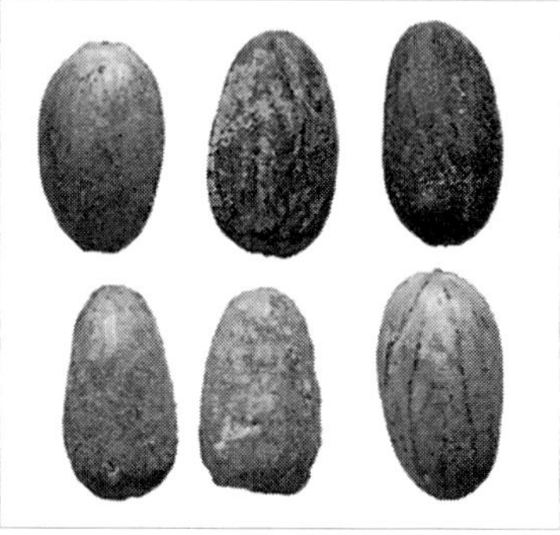

파두는 성미가 辛熱하고 大毒한 溫通峻瀉시키는 약재이다. 胃腸間의 陳寒固冷을 잘 제거하고, 攻痰逐水를 잘하는데, 약력이 剛猛하기 때문에 剛子라고 부르기도 한다. 주로 冷積, 腹水, 痰壅實證을 치료한다.

【효능과 응용】

1. 준하냉적(峻下冷積): 冷積便秘, 腹滿刺痛을 치료하고, 소아의 乳食積滞나 痰多驚悸증상을 다스린다.

2. 공담축수(攻痰逐水): 實證의 水腫脹滿, 二便不通을 치료하고 寒實結胸과 痰涎壅盛, 胸膈窒悶, 肢冷汗出 및 痰迷清竅, 精神錯亂을 치료할 수 있다.

이 외에도 癰腫膿成不潰한 것을 치료하는데 파두에 蝕瘡排膿의 효능이 있기 때문이다.

【주의사항】

견우자(牽牛子)와 相畏하고, 임신부는 복용하면 안 된다.

262. 夜明砂 야명사

가 결

夜明砂糞 야명사분　能下死胎 능하사태
小兒無辜 소아무고　瘰癧堪裁 나력감재

夜明砂는 (박쥐의) 똥인데, 死胎를 빠져나오게 한다.
소아의 無辜(疳積)를 치료하고 瘰癧을 낫게 한다.

【약성설명】

야명사는 辛寒하여 淸散하고 肝經으로 들어가 淸肝熱, 散血瘀의 작용을 한다. 明目의 효능이 뛰어나 肝熱로 인한 안질환을 주로 치료한다.

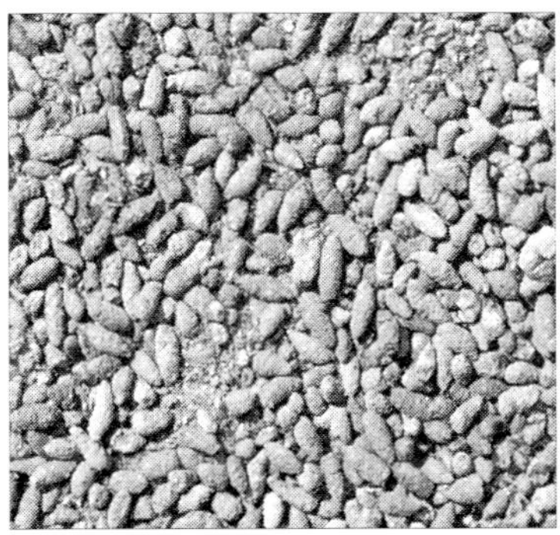

【효능과 응용】

1. 청간(淸肝), 산어(散瘀), 명목(明目): 肝熱로 인한 目赤腫痛, 白淸溢血 등의 병증에 사용되고 雀目, 翳障에도 사용한다.

263. 斑蝥 반모(반묘)

가 결

斑蝥有毒 반모유독　破血通經 파혈통경
諸瘡瘰癧 제창나력　水道能行 수도능행

斑蝥는 有毒하고 破血, 通經한다.
모든 瘡과 瘰癧을 다스리고, 水道를 능히 行하게 한다.

【약성설명】

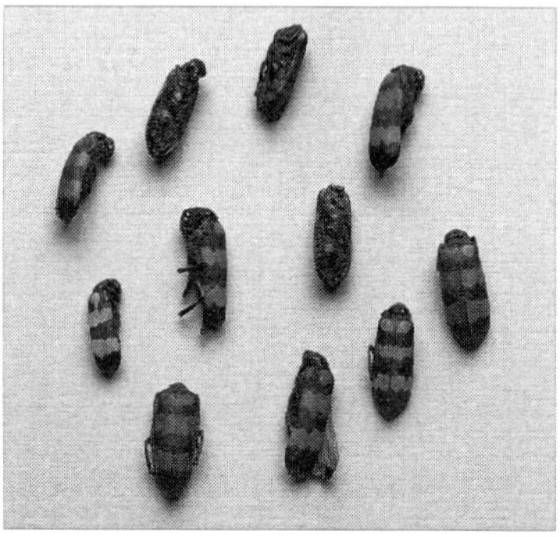

반모는 辛寒한 성미로 大毒하다. 독으로 破結하기 때문에 瘰癧, 頑癬, 惡瘡死肌를 치료한다. 내복하면 破癥散結하지만, 大毒하므로 신중히 투여한다.

【효능과 응용】

1. 공독식창(攻毒蝕瘡): 外用하면 瘰癧, 諸癬, 癰疽, 惡瘡을 치료한다.

2. 파징산결(破癥散結): 癥瘕, 閉經을 치료한다. 최근에는 소화기의 腫瘤에 사용하는데 치료효과가 있다. 酒浸하여 외용하면 斑禿을 치료하고, 모발의 성장을 촉진시킨다.

【주의사항】

대독하므로 임신부는 복용을 꺼려야 한다.

264. 蠶沙 잠사

가 결

蠶沙性溫 잠사성온　濕痺癮疹 습비은진
癱風腸鳴 탄풍장명　消渴可飮 소갈가음

蠶沙는 性溫하고, 濕痺와 癮疹, 癱風과 腸鳴, 消渴에 달여 마실 수 있다.

【약성설명】

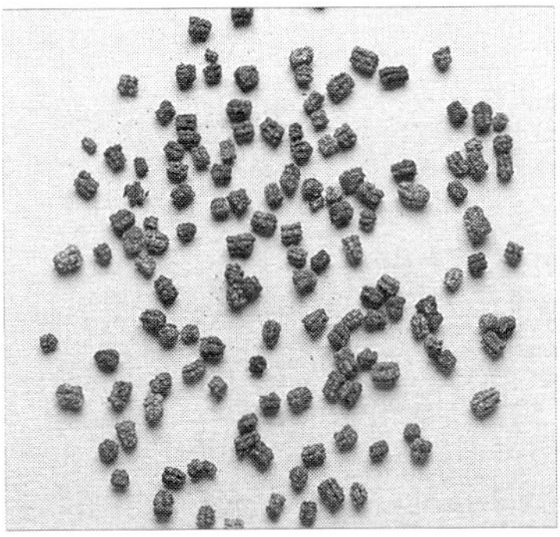

잠사는 味辛함으로 發散하고 性溫燥濕하며, 甘緩下峻하는 약이다. 祛風除濕하는 輕劑로 주로 風濕痺證을 치료한다.

【효능과 응용】

1. 거풍제습(祛風除濕): 風濕痺症과 肢節疼痛, 痲木, 癱瘓을 주로 치료한다. 또한 風疹瘙痒에도 사용할 수 있으며 化濕淸熱藥들과 같이 사용하면 暑濕傷中, 吐瀉轉筋, 口渴煩躁등의 증상을 치료할 수 있다.

265. 胡黃蓮 호황련

가 결

胡黃蓮苦 호황련고　治勞骨蒸 치로골증
小兒疳痢 소아감리　盜汗虛驚 도한허경

胡黃蓮은 味苦하고, 勞와 骨蒸, 小兒의 疳痢, 盜汗과 虛驚을 치료한다.

【약성설명】

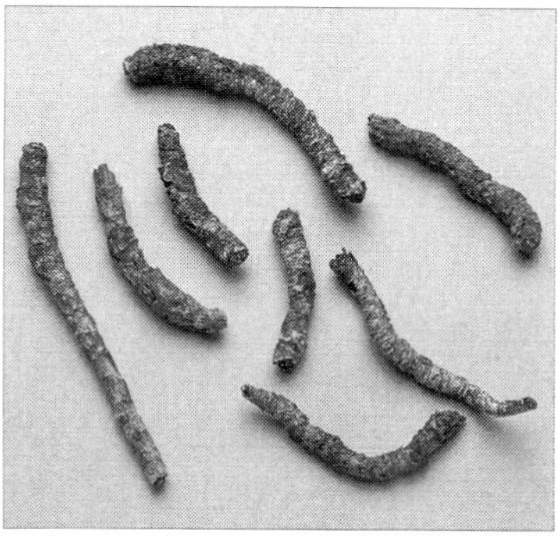

호황련은 苦寒淸燥한 약물로 淸熱燥濕하는 작용이 黃連과 비슷하다. 이 외에 또한 退虛熱, 除疳熱하기 때문에, 濕熱痢疾과 陰虛發熱에 사용한다.

【효능과 응용】

1. 청열조습(淸熱燥濕): 濕熱痢疾, 腹痛泄瀉, 便膿血을 치료하며 황련을 대신할 수 있다.

2. 제증소감(除蒸消疳): 陰虛發熱 및 小兒疳熱로 인한 腹脹을 치료한다.

266. 使君子 사군자

가 결

使君甘溫사군감온 消疳消濁소감소탁
瀉痢諸蟲사리제충 總能除却총능제각

使君子는 甘溫하여 疳濁을 제거하고, 瀉痢, 諸蟲을 모두 능히 물리칠 수 있다.

【약성설명】

사군자는 甘溫하여 회충, 요충을 잘 제거하며, 겸하여 위를 건강하게 하고 적취를 제거한다. 또한 냄새가 좋고 맛이 달아 소아도 복용할 수 있는데, 소아의 蟲積腹痛과 小兒疳積에 가장 적합하다.

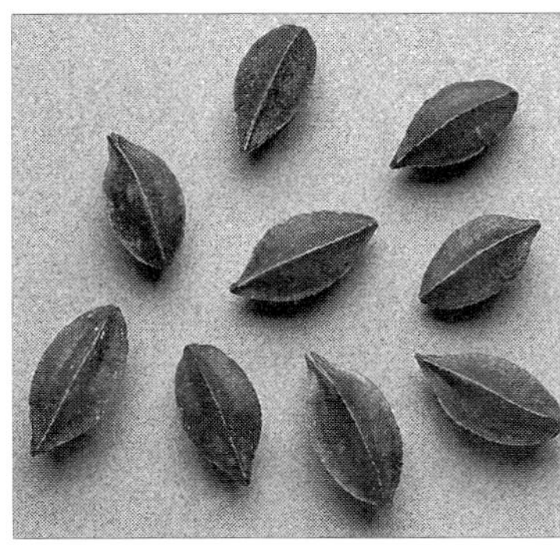

【효능과 응용】

1. 살충(殺蟲): 주로 蛔蟲으로 인한 복통과 蟯蟲症을 치료하는데 사용되며 단독으로 사용할 수 있고, 다른 구충약과 배합할 수 있다.

2. 소적(消積): 小兒疳積으로 面黃肌瘦하고 腹大青筋하며 미열을 동반한 腹痛이 잦은 것을 치료하는데 消食導滯藥과 배오하여 사용한다.

【주의사항】

대량으로 복용하면 현훈(眩暈)이나 구토(嘔吐)의 증상이 있을 수 있다.

267. 赤石脂 적석지

가 결

赤石脂溫 적석지온　保固腸胃 보고장위
潰瘍生肌 궤양생기　澁精瀉痢 삽정사리

赤石脂는 性溫하여 腸胃를 保護하고 굳건하게 한다.
潰瘍을 다스리고, 肌肉을 生하며, 澁精하고 瀉痢를 다스린다.

【약성설명】

적석지는 酸澁하고 性溫하다. 收斂固澁하는데 장점이 있어서 지사와 지혈의 강한 작용을 하므로 久瀉와 下血에 상용하는 약재이다. 또한 외용하면 斂瘡生肌하는 작용을 한다.

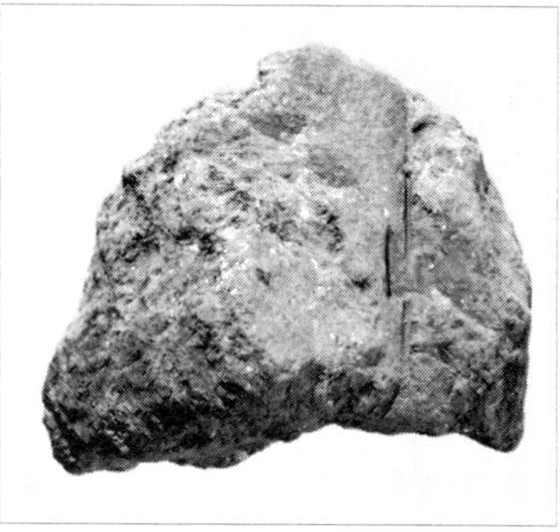

【효능과 응용】

1. 삽장지사(澀腸止瀉): 腸滑不固하여 久瀉久痢한 것을 치료한다. 滑瀉失禁한 사람은 益氣升陽藥을 배오하여 복용한다.

2. 수렴지혈(收斂止血): 소화기의 出血 및 崩漏 등에 적합하다.

3. 염창생기(斂瘡生肌): 瘡瘍潰後에 不斂할 때, 혹은 濕瘡流水와 外傷出血에 사용하며 주로 外用한다.

268. 青黛청대

가 결

青黛鹹寒청대함한 能平肝木능평간목
驚癎疳痢경간감리 兼除熱毒겸제열독

青黛는 鹹寒하며 능히 肝木을 平하게 한다.
驚癎, 疳痢를 치료하고 겸하여 熱毒도 제거한다.

【약성설명】

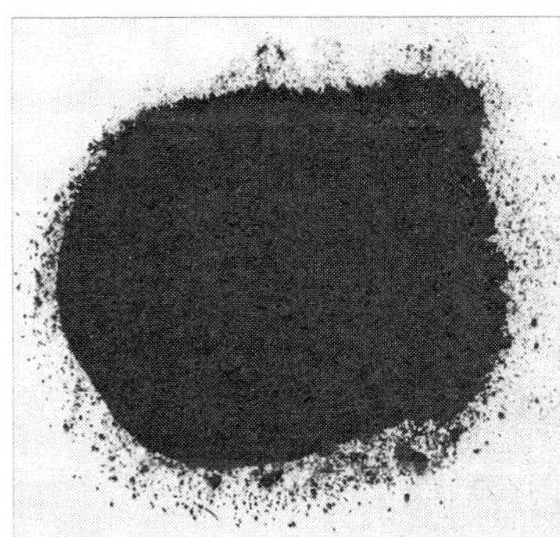

청대는 性寒清熱한 약재로 鹹味가 入血하고 肝經으로 들어가며, 凉血解毒하는 효능이 大青葉과 비슷하다. 또 肝火를 清瀉하기 때문에 血熱發癍, 肝熱驚風에 상용한다. 아울러 다양한 종류의 病毒성 질병에도 사용한다.

【효능과 응용】

1. 량혈해독(凉血解毒): 血分熱毒證을 주로 치료
   (1) 外感濕熱, 血熱毒盛, 高熱發癍한 경우 사용한다.
   (2) 血熱妄行으로 인한 吐血, 衄血, 咯血 등의 다양한 출혈증이 생기는 경우 사용한다.
   (3) 熱毒瘡癰, 咽腫, 痄腮 등의 증상에 사용한다.
2. 청간사화(清肝瀉火): 肝火犯肺로 인한 脇痛咳嗽, 痰中帶血을 치료할 수 있다. 아울러 暑熱內盛과 小兒의 急驚風에도 사용한다.

【주의사항】

물에 잘 녹지 않으니, 환제나 산제의 형태로 만들어야 한다.

269. 阿膠아교

가결

阿膠甘平아교감평 **止咳膿血**지해농혈[1]

吐血胎崩토혈태붕 **虛羸可啜**허리가철

阿膠는 甘平하고 止咳하며 膿血을 치료한다.
吐血, 胎崩을 멈추게 하고, 虛羸할 때 가히 복용할 수 있다.

【약성설명】

아교는 甘平質潤한 약으로, 粘性이 있어서 收斂시키기 때문에 補血, 止血하는 효능이 있으며, 滋陰潤肺한다. 모든 血虛, 出血과 肺腎陰虛와 燥熱의 증상에 사용할 수 있다.

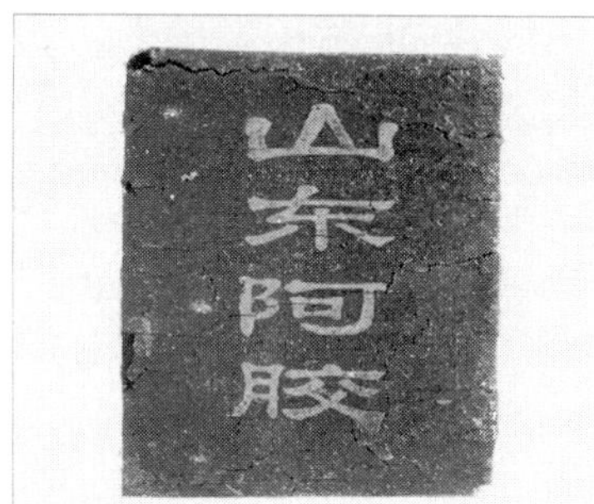

【효능과 응용】

1. 보혈지혈(補血止血): 血虛로 인한 萎黃, 頭暈, 心悸에 사용한다. 혹 吐血, 衄血, 便血, 崩漏 등의 다양한 出血에도 사용한다.

2. 자음윤조(滋陰潤燥): 肺腎陰虛로 인한 燥熱 증상을 치료
   (1) 肺陰不足으로 肺燥乾咳, 少痰咳血 및 虛勞咳嗽하는 증상에 養陰潤肺藥을 배오하여 사용한다.
   (2) 熱病傷陰으로 虛火上炎, 心煩不眠할 때 養陰淸熱藥을 배오하여 사용한다.
   (3) 熱病後期에 熱灼眞陰하고 虛風內動, 手足瘈瘲할 때 育陰息風藥과 같이 사용한다.

[1] 다른 판본에는 阿膠甘溫으로 된 것이 있다.

270. 白礬 백반

가 결

白礬味酸 백반미산　化痰解毒 화담해독
治症多能 치증다능　難以盡述 난이진술

白礬은 味酸하고 化痰, 解毒한다. 치료할 수 있는 증상이 많아 말로 표현하기 어렵다.

【약성설명】

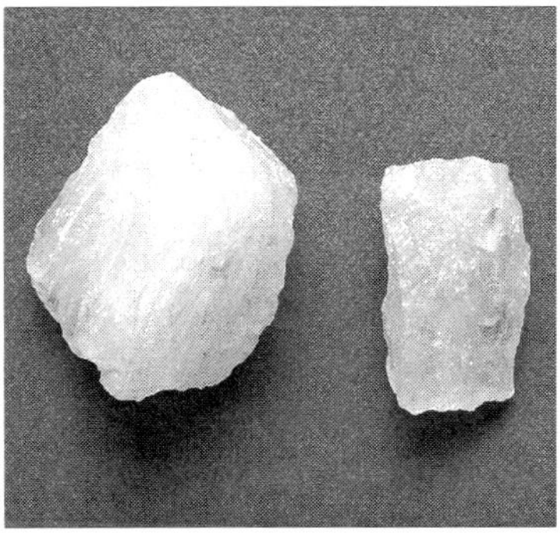

백반은 酸澁性寒하여 煅用하면 燥澁한 성질이 되어 收濕, 澁腸, 止血, 殺蟲의 효과를 낸다. 따라서 다양한 종류의 피부병과 久瀉, 出血 등의 증상을 다스릴 수 있다. 生用하면 風痰을 잘 제거한다.

【효능과 응용】

1. 해독살충(解毒殺蟲), 조습지양(燥濕止痒): 濕瘡과 濕疹, 癰腫惡瘡, 疥癬과 毒蛇咬傷을 주로 치료한다. 외용하여 사용한다.

2. 지혈지사(止血止瀉): 吐血, 衄血, 外傷出血과 腸滑久瀉, 久痢 등에 사용한다.

3. 청열소담(淸熱消痰): 痰熱內鬱, 痰迷癲狂에 사용하고, 또 濕熱黃疸도 치료할 수 있다.

271. 五倍子 오배자

가결

五倍苦酸오배고산 療齒疳䘌료치감닉
痔癰瘡膿치옹창농 兼除風熱겸제풍열

五倍子는 苦酸하여 치아의 疳䘌과 痔癰, 瘡膿을 치료하고 겸하여 風熱을 제거한다.

【약성설명】

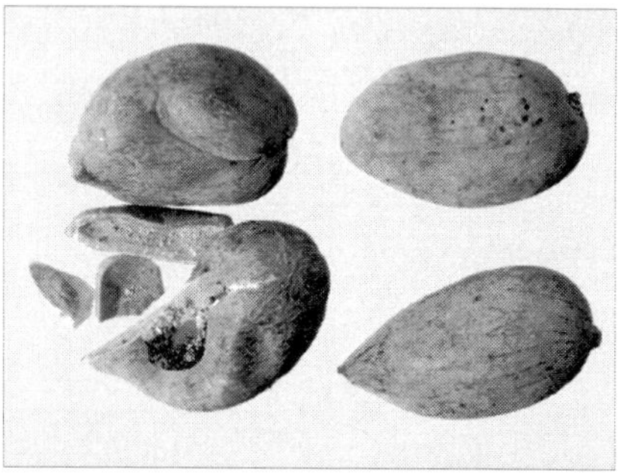

오배자의 酸澁한 성미는 收斂하고, 性寒하기 때문에 淸熱하는 약이다. 泄下되는 질환에 收中 하는 효과가 있어서 斂肺, 澁腸, 固腎, 生津하여 다양한 散而不固, 虛而不收한 증상에 적용한다.

【효능과 응용】

1. 렴폐강화(斂肺降火): 肺虛久咳와 痰火咳嗽에 사용할 수 있다.

2. 삽장지사(澁腸止瀉): 久瀉久痢, 便血 등의 증상에 사용한다.

3. 고신삽정(固腎澁精): 腎虛不固로 인한 遺精, 滑精에 사용할 수 있다.

4. 렴한(斂汗), 지혈(止血): 自汗, 盜汗, 崩漏 등에 사용할 수 있다.

본 약재를 外用하면 또한 濕瘡流水, 瘡瘤腫毒, 潰瘍不斂, 子宮下垂 등을 치료한다.

272. 玄明粉 현명분

가 결

玄明粉辛 현명분신 能蠲宿垢 능견숙구
化積消痰 화적소담 諸熱可療 제열가료

玄明粉은 味辛하여 宿垢를 벗길 수 있고, 化積, 消痰하며 諸熱을 치료할 수 있다.

【약성설명】

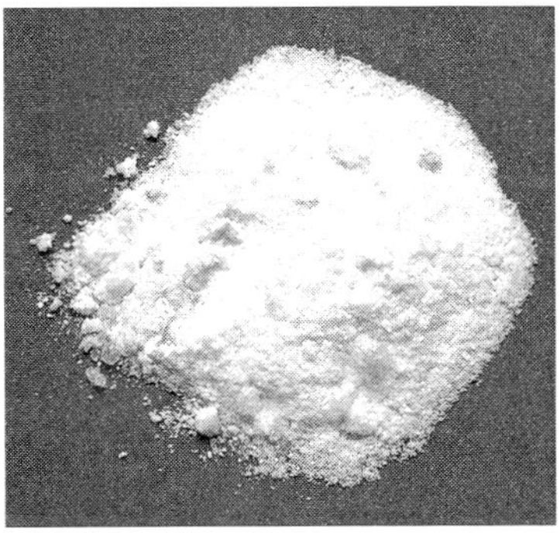

현명분의 苦寒한 성미는 降瀉하고, 鹹味는로 軟堅하는데 瀉熱通便과 淸火消腫의 효능이 芒硝와 비슷하지만 성질과 작용이 비교적 순하다. 熱結便秘와 火毒瘡癰 등에 사용한다.

【효능과 응용】

1. 사열통변, 연견윤조(瀉熱通便, 軟堅潤燥): 胃腸의 實熱積滯로 大便燥結, 發熱腹滿한 것에 大黃과 함께 응용한다. 또한 水熱互結, 腹滿硬痛, 發熱便秘등에 응용할 수 있다.

2. 청화소종(淸火消腫): 目赤腫痛, 咽喉腫爛, 瘡瘍, 乳癰, 痔瘡, 腸癰등을 치료하고 대부분 외용 하며 현명분을 물에 녹여 씻어 내거나 환부에 바른다.

273. 通草통초

가결

通草味甘통초미감 善治膀胱선치방광
消癰散腫소옹산종 能醫乳房능의유방

通草는 味甘하고 膀胱을 잘 치료한다. 癰腫을 消散하며 乳房을 능히 치료한다.

【약성설명】

통초는 甘淡한 성미로 滲利하고 性寒하여 淸熱하는데 通淋에 장점이 있어고 通乳를 잘 시키기 때문에 熱淋, 乳閉에 상용한다.

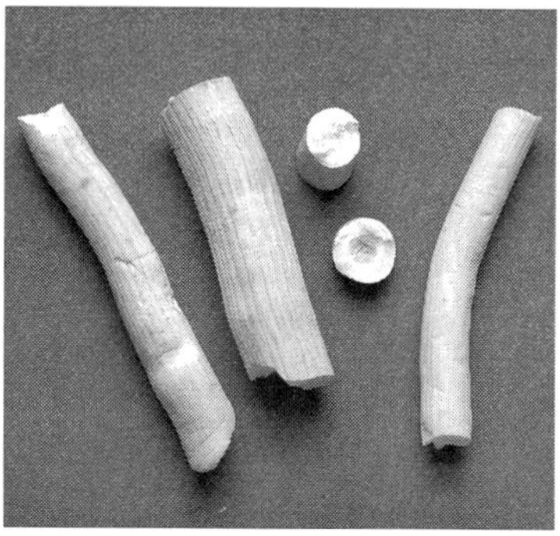

【효능과 응용】

1. 이뇨통림(利尿通淋): 濕熱淋痛, 小便不利를 치료한다.

2. 통유(通乳): 産後의 乳汁不下를 잘 다스리는데, 적당한 약을 배오하여 虛證, 實證에 모두 응용 가능하다.

274. 枸杞子 구기자

가 결

枸杞甘平구기감평 添精補髓첨정보수
明目祛風명목거풍 陰興陽起음흥양기

枸杞子는 甘平하며 精을 더하고 骨髓를 補한다.
明目, 祛風하며 陰을 일으키고 陽을 일어나게 한다.

【약성설명】

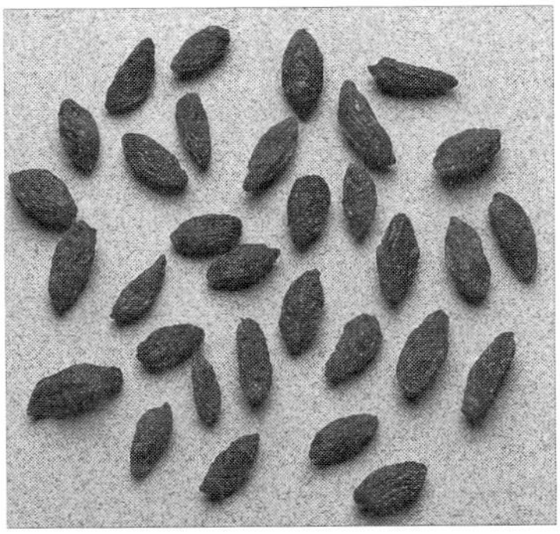

구기자는 甘平質潤한 약으로 肝腎에 入하여 補腎益精하고 養肝明目한다. 뛰어난 平補陰陽의 효능을 지닌 滋補하는 좋은 약이다.

【효능과 응용】

1. 자보간신, 명목(滋補肝腎, 明目): 肝腎虛로 腰膝酸軟, 頭暈耳鳴, 遺精 등이 생긴 것을 치료한다. 陰虛로 目暗, 視物不淸한 것과 腎氣虛衰하여 生機不旺, 未老先衰한 것에 補腎藥을 배오하여 사용한다.

2. 겸가윤폐(兼可潤肺): 陰虛勞嗽에 사용한다. 그 외에 소갈에도 응용한다.

275. 黃精 황정

가결

黃精味甘 황정미감 能安臟腑 능안장부
五勞七傷 오로칠상 此藥大補 차약대보

黃精은 味甘하고 능히 臟腑를 편안하게 하며 五勞와 七傷에 이 약이 大補해준다.

【약성설명】

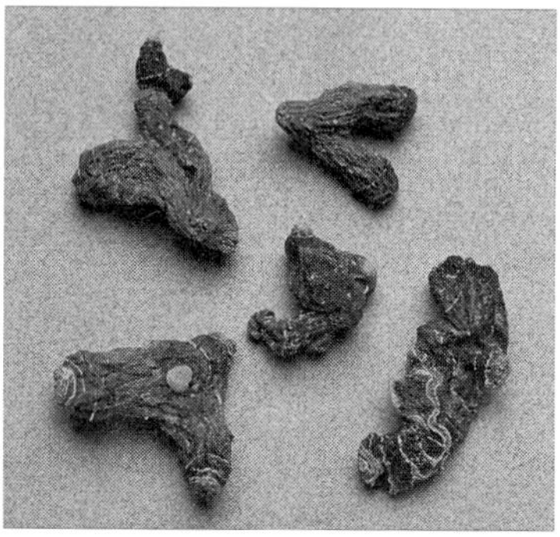

황정은 甘平하고 上中下의 三焦氣陰를 平補하기 때문에 肺脾腎의 陰虛에 상용할 수 있고, 성질이 和緩하기 때문에 오래 복용할 수 있는 滋補劑이다.

【효능과 응용】

1. 보폐윤조(補肺潤燥): 肺陰不足, 肺虛燥咳를 다스린다.

2. 보비익기(補脾益氣): 脾胃虛弱으로 食少保納한 것을 다스린다. 脾胃陰虛로 口乾納少, 舌紅便秘에 養胃生津하는 약들을 배오하여 사용한다.

3. 보신익정(補腎益精): 腎虛精虧로 腰酸, 頭暈, 足軟無力한 것을 다스린다. 그 외에 氣陰兩虛에 속하는 消渴을 다스린다.

276. 何首烏하수오

가 결

何首烏甘하수오감 添精種子첨정종자
黑髮悅顔흑발열안 强身延紀강신연기[1]

何首烏는 味甘하며, 精과 種子를 더해준다.
머리털을 검게 하고, 顔色을 좋게 하며 몸을 强하게 하고 壽命을 이어준다.

【약성설명】

하수오를 법제하여 사용하면 微溫하고 潤한 성질로 補肝腎, 益精血하는데 不燥不膩하고 補虛延年하여 滋補하는 우수한 약이 된다. 따라서 肝腎虧虛하는 要藥이 되는데, 生用하게 되면 解毒, 潤腸, 截瘧의 효능이 있다.

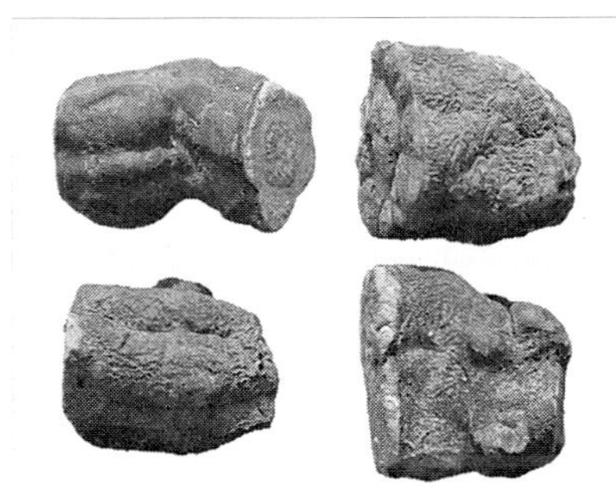

【효능과 응용】

1. 보간신익정혈(補肝腎益精血): 肝腎不足과 精血虧虛로 頭暈眼花, 腰膝酸軟, 鬚髮早白한 것을 치료한다. 補養精血하는 약들을 배오하여 사용한다.
2. 해독, 절학, 윤장 (解毒, 截瘧, 潤腸)
   (1) 瘡瘍, 瘰癧을 치료한다.
   (2) 久瘧으로 體虛, 氣血兩虧한 것을 치료하는데, 益氣養血하는 약들과 배오하여 사용한다.
   (3) 精血不足으로 인한 腸燥便秘를 치료한다.

---

1 타 판본에 强身延紀가 長生不死나 補血養陰으로 된 것이 있다.

277. 五味子 오미자

가결

五味酸溫 오미산온 **生津止渴** 생진지갈
久嗽虛勞 구수허로 **肺腎枯竭** 폐신고갈[1]

五味子는 酸溫하고 生津止渴한다.
久嗽와 虛勞를 다스리고 肺腎가 枯竭된 것에 사용한다.

【약성설명】

오미자는 酸溫하면서 潤한 약으로 收澁하면서도 補益하는 작용을 갖추었다. 위로는 斂肺하고 아래로는 固腎하며 밖으로는 止汗하고 안으로는 益氣하기 때문에 다양한 방면으로 응용할 수 있다. 다양한 虛證과 不固한 질환과 散以不收한 증에 응용한다.

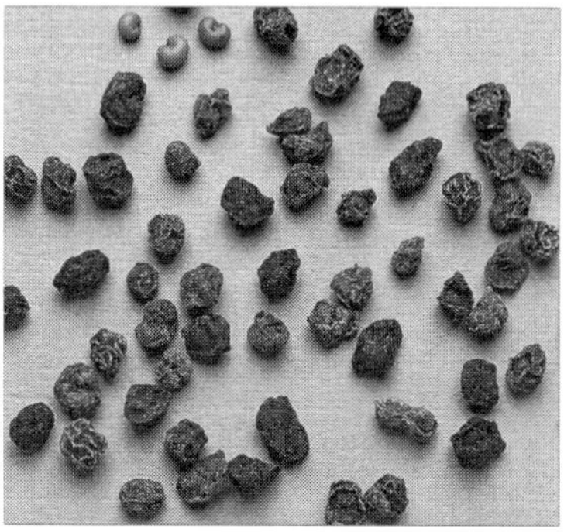

【효능과 응용】

1. 렴폐지해평천(斂肺止咳平喘): 肺氣不足 혹은 肺腎兩虛로 久咳氣喘에 補肺滋腎藥들과 배오하여 사용한다.

2. 고신삽정지사(固腎澀精止瀉)
   (1) 腎氣不足, 精關不固하여 遺精, 滑精한 것을 치료한다.
   (2) 脾腎虛寒으로 인한 五更泄瀉증상에 溫脾止瀉藥과 배오하여 사용한다.

[1] 타 판본에는 肺腎枯竭이 金水枯竭로 된 것이 있다.

3. 익기생진안신(益氣生津安神): 虛煩症에 가히 쓸 수 있다.

(1) 熱傷氣陰, 汗出體倦, 心煩口渴한 것을 치료한다.

(2) 心腎陰虛, 心失所養, 虛煩不眠, 心悸多夢한 것을 다스린다.

4. 고표지한(固表止汗): 自汗과 盜汗을 치료할 수 있다.

이외에도 消渴을 치료할 수 있으며, 최근에는 慢性肝炎과 神經衰弱에도 상용하고 있다.

278. 山茱萸산수유

가 결

山茱性溫산수성온 澁精益髓삽정익수
腎虛耳鳴신허이명 腰膝痛止요슬통지

山茱萸는 性溫하며, 澁精하고 益髓한다. 腎虛耳鳴과 腰膝痛을 멈추게 한다.

【약성설명】

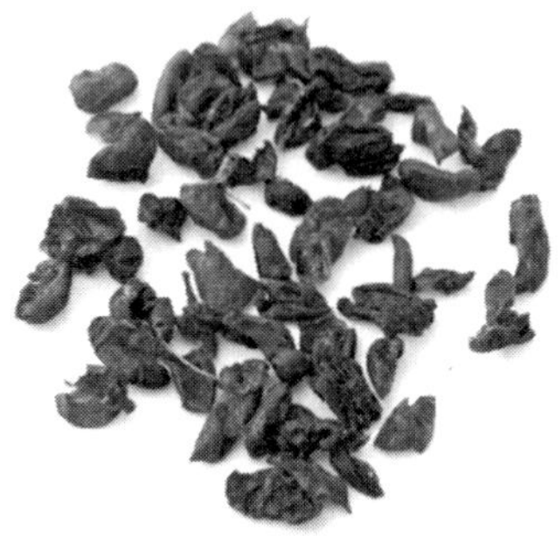

산수유는 甘酸溫潤한 약으로, 주로 肝腎으로 入하여 益精血, 助元陽하고 특히 하초를 固澁하는데 뛰어나기 때문에, 肝腎虧虛, 下元不固의 要藥이 된다.

【효능과 응용】

1. 보간신, 익정혈(補肝腎, 益精血): 肝腎不足, 精血虧虛하여 생긴 頭暈, 目眩, 腰膝酸軟, 陽痿 등의 증상을 치료한다.

2. 수렴고삽(收斂固澁): 下元虛損으로 小便頻數, 遺精, 滑精한 증상들을 잘 치료한다.

이외에 또한 自汗, 盜汗, 大汗欲脫이나 崩漏出血에 止汗止血시키는 효능이 있다.

279. 石斛 석곡

가결

石斛味甘 석곡미감 却驚定志 각경정지
壯骨補虛 장골보허 善驅冷痺 선구냉비

石斛은 味甘하고 驚氣를 제거하고, 定志한다. 壯骨하고 補虛하며, 冷痺를 잘 쫓아낸다.

【약성설명】

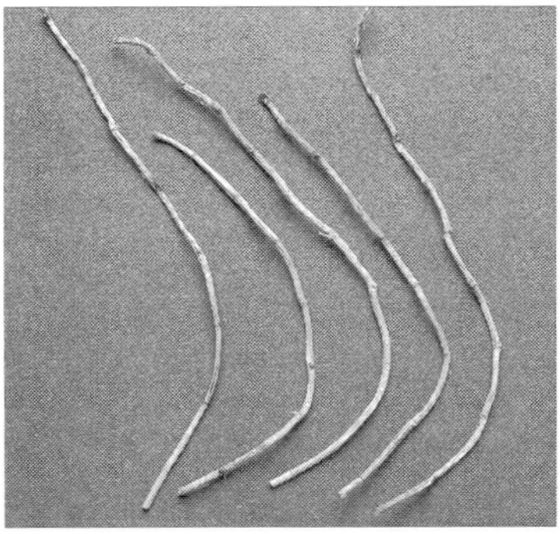

석곡은 甘凉淸潤한 약재로, 주로 胃腎으로 入하고, 中下焦에 작용을 하여 淸胃熱하면서 生津止渴하고, 또한 滋腎陰, 退熱明目하기 때문에 津傷口渴과 陰虛目暗치료의 要藥이 된다.

【효능과 응용】

1. 양위생진(養胃生津): 熱病津傷으로 煩熱口渴, 舌絳苔黑 등의 증상이 있는 것과 胃陰不足, 舌紅口乾, 食少乾嘔를 치료하는데, 淸熱養陰藥과 배오하여 사용한다.

2. 양음명목(養陰明目): 肝腎陰虛로 腰膝酸軟, 虛熱不退, 目暗不明, 視物不淸한 증상을 치료한다.

280. 破故紙파고지

가 결

破故紙溫파고지온　腰膝酸痛요슬산통
興陽固精흥양고정　鹽酒炒用염주초용

破故紙는 性溫하고 腰膝酸痛을 치료한다.
陽氣를 일으키고 固精하며 鹽酒炒하여 사용한다.

【약성설명】

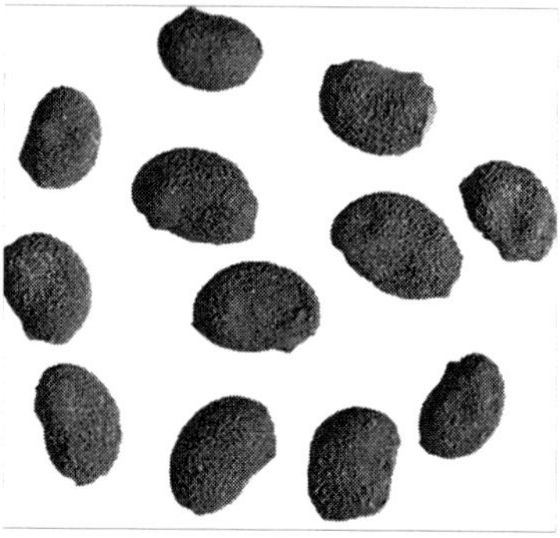

파고지는 大溫하여 補火助陽하는데 中下焦에 작용하여 脾腎之陽을 溫暖하게 한다. 또한 收斂하는 성질도 가지고 있기 때문에 脾腎陽虛와 下元不固에 상용하는 약이 된다.

【효능과 응용】

1. 보화장양(補火壯陽): 腎陽不足, 命門火衰로 腰膝冷痛, 陽痿, 早泄할 때 사용한다.

2. 고정지사(固精止瀉): 腎虛하고 精關不固하여 생긴 遺精, 滑精, 下元虛冷, 小便無度을 치료한다. 또한 脾腎虛寒하여 五更泄瀉한 경우에도 쓸 수 있다.

이외에도 虛寒喘嗽이나 여자의 下元虛冷으로 인한 行經腹瀉에도 쓸 수 있다.

281. 薯蕷서여(산약)

가 결

薯蕷甘溫서여감온 理脾止瀉이비지사
益腎補中익신보중 諸虛可治제허가치

薯蕷는 甘溫하며, 理脾하여 止瀉한다.
益腎하고 補中하여 모든 虛證을 가히 치료할 수 있다.

【약성설명】

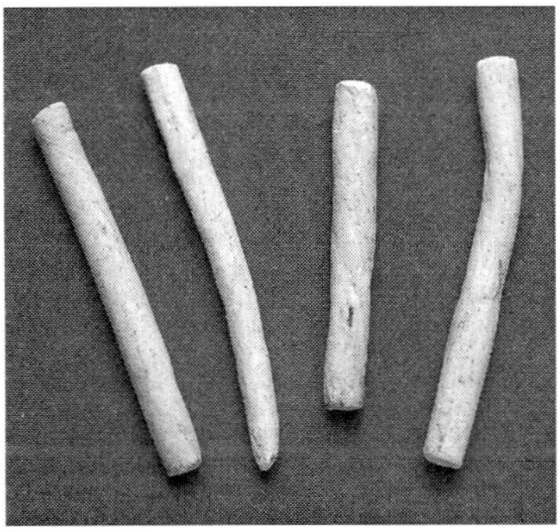

산약은 味甘性平하여 不燥不膩하고, 상, 중, 하 三焦의 氣陰을 善補하며 아울러 收澁하는 성질도 갖추고 있기 때문에 폐, 비, 신의 氣陰 부족과 下元不固에 상용할 수 있다.

【효능과 응용】

1. 보폐지해(補肺止咳): 肺氣不足, 久咳虛喘이나 혹은 肺腎兩虛로 納氣無力한 虛喘에 사용할 수 있다.

2. 보비지사(補脾止瀉): 脾氣不足으로 食少便溏, 혹은 脾虛濕注에 속하는 白帶過多를 치료한다.

3. 보신고정축뇨(補腎固精縮尿): 腎虛下元不固로 생긴 遺精, 小便頻數 등의 증상을 가히 치료할 수 있다. 이외에도, 氣陰兩虛에 속한 消渴에도 상용할 수 있다.

282. 肉蓯蓉육종용

가 결

蓯蓉味甘종용미감 峻補精血준보정혈
若驟用之약취용지 更動便滑경동변활

肉蓯蓉은 味甘하고 精血을 峻補한다. 만약 다량 사용하면, 便滑하게 된다.

【약성설명】

육종용은 甘鹹潤滑한 약으로 주로 腎經, 大腸經으로 入하여, 補陽, 益精血, 溫潤不燥한다. 육종용의 작용은 緩和하고 이름그대로 從容하면서 補하기 때문에 久服하면 滋補한다. 이외에도 潤腸기능이 있다.

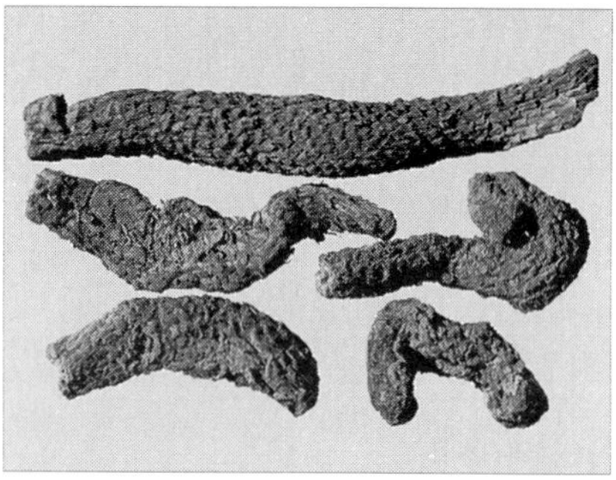

【효능과 응용】

1. 補陽益精(보양익정): 주로 腎陽不足, 精血虧虛로 陽痿, 不孕하는 것을 치료하고, 筋骨無力, 小兒五遲症 등을 치료한다.

2. 潤腸通便(윤장통변): 津枯로 생긴 腸燥便秘를 치료한다.

283. 菟絲子 토사자

가 결

菟絲甘平 토사감평　夢遺滑精 몽유활정
腰痛膝冷 요통슬냉　添髓壯筋 첨수장근

菟絲子는 甘平하여 夢遺, 滑精과 腰痛膝冷을 다스리고, 添髓하고 壯筋한다.

【약성설명】

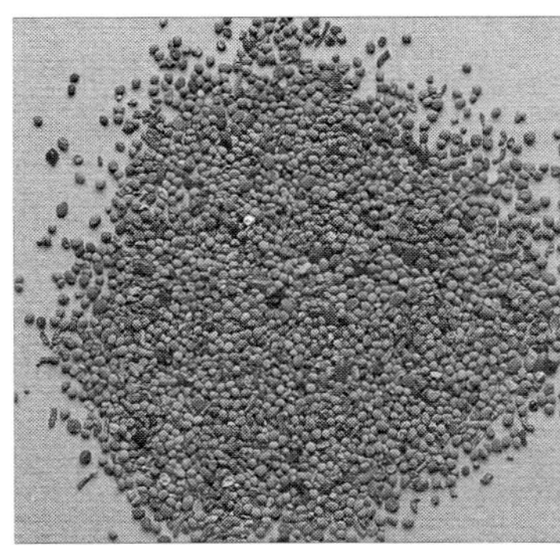

토사자는 味甘性平하고 助陽益精하는데 不燥不膩하여 중초를 平補하면서 收澁한 성질을 가지고 있기 때문에 肝腎不足, 下元不固와 脾虛泄瀉에 좋은 약이 된다.

【효능과 응용】

1. 補腎固澁(보신고삽): 주로 腎虛不固로 생기는 遺精, 陽痿, 小便白濁, 餘瀝不盡, 腰酸腿軟 등의 증상에 사용한다.

2. 養肝明目(양간명목): 肝腎陰虛로 인한 目暗不明을 치료한다.

3. 溫脾止瀉(온비지사): 脾虛便溏을 치료한다.

이외에도 腎虛로 인한 胎動不安 및 消渴에 사용할 수 있다.

284. 牛膝우슬

가 결

牛膝味苦우슬미고　除濕痹痿제습비위
腰膝酸疼요슬산동　小便淋瀝소변임력

牛膝은 味苦하고 濕痹와 痿證을 제거하며 腰膝의 酸疼 및 小便淋瀝을 치료한다.

【약성설명】

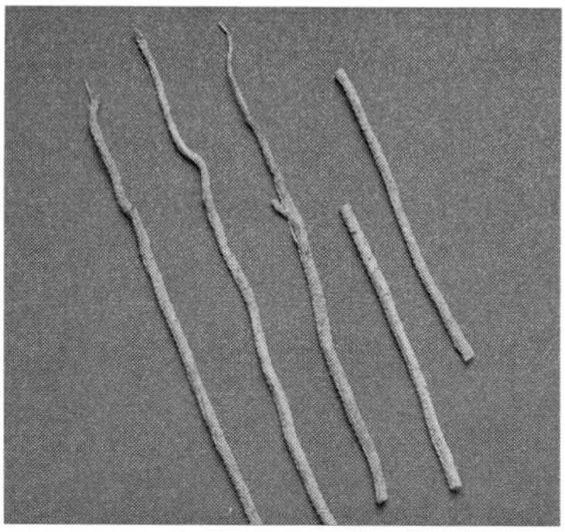

우슬은 苦降下行하여 肝經, 腎經으로 入하는데, 生品은 降散하기 때문에 活血, 通淋, 利關節 및 引血下行한다. 따라서 血分瘀滯 및 血熱上逆으로 인한 熱淋과 痺證에 고루 사용한다. 炮製한 것은 補肝腎, 强筋骨하게 한다.

【효능과 응용】

1. 活血通經(활혈통경): 부녀의 血分瘀滯, 痛經, 閉經, 産後의 瘀阻腹痛, 難産과 胞衣不下등 증상을 다스리는데 항상 活血調經약과 섞어 사용한다.

2. 引血下行(인혈하행): 血熱上逆으로 인한 吐血, 鼻衄을 치료하고 虛火上炎으로 인한 口舌生瘡, 咽腫牙痛을 치료하며, 肝腎陰虛로 인한 肝陽上亢, 眩暈頭痛을 치료한다.

3. 利尿通淋(이뇨통림): 濕熱下注로 인한 熱淋, 血淋, 濕熱痺증을 치료한다.

4. 補肝腎(보간신): 肝腎不足으로 인한 腰膝의 酸痛, 筋骨의 無力증을 치료한다.

285. 巴戟天파극천

가결

巴戟辛甘파극신감　大補虛損대보허손
精滑夢遺정활몽유　强筋固本강근고본

巴戟天은 辛甘하고, 虛損을 大補해준다. 精滑, 夢遺를 치료하고 强筋하여 固本한다.

【약성설명】

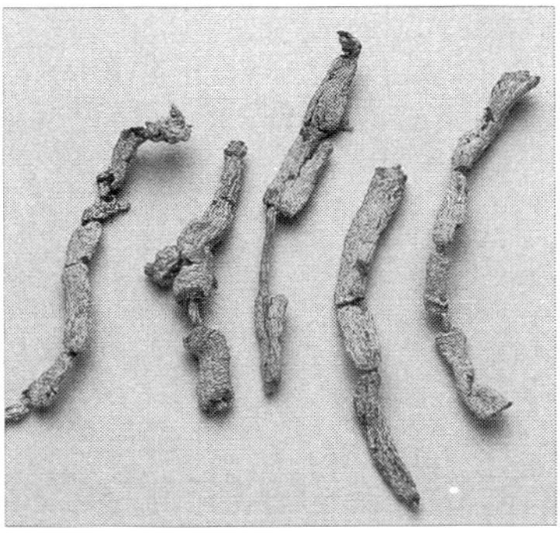

파극천은 甘溫助陽하고 辛溫除濕하는 약으로 주로 腎經으로 入하여, 補腎陽한다. 또한 祛風濕하는데 燥烈한 성질이 較緩하기 때문에 腎陽不足으로 인한 諸證을 치료하고 風濕腰痛 등을 치료한다.

【효능과 응용】

1. 補陽益精(보양익정): 腎虛로 인한 陽痿, 宮冷 不孕을 치료하고, 下焦虛冷으로 인한 小便頻數, 小腹冷痛, 月經不調등을 치료한다.

2. 祛風濕, 强筋骨(거풍습, 강근골): 파극천을 사용하여 腎虛를 겸한 風濕痹와 腰膝疼痛, 筋骨無力등을 치료할 수 있다.

286. 仙茅 선모

가 결

仙茅味辛 선모미신 腰足攣痹 요족련비
虛損勞傷 허손노상 陽道興起 양도흥기

仙茅는 味辛하고 腰足의 攣痹, 虛損과 勞傷을 치료하며 陽道를 일으켜 세운다.

【약성설명】

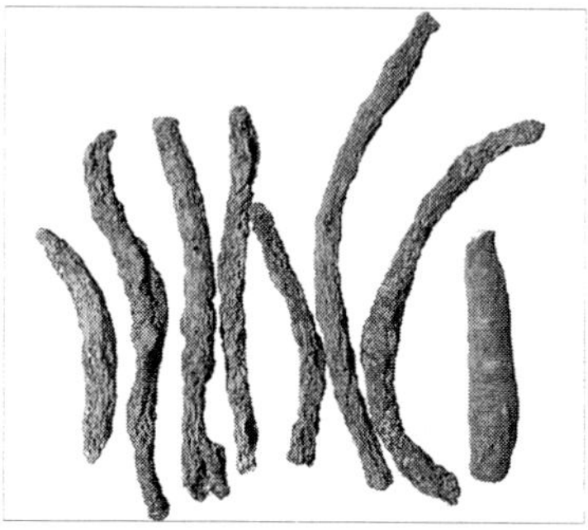

선모는 辛熱有毒하고 腎經에 주로 入하여, 補火助陽, 祛寒濕한다. 藥性이 가장 燥烈하여 助火하기 때문에 매우 쉽게 陰을 상하게 만들기 때문에 조심히 사용한다.

【효능과 응용】

1. 壯腎陽, 祛風濕, 强筋骨(장근골, 거풍습, 강근골): 주로 腎陽虛衰하여 생기는 腰痛陽痿, 精冷不育, 宮冷不孕 및 風濕冷痹, 腰膝冷痛, 筋骨無力증 등의 증상에 사용한다.

근래에는 滋陰淸熱약과 배오하여 갱년기증후군, 月經不調, 고혈압과 같은 陰陽失調 증상에 사용한다.

287. 牡蠣모려

가 결

牡蠣微寒모려미한 澁精止汗삽정지한
崩帶脇痛붕대협통 老痰祛散노담거산

牡蠣는 微寒하여 澁精하고 止汗하며,
崩漏, 帶下, 脇痛을 치료하고 老痰을 제거한다.

【약성설명】

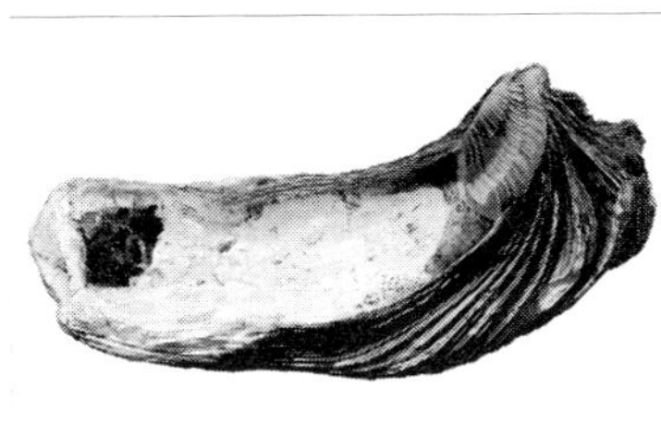

모려는 微寒質重하고 沈降下行하는 특성이 있어 潛陽安神작용을 한다. 또 味澁하여 收斂하기 때문에 滑脫을 固澁하고, 鹹味는 軟하게 할 수 있어 散結消瘰하며, 또한 益陰의 功能이 있다. 모든 陰虛하여 陽氣躁動하고, 氣虛하여 滑脫不禁하는 증상 및 痰核瘰癧 등의 증상을 두루 치료하는 要藥이다.

【효능 및 응용】

1. 잠양안신(潛陽安神): 陽亢風動하는 증상을 치료

(1) 肝陰不足과 肝陽上抗으로 인한 眩暈頭痛을 치료한다.

(2) 外感溫病後期에 熱灼眞陰하여 虛風內動한 것을 다스린다.

(3) 陽氣躁動하여 上擾心神한 이유로 생긴 煩燥不眠을 치료한다.

2. 고삽수렴(固澁收斂): 正虛固澁한 증상을 치료

(1) 腎虛下元不固하여 遺精滑泄, 小便頻數을 다스리는데, 溫補下元하는 약을 배오하여 사용한다.

(2) 氣虛下陷으로 인한 久瀉久痢 및 崩漏下血을 다스리는데, 益氣升陽藥과 止血藥을 함께 사용한다.

(3) 自汗, 盜汗, 體虛多汗을 치료한다.

3. 연견산결(軟堅散結): 痰核瘰癧, 肝脾腫大에 적합하다.

그 외에 煅用하여 胃疼呑酸을 다스리고, 抑酸止痛 할 수 있다.

288. 川楝子 천련자

가 결

楝子苦寒 련자고한　膀胱疝氣 방광산기
中濕傷寒 중습상한　利水之劑 리수지제

川楝子는 苦寒하고 膀胱의 疝氣와 中濕, 傷寒을 치료하며, 利水하는 약제이다.

【약성설명】

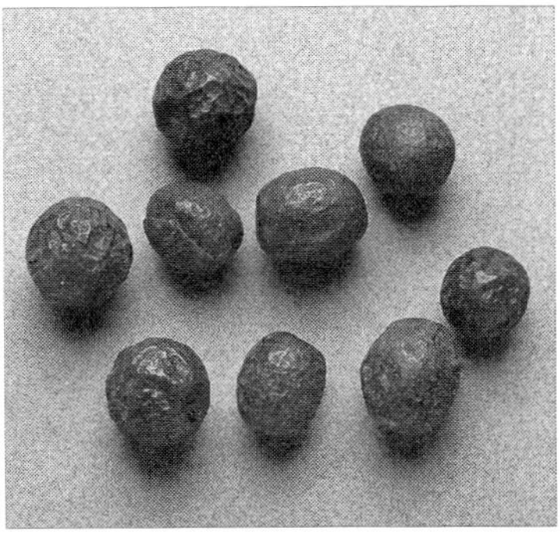

천련자는 苦寒淸泄하는 효능이 있고, 구충하는 효과에 있어서는 根皮인 苦楝皮에 미치지 못한다. 주로 肝經으로 入하여 肝火를 淸泄하고 疏鬱止痛하며, 肝經의 鬱熱과 肋疼 및 寒疝腹痛에 상용한다.

【효능과 응용】

1. 살충(殺蟲): 蛔蟲 등 腸道寄生蟲을 치료한다.

2. 소간사화지통(疏肝瀉火止痛): 肝火 및 疝痛을 치료
   (1) 肝鬱化火와 肝火犯胃로 脇痛呑酸한 것을 다스린다.
   (2) 溫裏散寒止痛藥을 배오하여 寒疝으로 인한 腹痛을 다스리는데 쓸 수 있다. 그 외에 外用으로 疥癬을 치료할 수 있다.

【주의사항】

有毒하며, 肝病환자의 복용을 금기한다.

289. 萆薢 비해

가결

萆薢甘苦 비해감고　風寒濕痺 풍한습비
腰背冷痛 요배냉통　添精益氣 첨정익기

萆薢는 甘苦하고 風寒濕痺와 腰背冷痛을 다스리고, 精을 보충하고 益氣한다.

【약성설명】

비해는 味苦性平하고, 下焦로 잘 走行하여 分利淸濁하고 除濕療痺하기 때문에, 小便白濁과 風濕痺證 치료에 두루 常用한다.

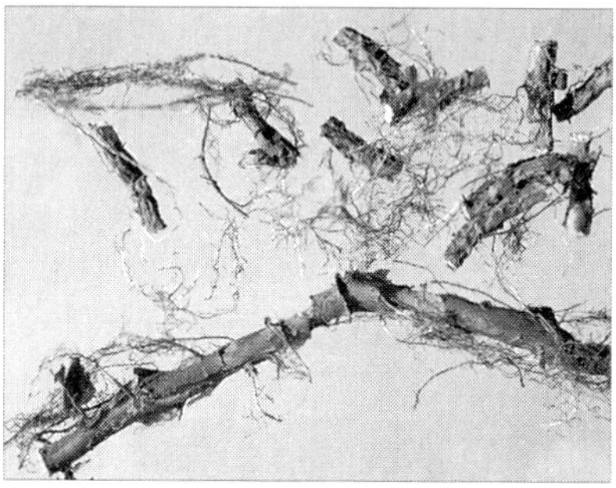

【효능과 응용】

1. 분리청탁(分利淸濁): 濕濁下注로 小便이 白濁하거나 如膏한 것과 여자의 白帶下過多 등의 증상까지 치료한다.

2. 제습료비(除濕療痺): 風濕痺證, 腰膝疼痛을 다스리고, 淸熱燥濕藥을 배오하여 下焦의 濕熱瘡毒을 치료한다.

290. 寄生 기생

가 결

寄生甘苦 기생감고　腰痛頑痲 요통완마
續筋堅骨 속근견골　風濕尤佳 풍습우가

寄生은 甘苦하고, 腰痛, 頑痲를 다스리며, 續筋과 堅骨하며, 風濕에 있어서 더욱 좋다.

※ 자세한 내용은 상기생을 참고하시오.

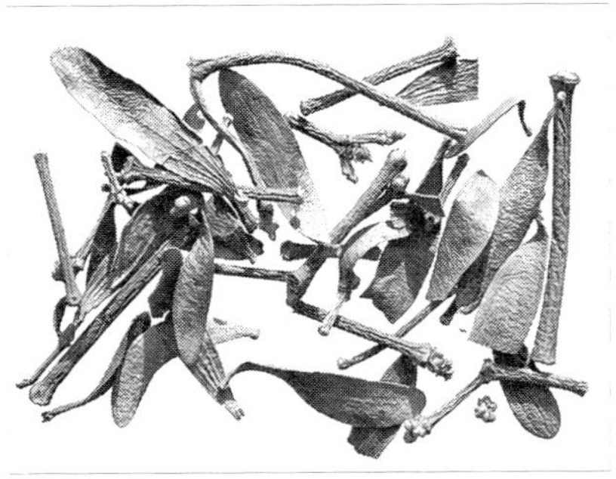

291. 續斷 속단

가 결

續斷味辛 속단미신　接骨續筋 접골속근
跌撲折損 질박절손　且固遺精 차고유정

續斷은 味辛하고, 接骨과 續筋하여, 타박상이나 골절을 치료하며,
또한 遺精을 固하게 한다.

【약성설명】

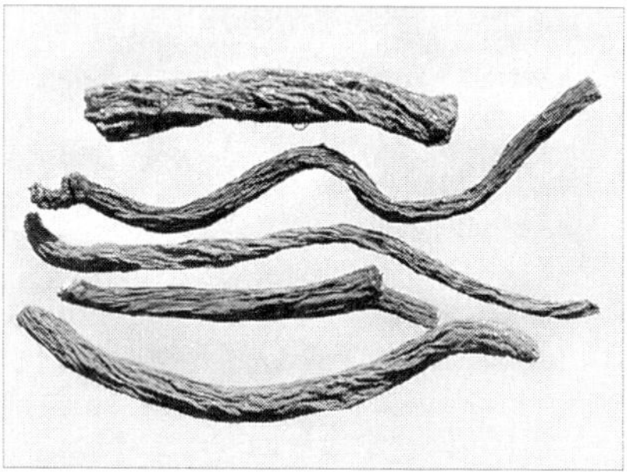

속단은 甘澀하여 補腎安胎하고, 辛澀하여 行血療傷하는데, 補而不滯하고 作用이 緩和하여 腎虛腰痛을 치료하는데 常用한다.

【효능과 응용】

1. 보신안태(補腎安胎): 腎虛腰痛과 筋骨軟弱, 遺精滑泄을 주로 치료하며, 胎動不安, 崩漏出血까지 다스린다.

2. 화혈료상(和血療傷): 外傷跌撲, 骨折筋傷을 잘 치료하며, 癰疽瘡瘍등까지 다스린다.

292. 龍骨 용골

가 결

龍骨味甘용골미감 夢遺精泄몽유정설
崩帶腸癰붕대장옹 驚癎風熱경간풍열

龍骨은 味甘하고, 夢遺과 精泄,
崩漏, 帶下, 腸癰과 風熱로 驚癎하는 것을 다스린다.

【약성설명】

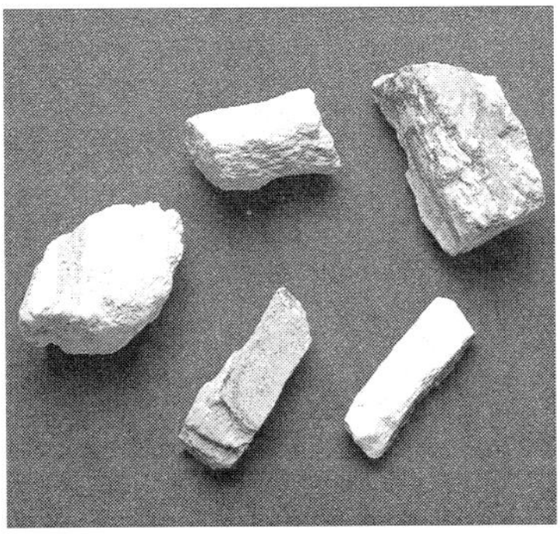

용골은 澁平質重하여 鎭心潛陽시키고, 味澁收斂하기 때문에 固秘滑脫한다. 陽氣가 躁動하여 上擾하는 것과 虛而不固한 증상에 두루 常用한다. 煅用하면 收濕하여 斂瘡할 수 있다.

【효능 및 주치】

1. 잠양안신(潛陽安神)
   (1) 肝陽上亢으로 頭暈頭痛, 目眩目赤한 것에 滋陰潛陽藥을 배오하여 사용한다.
   (2) 心悸怔忡, 失眠多夢에 虛實을 막론하고 상용한다.
   (3) 陽氣躁擾, 驚癎癲狂을 다스린다.
2. 수렴고삽(收斂固澁): 다수의 虛滑不固한 증세에 사용
   (1) 腎虛로 遺精滑泄하거나 腰酸腿軟, 頭暈耳鳴한 증세를 다스린다.
   (2) 여자의 赤白帶下 및 崩漏出血을 치료한다.
   (3) 體虛多汗에 補益藥을 배오하여 사용한다.

이 외에도, 濕瘡流水하고 日久不愈한 경우에 煅硏하여 外用한다.

293. 人髮 인발

가결

人之頭髮 인지두발　補陰甚捷 보음심첩
吐衄血暈 토뉵혈훈　風驚癎熱 풍경간열

사람의 頭髮은 補陰함이 매우 빠르다. 吐衄, 血暈과 風驚癎熱을 치료한다.

【약성설명】

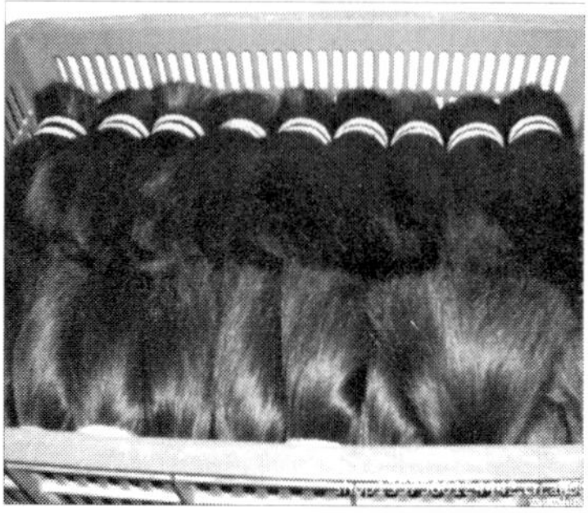

인발은 苦平한 성미로 入藥할 때는 炭하여 사용한다. 散瘀止血하면서도 留瘀하는 폐단이 없다. 따라서 각종 出血症에 사용되고 外用하면 生肌斂瘡한다.

【효능 및 주치】

1. 화어지혈(化瘀止血): 吐血, 咳血, 衄血, 尿血, 便血, 崩漏 등의 각종 출혈증에 쓰인다.

2. 생기렴창(生肌斂瘡): 瘡瘍潰后, 口不收久와 水火湯傷 등에 쓰인다.

인발은 外用으로 많이 쓰이는데, 이 외에도 小便不利를 치료하고 利尿의 효능이 있다.

294. 雀卵 작란

가 결

雀卵氣溫 작란기온 善扶陽痿 선부양위
可致堅强 가치견강 當能固閉 당능고폐

雀卵은 氣溫하여 陽痿를 善扶하고, 堅强하게 하며, 固閉하게 한다.

【약성설명】

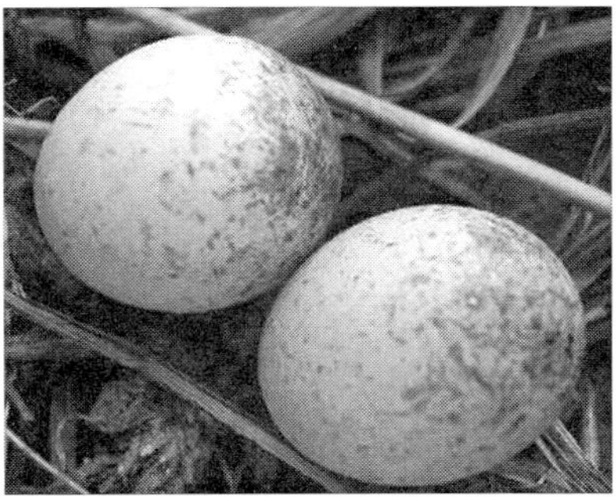

작란은 참새 알로 甘溫한 성미로 助陽하고 質潤함으로 益精하며 味鹹하여 入腎하기 때문에 溫腎陽, 益精血하여 腎虛와 陽痿 치료의 要藥이 된다.

【효능 및 주치】

1. 보신양(補腎陽), 익정혈(益精血): 男子腎虛精虧로 陽痿不起하거나 女子下元虛冷하여 帶下淸稀한 경우에 사용한다.

295. 鹿茸 녹용

가 결

鹿茸甘溫 녹용감온　益氣補陽 익기보양[1]
泄精尿血 설정뇨혈　崩帶堪嘗 붕대감상

鹿茸은 甘溫하여, 益氣補陽한다. 泄精과 尿血, 崩漏, 帶下에 뛰어나다.

【약성설명】

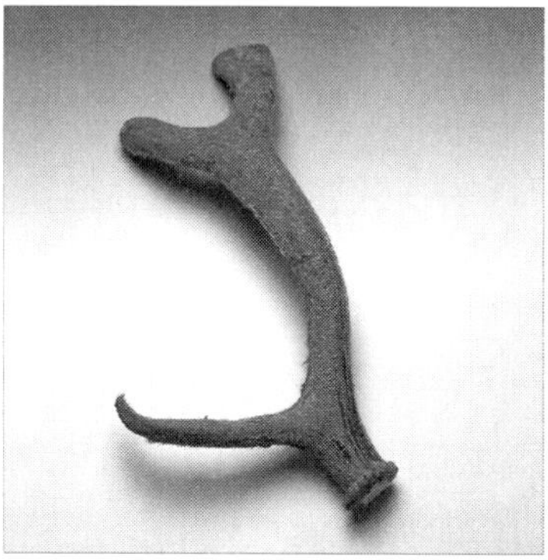

녹용은 성질이 甘鹹溫潤하고 肝腎으로 入하여 腎陽을 大補하며 겸하여 益精血, 强筋骨하므로 腎陽不足, 精血虧虛로 인한 모든 증에 要藥이 된다. 滋補强壯하는 훌륭한 약이다.

【효능 및 주치】

1. 보양익혈(補陽益血): 腰膝酸痛, 遺精滑泄, 陽痿早泄, 小便頻數 등의 腎陽不足증을 주로 치료한다. 혹은 婦女의 下焦虛寒, 衝任不固, 崩漏帶下, 宮冷不孕에도 쓰인다. 그리고 精血大虧로 頭暈耳鳴하거나 失眠健忘한 경우에도 상용한다.

2. 강근골(强筋骨): 精血不足으로 筋骨痿軟하거나 小兒의 發育遲緩, 骨軟行遲 등에 쓰인다.

이 외에도, 陰疽, 瘡腫을 溫補內托하는 효능이 있다.

[1] 다른 판본에는 益氣補陽이 益氣滋陰으로 된 것이 있다.

296. 鹿角膠녹각교

가 결

鹿角膠溫녹각교온 吐衄虛羸토뉵허리
跌撲傷損질박상손 崩帶安胎붕대안태

鹿角膠는 性溫하여 吐衄과 虛羸, 跌撲損傷, 崩漏와 帶下를 다스리고, 安胎의 효능이 있다.

【약성설명】

녹각교는 味甘性溫하여 주로 肝腎으로 入하여 補肝腎, 益精血하는데 그 효능이 鹿角보다는 강하지만 녹용에 비해서는 상대적으로 약하다. 지혈의 효능이 매우 좋기 때문에 虛寒崩漏가 심한 경우에 사용한다.

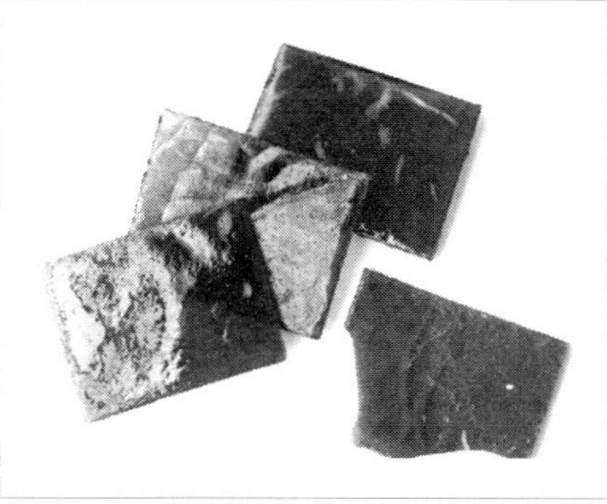

【효능 및 주치】

1. 보간신(補肝腎), 익정혈(益精血): 精血不足으로 腰膝酸痛, 虛勞羸瘦, 頭暈, 健忘, 神疲乏力 등의 肝腎虧虛證에 주로 쓰인다. 또 陰疽內陷, 氣血虛寒에도 상용한다.

2. 지혈(止血): 衝任의 虛寒不固로 崩漏出血 등이 있을 경우 적당하다.

【사용주의】

膠이기 때문에 탕제에 넣어 녹여서 복용한다.

297. 膃肭臍올눌제[1]

가결

膃肭臍熱올눌제열　補益元陽보익원양
固精起痿고정기위　痃癖勞傷현벽노상[2]

膃肭臍는 性熱하여 元陽을 補益하고, 固精하며 陽痿를 起하게 하며, 痃癖, 勞傷을 다스린다.

【약성설명】

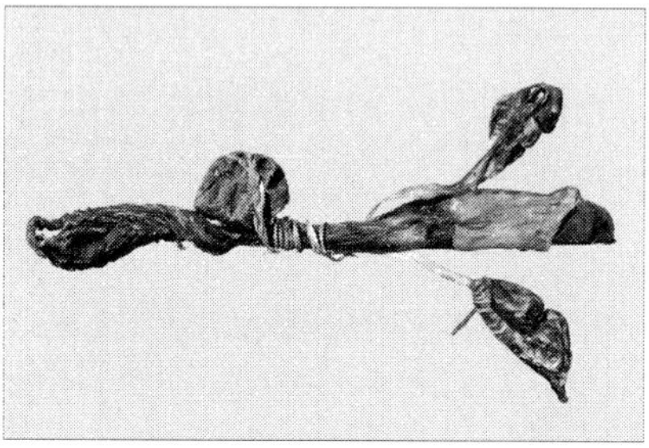

해구신은 味鹹性熱하여 腎經으로만 入하고 효능이 오직 腎陽을 强壯하고, 補腎精하는데 집중되어있다. 약력이 비교적 강하여 腎陽大虧한 증에 주로 사용한다.

【효능 및 주치】

1. 장양익정(壯陽益精): 腎陽不足, 腎精虧虛, 下元의 虛寒虧損이 비교적 重하여 남자의 경우 精冷不育하고, 여자의 경우 宮寒不孕하는 증에 사용한다. 매번 補氣養血藥이나 助陽益精하는 약들과 함께 사용한다.

【사용주의】

탕제에 넣을 때 別煎하여 沖服한다.

---

[1] 해구신(海狗腎)을 가리킨다.

[2] 다른 판본에는 固精起痿이 驅邪辟鬼으로 된 것이 있다.

298. 紫河車자하거

가 결

紫河車甘자하거감 療諸虛損료제허손
勞瘵骨蒸노채골증 滋培根本자배근본

紫河車는 味甘하여 모든 虛損을 치료하고,
勞瘵, 骨蒸에 사용하는데 根本을 滋培한다.

【약성설명】

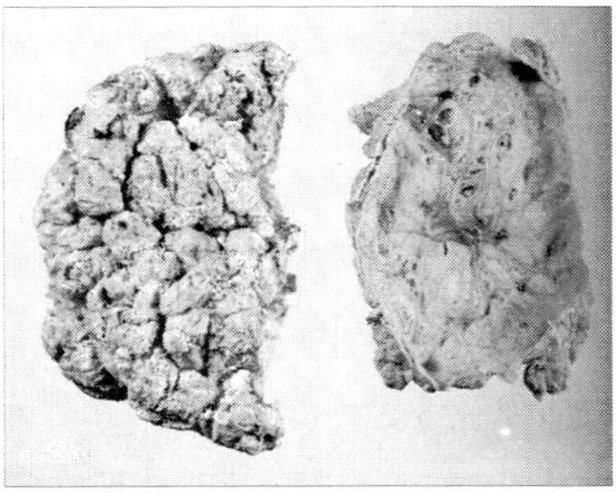

자하거는 性味가 甘鹹溫潤하여 助陽益精, 補氣養血하고 氣血陰陽을 平補하는 장점이 있다. 모든 虛勞, 內傷 등의 不足之證에 응용하는데, 약력이 緩和하여 오래 복용할 수 있는 滋補强壯하는 좋은 약재이다.

【효능과 응용】

1. 보기양혈(補氣養血): 氣血虧虛한 증상을 잘 치료
   (1) 肺氣不足하여 久咳虛喘하고 感寒하면 증상이 加重되는 것을 치료한다.
   (2) 肺氣虛弱하여 食少保納, 消瘦乏力, 便溏한 것을 다스린다.
   (3) 血虛 혹은 氣血兩虛하여 面色萎黃, 頭暈心悸, 失眠健忘한 것을 치료한다.
2. 조양익정(助陽益精): 肝腎虧虛한 경우에 적용
   (1) 肝腎陰虛하여 骨蒸勞熱, 盜汗한의 경우에 사용한다.
   (2) 腎陽不足하고, 精血虧虛하여 腰膝酸軟, 頭暈耳鳴, 健忘, 陽痿早泄한 경우에 사용한다.
   (3) 婦女의 冲任虛損으로 閉經, 宮冷不孕한 것부터 산후의 乳少까지 氣血虛少에 속한 諸症을 치료한다. 그 외에 年老, 久病, 先天不足 등에 사용한다.

299. 楓香脂 풍향지

가 결

楓香味辛 풍향미신 外科要藥 외과요약
瘙瘡癮疹 소창은진 齒痛亦可 치통역가

楓香脂는 味辛하고 外科의 要藥이어서 瘙瘡, 癮疹을 치료하고,
齒痛도 또한 다스릴 수 있다.

【약성설명】

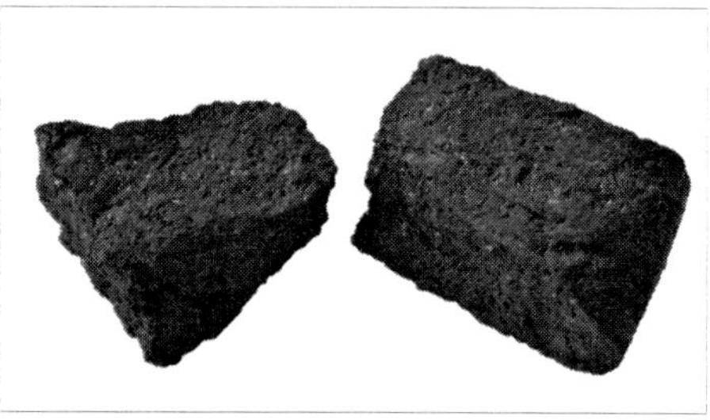

풍향지는 성미가 辛散苦泄하여 活血止血과 解毒消腫하는 효능이 뛰어나기 때문에 瘡癰, 疹癬에 자주 사용하는 외과의 要藥이다.

【효능과 응용】

1. 해독소종(解毒消腫): 瘰癧瘡毒, 疥癬, 痒疹에 사용한다. 외용약으로 다용한다.

2. 활혈지혈(活血止血): 外傷으로 인한 瘀腫, 筋傷, 骨折과 衄血, 吐血등에도 사용할 수 있다. 이외에도 止痛의 효능이 있어서 牙痛, 腹痛을 다스리는 것에 사용할 수 있다.

300. 檀香 단향

가결

檀香味辛 단향미신　升胃進食 승위진식[1]
霍亂腹痛 곽란복통　中惡穢氣 중악예기

檀香은 味辛하여 升胃進食의 효능이 있으니
霍亂腹痛이나 中惡穢氣에 사용한다.

【약성설명】

단향은 성미가 辛散溫通하고 芳香이 강하여 行氣散寒止痛에 장점이 있는 약재로, 寒鬱氣滯로 인한 諸痛에 사용한다.

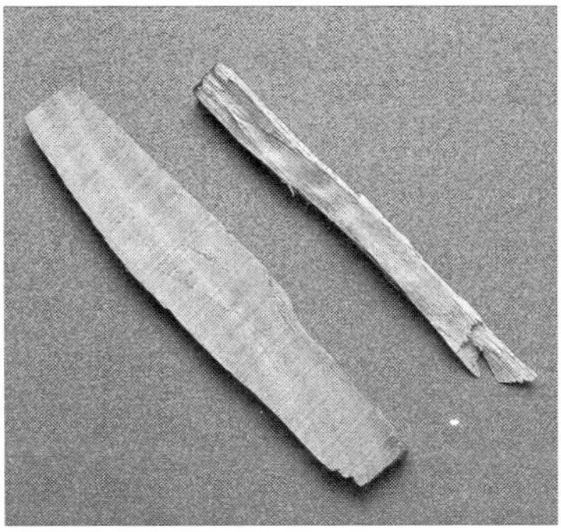

【효능과 응용】

1. 행기산한지통(行氣散寒止痛): 寒鬱氣滯로 인한 胃脘脹痛을 치료한다. 또한 活血藥과 배오하여 氣滯血瘀로 발생하는 胃脘刺痛을 치료할 수 있다. 현대에는 胸痺絞痛치료에도 응용한다.

이외에도, 開胃止嘔의 효능이 있어서 古法에서는 噎膈飮食不下하는 경우에도 사용하였다.

[1] 다른 판본에는 升胃進食이 開胃進食으로 된 것이 있다.

301. 安息香 안식향

가결

安息香辛 안식향신　驅除穢惡 구제예악[1]
開竅通關 개규통관　死胎能落 사태능락

安息香은 味辛하여 穢惡를 驅除한다.
開竅通關하며 死胎를 능히 내려오게 할 수 있다.

【약성설명】

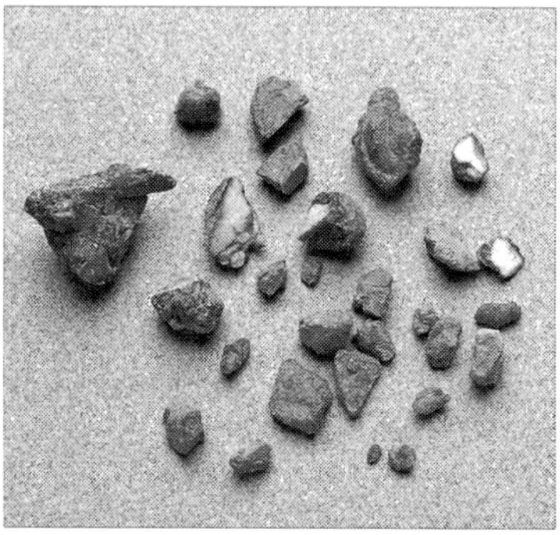

안식향의 성미는 辛散溫通하고 芳香이 강하여 開竅醒神에 능하고, 겸하여 行氣活血을 잘하기 때문에 竅閉神昏과 氣血瘀滯하여 나타나는 諸痛을 치료할 수 있다.

【효능과 응용】

1. 벽오개규(辟惡開竅): 中風, 中穢, 突然昏倒, 人事不省에 사용한다.

2. 활혈행기(活血行氣): 氣滯血瘀로 인한 心腹瘀痛부터 산후의 血暈까지 치료할 수 있다.

안식향을 外用하면 瘡瘍이 久潰하였는데 不收한 것을 치료할 수 있다.

[1] 다른 판본에는 驅除穢惡이 辟邪驅惡으로 된 것이 있다.

302. 蘇合香 소합향

가결

蘇合香甘 소합향감 祛痰辟穢 거담벽예
蠱毒癎疾 충독간질 夢魘能起 몽염능기

蘇合香은 味甘하여 祛痰, 辟穢하고
蠱毒과 癎疾을 치료하며 夢魘(가위)에서 깨어나게 한다.

【약성설명】

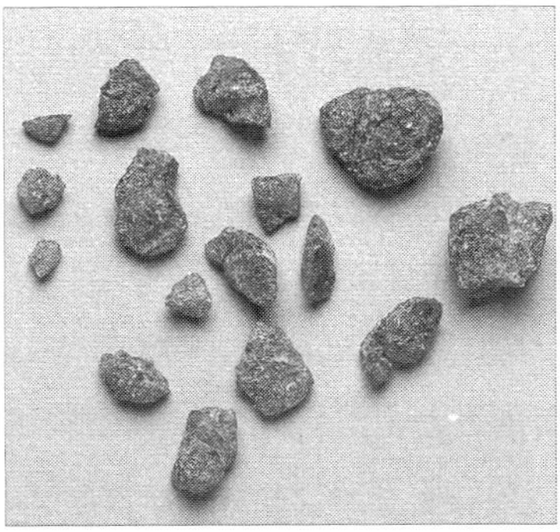

소합향은 辛溫行散하고 芳香開竅하는 효능이 사향과 비슷하지만 약력이 비교적 약하다. 寒痰濕濁으로 인한 蔽竅神昏등의 증상에 사용한다.

【효능과 응용】

1. 벽악개규(辟惡開竅): 中風, 中惡, 痰迷, 突然昏倒, 不省人事 등의 寒閉에 속하는 증에 사용한다. 行氣, 散寒, 化痰하는 약들과 함께 사용한다.

이 외에도 溫通止痛의 효능이 있어서 心腹猝痛의 경우에도 사용한다.

303. 熊膽 웅담

가 결

熊膽味苦 웅담미고 熱蒸黃疸 열증황달
惡瘡蟲痔 악창충치 五疳驚癎 오감경간

熊膽은 味苦하여 熱蒸, 黃疸, 惡瘡과 蟲痔를 다스리고, 五疳, 驚癎에 사용한다

【약성설명】

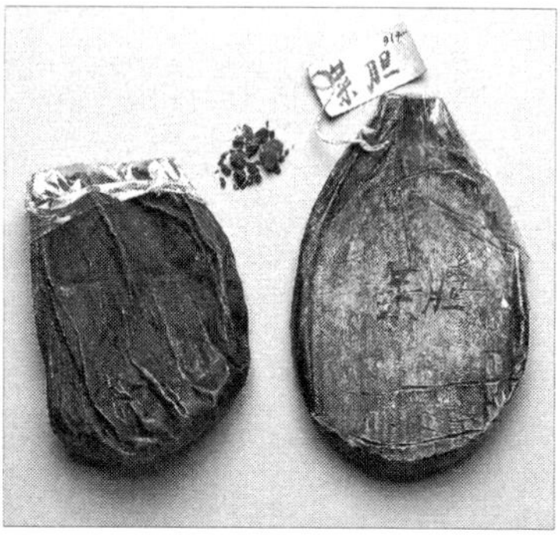

웅담은 苦寒淸降하는 성미로 心肝의 熱을 善淸하고 明目하며, 止痙, 解毒을 잘하여 肝熱로 인한 目赤, 動風에서 火毒瘡癰까지 치료하는 좋은 약이다.

【효능과 응용】

1. 청간명목(淸肝明目): 주로 肝經熱盛으로 인한 目赤腫痛, 羞明, 翳障을 치료한다. 혹은 熱極動風으로 인한 抽搐, 癲癎 등도 치료한다.

2. 청열해독(淸熱解毒): 火毒瘡癤과 痔疾등을 치료한다.

【사용주의】

환이나 산제로 사용하고 탕제로는 사용하지 않는다.

304. 硇砂 뇨사

가 결

硇砂有毒 뇨사유독　潰癰爛肉 궤옹란육
除翳生肌 제예생기　破癥消毒 파징소독

硇砂는 有毒하고, 潰癰으로 爛肉한 것을 다스린다.
除翳, 生肌하며 癥瘕를 破하고 消毒한다.

【약성설명】

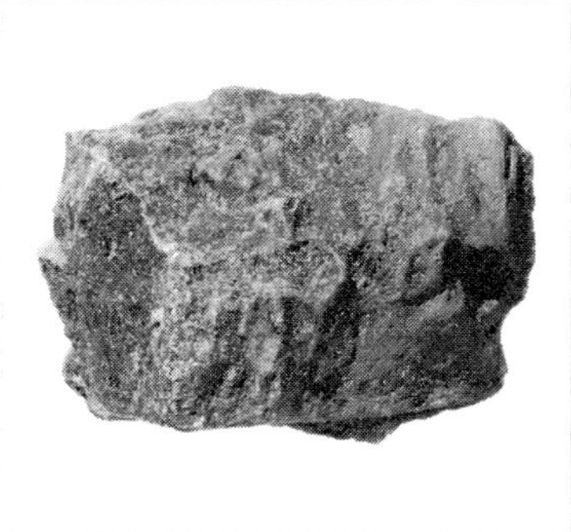

뇨사는 辛溫有毒한 약재로 주로 外用하면 攻毒蝕瘡하고 化瘀消堅하는 효과가 있고 내복하면 化痰利咽한다.

【효능과 응용】

1. 攻毒消堅(공독소견): 癰疽腫毒, 瘰癧, 目生努肉, 鼻生息肉 등을 치료한다.

2. 化痰利咽(화담리인): 頑痰, 老痰, 咳吐不利, 喉痺등에 활용된다.

305. 硼砂붕사

가 결

硼砂味辛붕사미신 療喉腫痛료후종통
膈上熱痰격상열담 噙化立中금화립중

硼砂는 味辛하고 咽喉의 腫痛과 膈上의 熱痰을 치료하며
입병에 머금으면 바로 적중한다.

【약성설명】

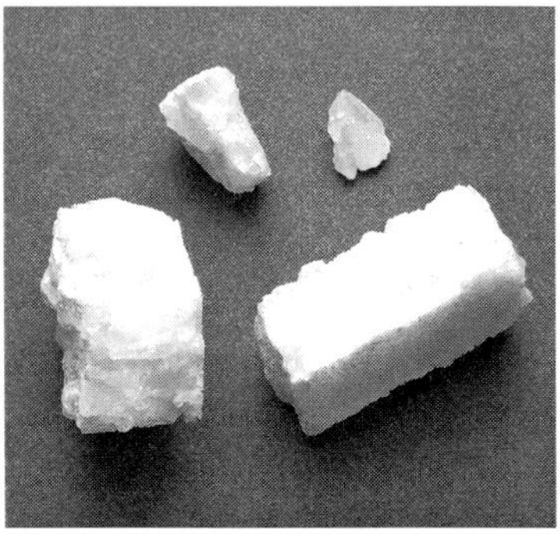

붕사의 甘寒한 성미는 清熱하고 味鹹한 성미는 軟堅한다. 외용으로 사용하면 清熱解毒, 防腐의 효능이 있어서 五管科에서 사용한다. 內服하면 清熱化痰하기 때문에 痰火內壅에 사용한다.

【효능과 응용】

1. 解毒防腐(해독방부): 肺胃火盛으로 생긴 口舌生瘡, 咽喉腫爛, 目赤腫痛, 目生翳膜등에 사용한다.

2. 清熱化痰(청열화담): 痰火壅滯로 咳痰不利, 久嗽, 聲嘶喉腫등에 사용한다.

306. 朱砂주사

가 결

朱砂味甘주사미감 鎭心養神진심양신
祛邪解毒거사해독 定魄安魂정백안혼

朱砂는 味甘하고 鎭心養神하며 祛邪解毒하며 魂魄을 安定시킨다.

【약성설명】

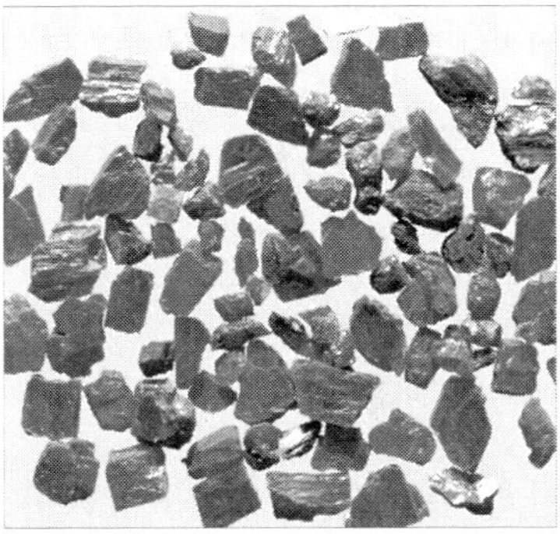

주사는 甘寒質重한 성미로 주로 心經에 入하여 안으로는 鎭心神하고 밖으로는 解瘡毒한다. 心神不安과 咽腫瘡毒의 要藥이다.

【효능과 응용】

1. 鎭心安神(진심안신): 心神不安을 다스림
   (1) 心經火盛으로 躁擾不安, 心煩不眠을 치료한다.
   (2) 濕熱病 邪熱內熾로 高熱煩燥, 譫語驚風 등을 다스린다.
   (3) 補神安心藥을 배오하면 氣血不足과 心失所養으로 인한 失眠健忘등에도 쓸 수 있다
2. 解毒療瘡(해독료창): 외용하면 咽喉腫痛, 口舌生瘡과 熱毒脹痛까지 쓰일 수 있다.

이외에도 주사는 환약을 만들 때 겉에 바르면 安神의 효능과 防腐의 효과가 있다.

【사용주의】

火煅을 금하며 過量을 久服하는 것을 금한다.

307. 硫黃 유황

가 결

硫黃性熱 류황성열　掃除疥瘡 소제개창
壯陽逐冷 장양축랭　寒邪敢當 한사감당

硫磺은 性熱하여 疥瘡을 掃除한다. 壯陽하고 逐冷하며 寒邪를 감당한다.

【약성설명】

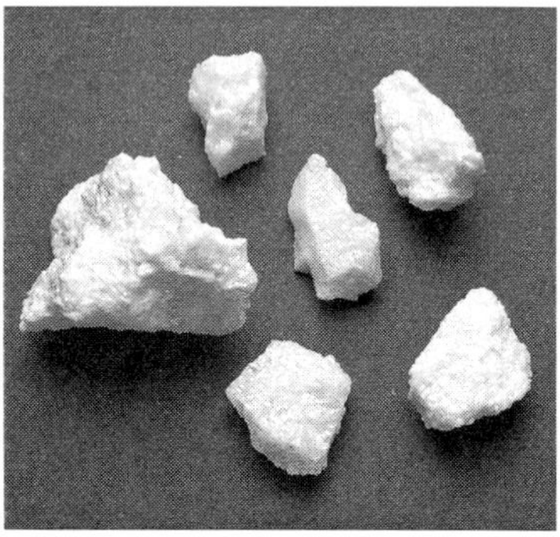

유황은 性溫有毒하여 주로 心腎에 入하고 外用하면 殺蟲止痒하며 內服하면 壯陽通便하기 때문에 피부병이나 虛冷便秘에 사용하면 효과가 좋다.

【효능과 응용】

1. 殺蟲止痒(살충지양): 頑癬瘙痒, 疥瘡, 陰蝕 등에 사용한다. 대체로 외용한다.

2. 壯陽通便(장양통변): 命門火虛衰나 下元虛冷으로 인한 陽痿, 尿頻, 虛寒喘嗽 등에 활용되며 虛冷便秘에도 사용할 수 있다.

308. 龍腦용뇌

가 결

龍腦味辛룡뇌미신 目痛竅閉목통규폐
狂躁妄語광조망어 眞爲良劑진위량제

龍腦는 味辛하고 目痛, 竅閉, 狂躁, 妄語에 쓰이고 진실로 좋은 약이다.

【약성설명】

용뇌는 辛香하고 방향이 뛰어난 약으로 性凉淸熱하며 開竅醒神의 효능이 비교적 약하다. 生肌止痛의 효능이 뛰어나기 때문에 五管科에서 外科常用藥으로 쓰인다.

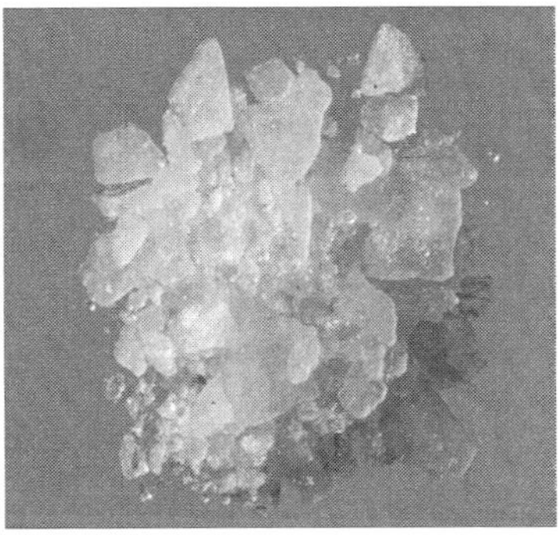

【효능과 응용】

1. 개규성신(開竅醒神): 中風으로 인한 痰熱, 神昏竅閉한 경우에 사용하며, 다른 약의 보조약으로 많이 사용된다.

2. 생기지통(生肌止痛): 目赤腫痛, 咽喉腫痛, 熱毒瘡瘍, 瘡潰不斂, 久不收口 등에 사용한다.

【주의사항】

일반적으로 환산제로 사용하고 탕제로 사용하지 않는다.

309. 蘆薈 노회

가결

蘆薈氣寒 노회기한 殺蟲消疳 살충소감
癲癎驚搐 전간경축 服之立安 복지입안

蘆薈는 氣寒하고 殺蟲하며 疳疾을 삭인다.
癲癎으로 驚搐할 때 복용하면 바로 편안해진다.

【약성설명】

노회는 성미가 苦寒하고 沈降하기 때문에 腸胃를 蕩滌하는데, 藥力이 大黃과 비슷하거나 그 이상이고 겸하여 凉肝, 殺蟲한다. 熱結便秘, 肝經實火, 蟲積腹痛 등의 증상에 적합하다.

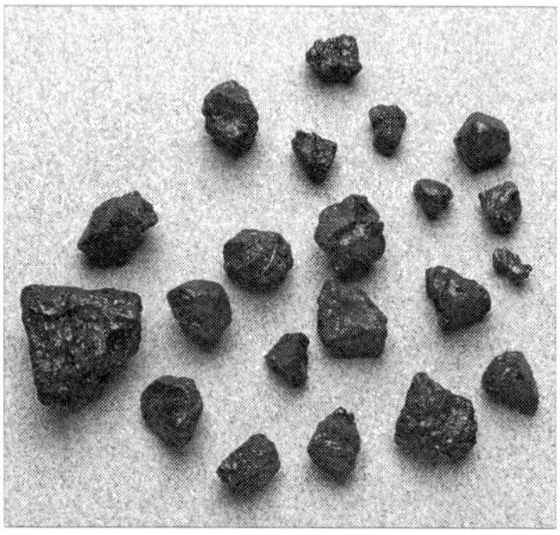

【효능과 응용】

1. 사열통변(瀉熱通便): 熱結便秘, 目赤頭痛, 煩燥不眠 등의 증세에 적용한다. 胃腸有熱에 속한 습관성변비에도 사용이 가능하다.

2. 량간청심(凉肝淸心): 肝經實火로 인한 驚風, 抽搐을 치료하고 煩躁易怒, 耳鳴, 耳聾, 大便秘結도 치료한다. 淸熱瀉火藥과 함께 사용한다.

3. 살충료감(殺蟲療疳): 蟲積腹痛, 小兒疳積, 面黃肌瘦한 경우 등에 사용한다. 외용하여 疥瘡 치료도 가능하다.

310. 天竺黃 천축황

가 결

天竺黃甘천축황감 急慢驚風급만경풍
鎭心解熱진심해열 驅邪有功구사유공

天竺黃은 味甘하고 急慢驚風에 사용한다. 鎭心, 解熱하고, 驅邪의 효능이 있다.

【약성설명】

천축황은 성미가 甘寒하고 주로 心, 肝으로 入하여 淸熱痰, 定驚安神한다. 痰熱로 인한 諸證에 적합하다.

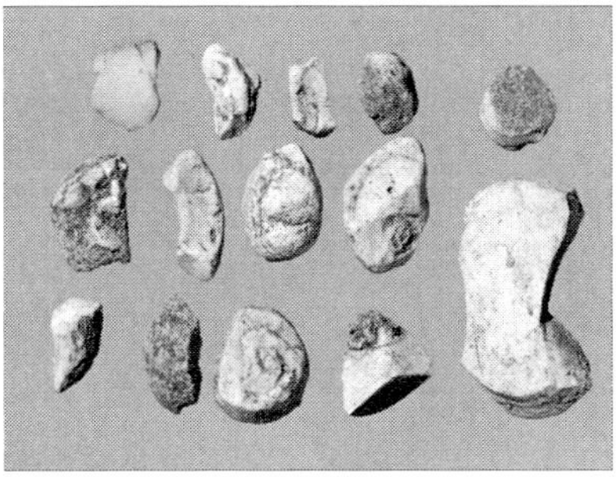

【효능과 응용】

1. 청열화담(淸熱化痰): 痰熱內盛하여 咳痰黃稠, 胸悶氣喘하는 등의 증상에 적합하다.

2. 청심정경(淸心定驚): 小兒의 痰熱로 인한 驚風抽搐과 痰熱中風, 失語, 偏癱을 치료한다.

311. 麝香 사향

가 결

麝香辛溫 사향신온 善通關竅 선통관규
辟穢安驚 벽예안경 解毒甚妙 해독심묘

麝香은 辛溫하며, 關竅를 善通한다. 辟穢하고 安驚하며 解毒하는 효능이 심히 묘하다.

【약성설명】

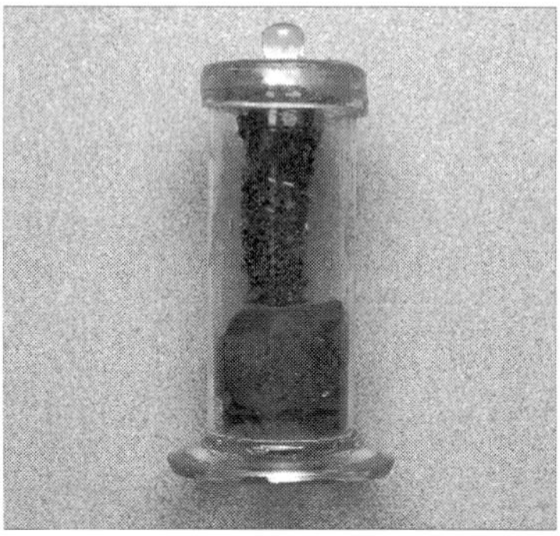

사향은 辛散溫通하고 芳香이 뛰어난 약으로 12경에 모두 入하여 開竅, 散瘀하는데 藥力이 매우 강력하다. 神昏閉證 및 血瘀諸痛, 瘡瘍腫痛을 치료하는 좋은 약이다.

【효능과 응용】

1. 개규성신(開竅醒神): 熱陷心包로 高熱神昏하거나 痰熱閉竅로 神昏痰盛하거나 熱極驚風하여 抽搐昏厥하거나 寒濕痰濁이 上蒙清竅하는 등의 閉證에 사용하는데, 적절히 배오하면 寒閉 또는 熱閉 모두 응용할 수 있다.

2. 산어지통(散瘀止痛): 血瘀諸痛 과 瘡癰을 치료한다.
   (1) 咽喉腫痛, 瘡瘍腫痛, 乳癰, 肺癰에 사용한다.
   (2) 여자의 血分瘀滯로 閉經, 癥瘕, 難産한 경우에 사용한다.
   (3) 血瘀頭痛, 胸痹絞痛 및 外傷瘀腫에 사용한다.

【주의사항】 달여 먹지 않는다. 임신부는 복용을 금한다.

312. 乳香 유향

가 결

乳香辛苦 유향신고 療諸惡瘡 료제악창
生肌止痛 생기지통 心腹尤良 심복우량

乳香은 辛苦하며 각종 惡瘡을 치료한다. 生肌, 止痛하며, 心腹痛에 더욱 좋다.

【약성설명】

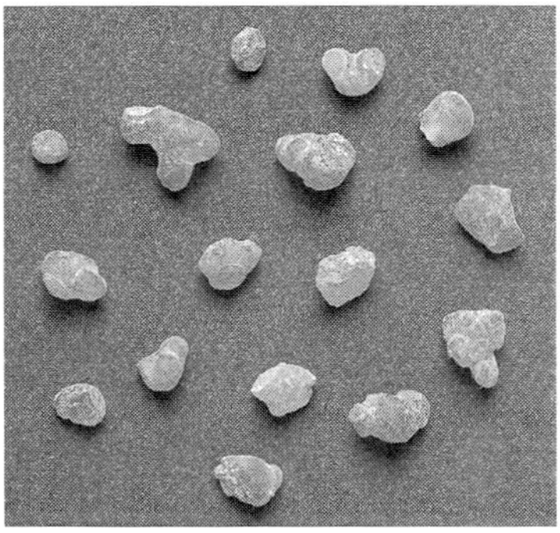

유향은 辛酸苦泄하는 약으로 芳香이 뛰어나고 肝經으로 入하고 血分으로 走하여 活血止痛하는 효능이 뛰어나다. 生肌消腫하므로 外傷의 중요한 약이 된다.

【효능과 응용】

1. 활혈지통(活血止痛): 血瘀諸痛을 치료
   (1) 血分瘀滯, 心腹諸痛에 사용한다.
   (2) 婦女血瘀로 인한 閉經, 痛經, 癥瘕에 사용한다.
   (3) 風濕痺症, 肢節疼痛과 外傷瘀腫作痛에 사용한다.

2. 소종생기(消腫生肌): 瘡瘍초기에 紅腫熱痛에 사용 가능하다. 또는 瘡瘍破潰, 久不收口하거나 瘰癧, 痰核이 堅硬不消한 경우에 사용한다.

313. 沒藥몰약

가결

沒藥苦平몰약고평 治瘡止痛치창지통[1]
跌打損傷질타손상 破血通用파혈통용

沒藥은 苦平하여 瘡을 치료하고 止痛한다. 타박으로 損傷된 것과 破血하는데 通用한다.

【약성설명】

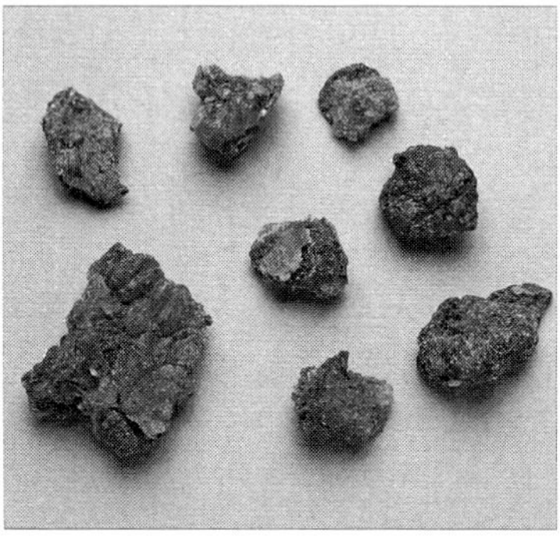

몰약은 성미는 辛散苦泄하며 散瘀生肌하는 효능이 乳香에 가깝다. 일반적으로 유향과 相須하기 때문에 같이 사용하고 破瘀의 효능이 강하다.

【효능과 응용】

1. 산어지통(散瘀止痛): 血分瘀滯로 心腹諸痛하거나 여자의 痛經, 閉經, 癥瘕包塊를 치료하고 風濕痺痛과 外傷腫痛에 사용한다.

2. 소종생기(消腫生肌): 瘡癰, 瘰癧을 치료한다.

[1] 다른 판본에는 沒藥苦平이 沒藥溫平으로 된 것이 있다.

314. 阿魏아위

가 결

阿魏性溫아위성온 除癥破結제징파결
止痛殺蟲지통살충 傳屍可滅전시가멸

阿魏는 性溫하고 破結한다. 止痛하고 殺蟲하며 傳尸를 없앤다.

【약성설명】

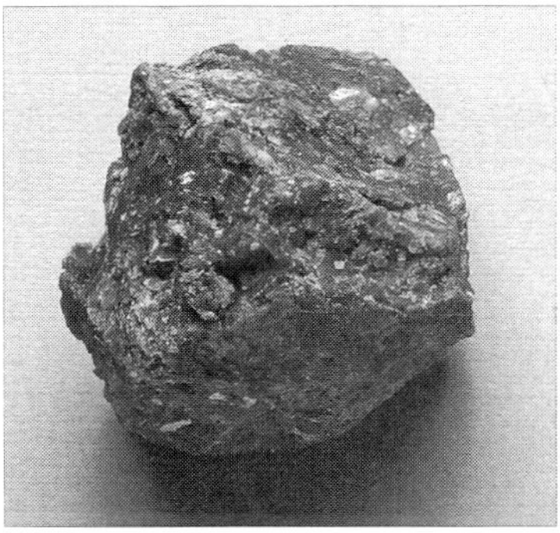

아위는 幸溫行滯하고 飽食積滯를 善消하고, 겸하여 消癥散痞한다. 食積, 痞塊를 치료하는 데 사용한다.

【효능과 응용】

1. 소식화체(消食化滯): 內食積滯로 胃呆食少한 것을 치료한다.

2. 소비산징(消痞散癥): 腹中痞塊와 瘀血癥瘕를 낫게 한다.

315. 水銀수은

가 결

水銀性寒수은성한 治疥殺蟲치개살충
斷絕胎孕단절태잉 催生立通최생립통

水銀은 性寒하고 疥癬을 낫게 하며 殺蟲한다.
胎孕을 斷絕하고 催生함이 바로 通한다.

【약성설명】

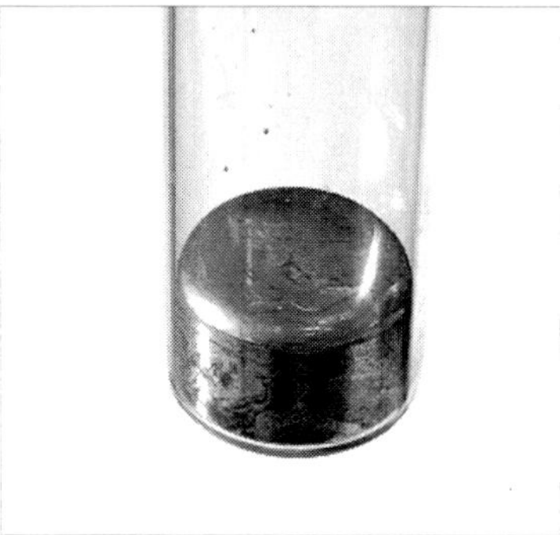

수은은 辛寒大毒한 약물로 以毒攻毒의 방법으로 殺蟲療癬할 수 있다. 주로 外用한다.

【효능과 응용】

1. 공독살충(攻毒殺蟲): 頑癬, 疥瘡, 惡腫瘡毒 및 梅毒등을 치료한다.

【사용주의】

임신부에게 사용하지 않는다. 오래 사용하면 中毒의 우려가 있다.

316. 輕粉경분

가 결

輕粉性燥경분성조 外科要藥외과요약
楊梅諸瘡양매제창 殺蟲可托살충가탁

輕粉은 性燥하고 外科의 要藥이다.
매독과 諸瘡을 다스리고, 殺蟲에 가히 쓸 수 있다.

【약성설명】

경분은 辛寒有毒하고 外用하면 攻毒殺蟲하고 內服하면 通利二便한다. 疥癬 및 水腫脹滿, 二便不利등의 증에 사용한다.

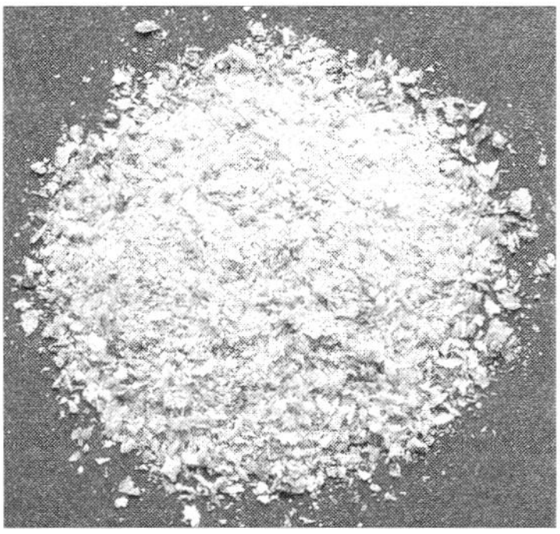

【효능과 응용】

1. 공독살충(攻毒殺蟲): 疥, 癬, 梅毒등에 사용한다.

2. 완사리수(緩瀉利尿): 水腫臌脹, 二便不利에 사용하는데 逐水藥을 배오하여 사용한다.

【사용주의】

內服시 過量과 久用을 금하고 임신부에게는 사용하지 않는다.

317. 靈砂영사

가 결

靈砂性溫영사성온 血脈能通혈맥능통
止煩辟邪지번벽사 虛人忌用허인기용

靈砂는 性溫하고 血脈을 능히 通하게 한다.
止煩, 辟邪의 효능이 있고 虛人에게 사용하지 않는다.

【약성설명】

영사는 甘溫하여 주로 心胃로 入하고, 安神鎭吐, 升降陰陽의 효능이 있어서, 氣不升降, 反胃吐逆 등에 사용한다.

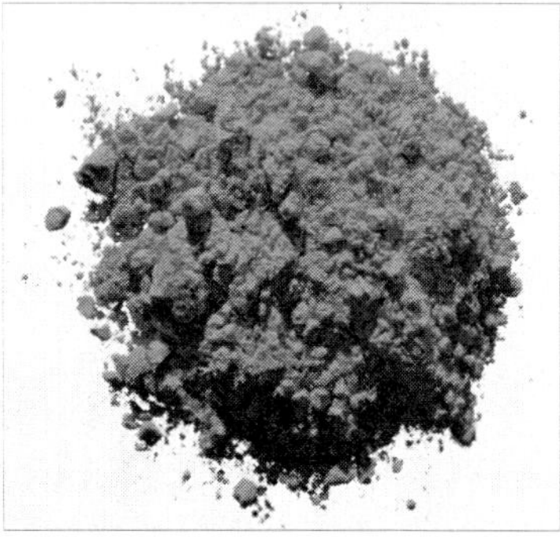

【효능과 응용】

1. 인신지구(安神止嘔): 霍亂吐逆, 冷氣心痛, 氣不升降, 頭暈反胃 등에 사용한다.

318. 砒霜 비상

가 결

砒霜大毒비상대독 風痰可吐풍담가토
截瘧除哮절학제효 能消沈痼능소침고

砒霜은 大毒하고 風痰을 가히 吐하게 한다. 截瘧과 除哮하고 痼疾을 낫게 한다.

【약성설명】

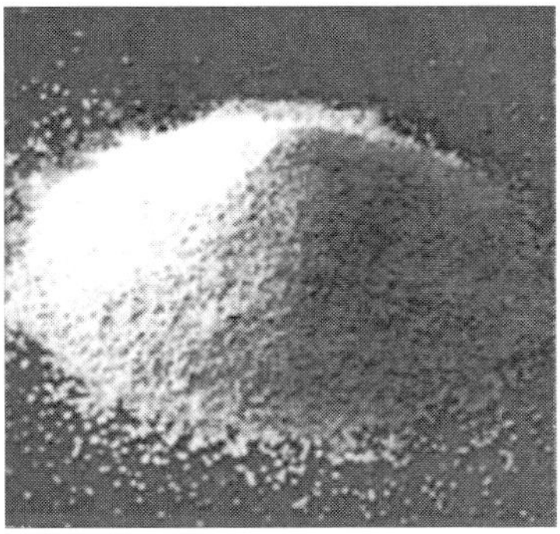

비상은 味辛하고 大熱大毒하여, 外用하면 蝕瘡去腐하고 內服하면 平喘, 截瘧한다. 瘰癧, 寒喘등의 증에 사용한다.

【효능과 응용】

1. 식창거부(蝕瘡去腐): 外用하면 癰疽, 瘰癧, 痔瘡 등을 치료할 수 있다.

2. 평천(平喘), 절학(截瘧): 寒痰哮喘, 瘧疾寒熱에 사용할 수 있다.

【사용주의】

중독을 예방하기 위해서 미량을 잠시만 사용한다. 임신부는 복용을 금한다.

319. 雄黃 웅황

가 결

雄黃苦辛 웅황고신 辟邪解毒 벽사해독[1]
更治蛇虺 갱치사훼 喉風瘜肉 후풍식육

雄黃은 苦辛하고 辟邪, 解毒의 효능이 있다.
또 뱀독을 치료하고 喉風과 瘜肉을 다스린다.

【약성설명】

웅황은 辛溫有毒한 약재로 解毒療瘡의 효과가 있어서 外科에서 常用하고 겸하여 殺蟲의 효과가 있다.

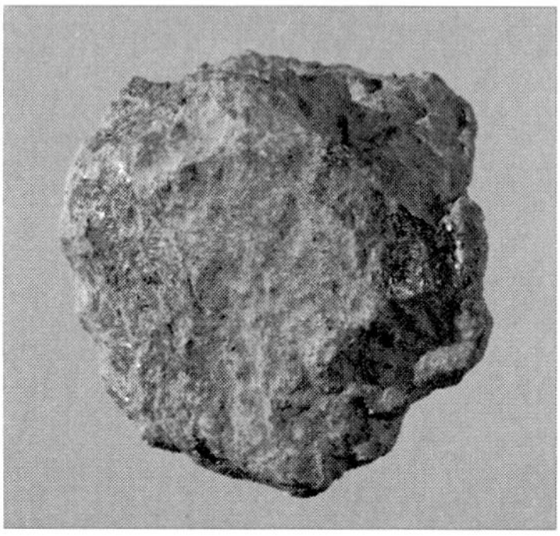

【효능과 응용】

1. 해독(解毒): 瘡癰療毒, 疥癬, 蟲蛇咬傷 등을 치료한다.

2. 살충(殺蟲): 蛔蟲 등의 腸道寄生蟲을 치료한다. 또한 瘧疾寒熱을 치료한다.

【사용주의】

임신부는 복용을 금한다.

[1] 다른 판본에는 雄黃苦辛이 雄黃甘辛으로 된 것이 있다.

320. 珍珠진주

가 결

珍珠氣寒진주기한 鎭驚除癎진경제간
開聾磨翳개롱마예 止渴墜痰지갈추담

珍珠는 氣寒하며, 鎭驚과 除癎한다.
耳聾을 開하고 翳膜을 치료하며 止渴, 墜痰한다.

【약성설명】

진주는 성미가 甘寒하여 淸潤하고, 心肝의 火를 풀며, 解毒하고 定驚하는 효능이 뛰어나, 心肝火盛, 驚風, 瘡毒에 사용할 수 있다. 진주는 淸肝熱, 益肝陰하고 明目하는 좋은 약이다.

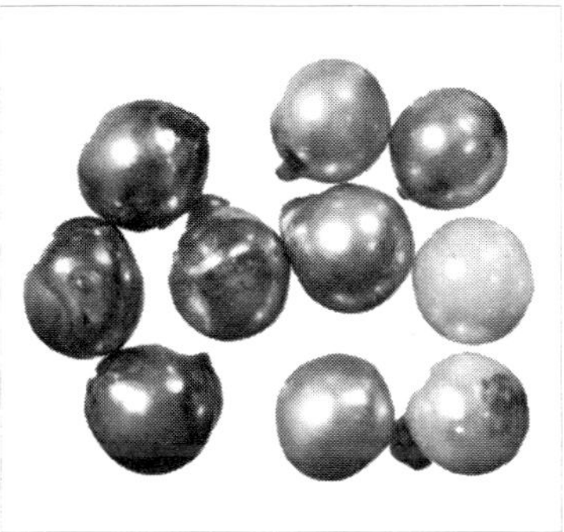

【효능과 응용】

1. 진심정경(鎭心定驚): 小兒高熱로 急驚抽搐하고 癲癎狂亂 등의 증상을 치료한다.

2. 명목소예(明目消翳): 肝經有熱에 속하는 目赤腫痛, 目生翳膜등을 치료한다.

3. 해독렴창(解毒斂瘡): 口舌生瘡, 咽腫喉痺, 瘡瘍不斂 등을 치료하는 효능이 뛰어나다.

321. 牛黃 우황

가결

牛黃味苦 우황미고 大治風痰 대치풍담
定魄安魂 정백안혼 驚癎靈丹 경간영단

牛黃은 味苦하며 風痰을 크게 치료한다.
魂魄을 安定시키며 驚癎을 치료하는 靈丹을 만들 수 있다.

【약성설명】

우황은 味苦性凉하며, 心肝으로 入하여 淸心, 豁痰, 開竅하는 효능이 뛰어날 뿐만 아니라 凉肝, 息風, 止痉하는 작용이 있으며 解毒하는 효능이 우수하다. 그러므로 痰熱竅閉, 高熱動風과 熱毒瘡瘍 등을 치료하는 중요한 약이다.

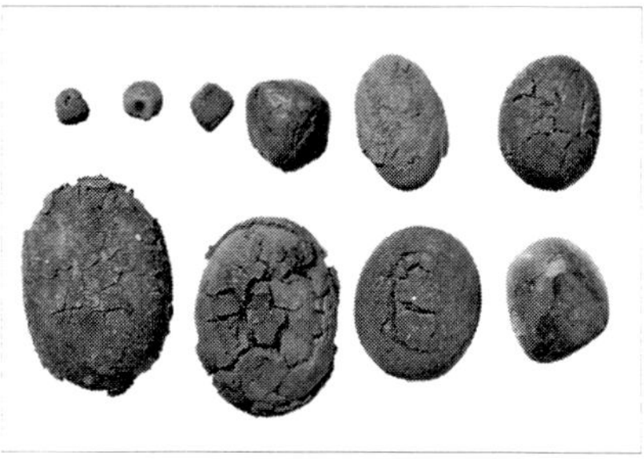

【효능과 응용】

1. 화담개규(化痰開竅): 痰熱內盛하여 閉阻心竅, 神昏不醒한 것을 치료한다. 또 外感溫熱이 邪陷心包하여 高熱神昏하는 것을 치료하는데 淸熱化痰, 凉血解毒하는 약과 함께 사용한다.

2. 식풍지동(息風止痉): 外感熱病으로 熱極動風하거나 소아의 痰熱驚風, 痙攣抽搐 등을 치료한다.

3. 청열해독(淸熱解毒): 實熱毒으로 인한 咽喉腫痛, 口舌生瘡, 癰疽疔毒, 乳岩, 瘰癧 등에 사용 할 수 있다.

322. 琥珀 호박

가 결

琥珀味甘 호박미감 安魂定魄 안혼정백
破瘀消癥 파어소징 利水通淋 리수통림[1]

琥珀은 味甘하고 魂魄을 安定시키며, 破瘀, 消癥하며, 利水, 通淋한다.

【약성설명】

호박은 성미가 甘平하며 質重하다. 心肝으로 주로 入하여 鎭心安神하고 血分으로 들어가 散瘀하며 膀胱에 작용하여 利尿작용을 하므로 失眠, 驚狂에 사용하고 血分의 瘀滯와 血淋 등의 증에 사용한다.

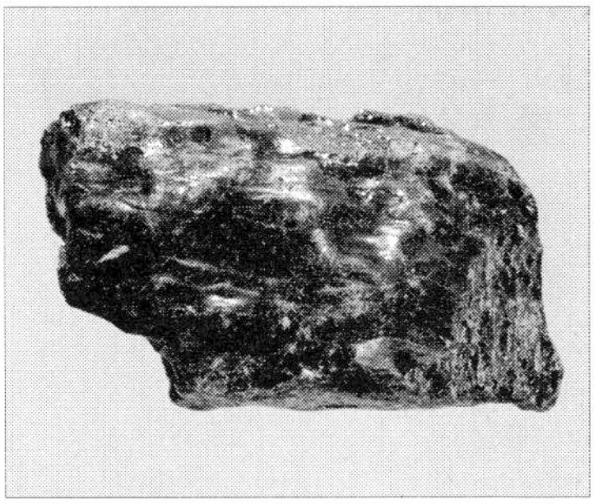

【효능과 응용】

1. 진심안신(鎭心安神): 癲病驚狂, 소아의 담열경풍을 치료하는 데에 쓸 수 있고, 적절히 배오하여 사용하면 失眠多夢을 치료하는데, 허실을 막론하고 모두 쓸 수 있다.

2. 활혈산어(活血散瘀): 여자의 血分瘀滯로 인한 經閉, 癥瘕와 産後瘀阻로 인한 腹痛 및 胸痺絞痛 등에 사용한다.

3. 이뇨통임(利尿通淋): 血淋澁痛, 小便不利를 치료하는 효능이 뛰어나며, 通淋止血藥와 배오하여 사용한다.

[1] 다른 판본에는 利水通淋이 利水通澁으로 된 것이 있다.

323. 血竭 혈갈

가 결

血竭味鹹 혈갈미함 **跌撲傷損** 질박상손
惡毒瘡癰 악독창옹 **破血有準** 파혈유준

血竭은 味鹹하고, 跌撲損傷을 치료하며 惡毒과 瘡癰을 치료하고 破血하는 효능이 확실하다.

【약성설명】

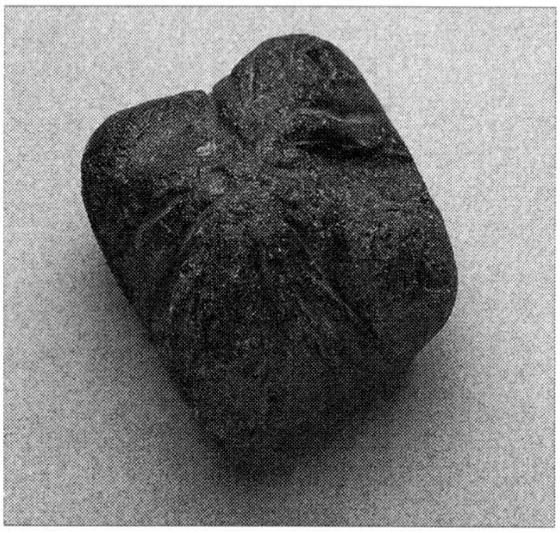

혈갈은 味鹹하여 혈분으로 들어가 혈을 행하게도 그치게도 할 수 있으므로, 外用하면 止血, 斂瘡, 生肌하는 효능이 뛰어나고, 內服하면 活血散瘀하여 止痛하는 효능이 뛰어나, 어혈로 인한 여러 통증을 비롯한 外科와 傷科의 상용약이이다.

【효능과 응용】

1. 활혈지통(活血止痛): 外傷瘀痛, 筋骨傷痛, 血瘀痛經, 産後瘀阻腹痛 및 血瘀로 인한 心腹諸痛에 사용할 수 있다.

2. 생기렴창(生肌斂瘡): 癰疽惡瘡과 久不收口, 그리고 外傷出血을 치료하는 효능이 뛰어나다.

324. 石鍾乳 석종유

가 결

石鍾乳甘 석종유감　氣乃剽悍 기내표한
益氣固精 익기고정　治目昏暗 치목혼암[1]

石鍾乳는 味甘하고, 기운이 慓悍하다.
益氣固精하고 눈이 昏暗한 것을 치료한다.

【약성설명】

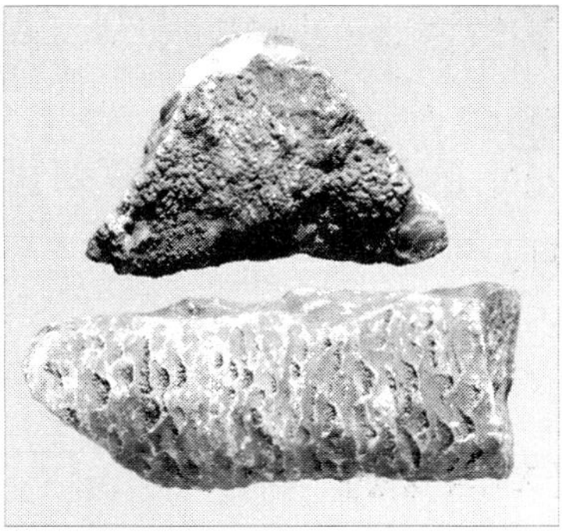

석종유는 성미가 甘溫하고 肺腎으로 주로 入하여, 溫肺暖腎한다. 平喘壯陽의 효능이 있어 寒喘과 陽痿 등에 사용한다.

【효능과 응용】

1. 온폐장양(溫肺壯陽): 虛寒으로 인한 咳喘, 腎虛로 인한 陽痿와 腰脚冷痺 등을 치료하는 데에 주로 사용한다.

[1] 다른 판본에는 治目昏暗이 明目延壽로 된 것이 있다.

325. 陽起石 양기석

가 결

陽起石甘 양기석감 腎氣乏絶 신기핍절
陽痿不起 양위불기 其效甚捷 기효심첩

陽起石은 味甘하고, 腎氣가 乏絶한 것을 다스린다.
陽痿로 발기가 되지 않는 것에 효과가 매우 빠르다.

【약성설명】

양기석은 성미가 鹹溫하고 오로지 腎經으로 入하여 溫壯腎陽하는 효능만을 가지므로 下元이 虛寒한 것과 陽痿, 不孕 등에 사용한다.

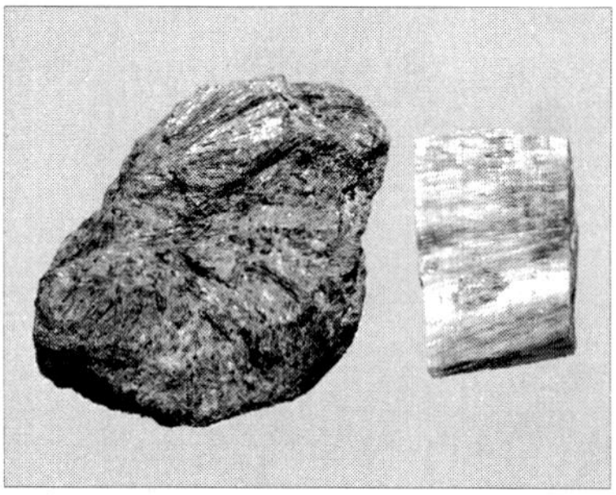

【효능과 응용】

1. 온신장양(溫腎壯陽): 腎陽不足하고 命火虛衰하여, 남자는 陽痿不擧하고 여자는 宮冷不孕하는 증에 주로 사용한다.

326. 桑椹子 상심자

가 결

桑椹子甘상심자감 解金石燥해금석조
清除熱渴청제열갈 染鬚髮皓염수발호

桑椹子는 味甘하여 金石의 燥를 解하고, 熱渴을 제거하며, 鬚髮을 검게 한다.

【약성설명】

상심자는 성미가 甘寒清潤하여 주로 肝腎으로 入하고 滋陰養血과 生津潤燥한다. 따라서 肝腎의 陰血不足과 津虧消渴 및 腸燥 등의 증에 사용한다.

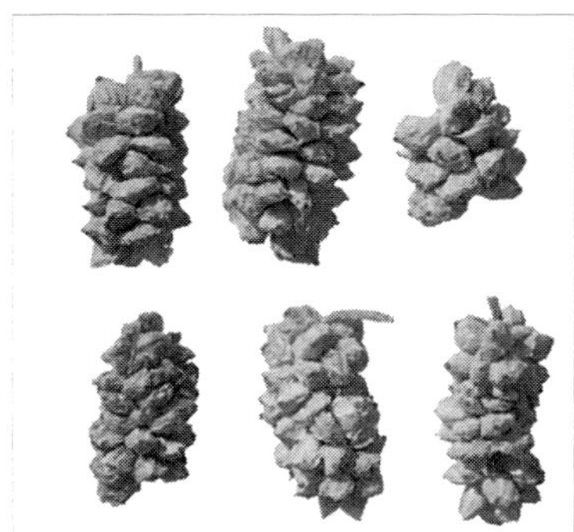

【효능과 응용】

1. 자음보혈(滋陰補血): 肝腎不足, 陰血虧虛하여 頭暈目暗, 耳鳴失眠, 鬚髮早白 등의 증상에 사용한다.

2. 생진윤조(生津潤燥): 津傷內熱消渴, 陰虛肺燥乾咳, 津傷腸燥便秘 등에 養陰生津藥과 함께 배오하여 사용한다.

327. 蒲公英포공영

가결

蒲公英苦포공영고　潰堅消腫궤견소종
結核能除결핵능제　食毒堪用식독감용

蒲公英은 味苦하고, 潰堅, 消腫의 효능이 있다.
結核을 능히 除祛하고, 食毒에 쓸 수 있다.

【약성설명】

포공영의 甘寒한 성미는 淸解하며, 味苦함은 開泄시킨다. 오로지 解毒, 消腫하여, 瘡癰의 要藥이 된다. 겸하여 利濕의 효능이 있다.

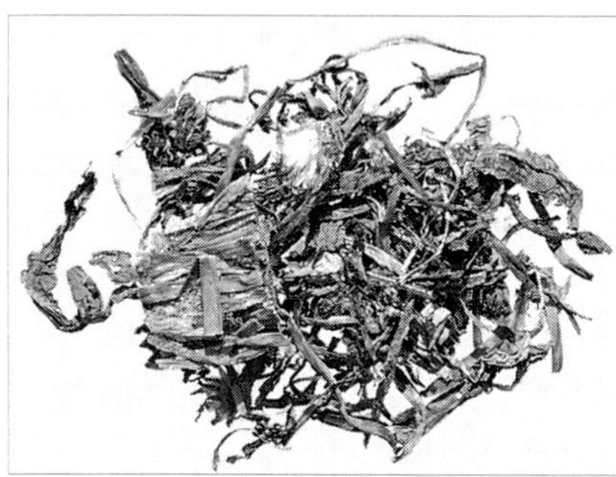

【효능과 응용】

1. 청열해독(淸熱解毒), 소종산결(消腫散結): 熱毒으로 인한 瘡癰을 치료
   (1) 實火熱毒上攻하여 생긴 目赤, 咽腫, 口舌生瘡을 치료한다.
   (2) 熱毒瘡瘍, 乳癰腫痛, 疔毒內攻을 치료한다.
   (3) 肺癰으로 咳吐膿血하거나, 腸癰으로 腹痛發熱한 것을 치료한다.

2. 이뇨통림(利尿通淋): 熱淋澁痛과 濕熱發黃을 치료할 수 있다.

328. 石葦 석위

가 결

石葦味苦 석위미고　通利膀胱 통리방광
遺尿或淋 유뇨혹림　發背瘡瘍 발배창양

石葦는 味苦하고, 膀胱을 通利한다.
遺尿 혹은 淋症과 發背瘡瘍에 사용한다.

【약성설명】

석위는 味苦微寒하여 淸降下行하는데, 위로는 淸肺하여 止咳하고 아래로는 利尿通淋한다. 微寒하기 때문에 凉血止血하고, 따라서 熱淋과 血淋 및 肺熱咳嗽에 사용한다.

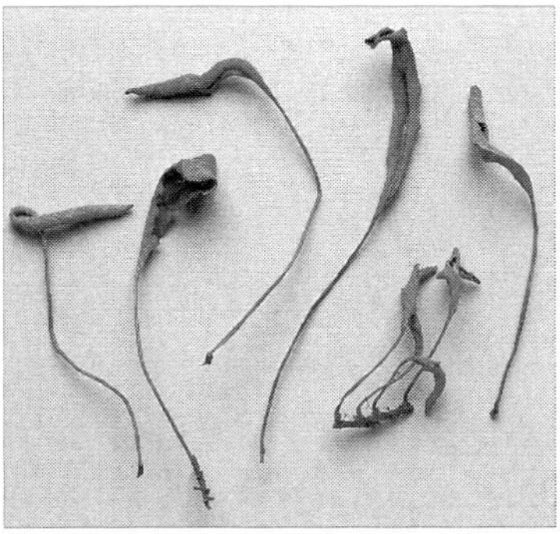

【효능과 응용】

1. 이뇨통림(利尿通淋): 熱淋, 血淋, 沙石淋을 주로 치료한다.

2. 량혈지혈(凉血止血): 血熱妄行으로 인한 咳血, 吐血, 衄血, 尿血 및 崩漏 등의 다양한 종류의 출혈증상에 이용할 수 있다.

3. 청폐지해(淸肺止咳): 肺熱로 인한 咳嗽를 치료할 수 있다.

329. 萹蓄 편축

가 결

萹蓄味苦 편축미고 疥瘙疳痔 개소감치
小儿蛔蟲 소인회충 女人陰蝕 여인음식

萹蓄은 味苦하고 疥瘙, 疳痔와 소아의 蛔蟲, 여인의 陰蝕에 사용한다.

【약성설명】

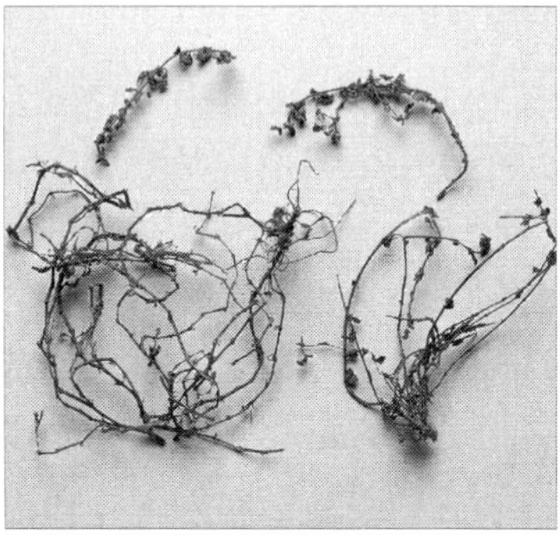

편축은 苦降下行하여 通利膀胱하는 약이다. 苦燥하기 때문에 殺蟲, 除濕, 止痒의 효과가 있다. 따라서 淋病과 濕疹에 사용한다.

【효능과 응용】

1. 이뇨통림(利尿通淋): 熱淋澁痛과 小便不利를 주로 치료한다.
2. 살충지양(殺蟲止痒): 皮膚濕疹, 陰部瘙痒을 치료할 수 있다. 또, 다양한 기생충을 치료하며, 다른 구충약과 배오하여 사용한다.

330. 赤箭 적전(천마)

가 결

赤箭味苦적전미고 原號定風원호정풍
殺蠱解毒살고해독 除疝療癰제산료옹

赤箭은 味苦하고 원래 定風이라 불렀다.
殺蟲, 解毒하며 疝症을 없애고 癰疽를 낫게 한다.

【약성설명】

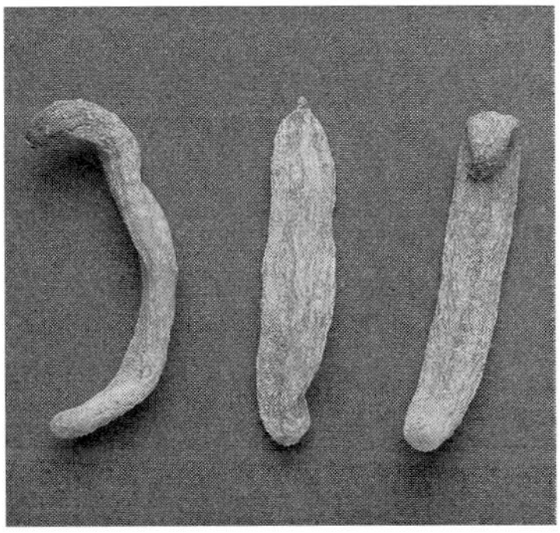

〈몽계필담夢溪筆談〉: "적전은, 즉 지금의 천마이다."
따라서 적전의 약성은 천마와 같다.

331. 鷄內金계내금

가결

鷄內金寒계내금한 溺遺精泄닉유정설
禁痢漏崩금리루붕 更除煩熱갱제번열

鷄內金은 性寒하고 小便의 溺遺과 精泄, 痢疾과 崩漏를 다스리며, 煩熱을 제거한다.

【약성설명】

계내금의 味甘함은 健胃消食하고 微寒한 성미는 退積熱하기 때문에 食積不消와 疳積發熱을 잘 치료하고 겸하여 止遺, 縮尿의 효능도 있다.

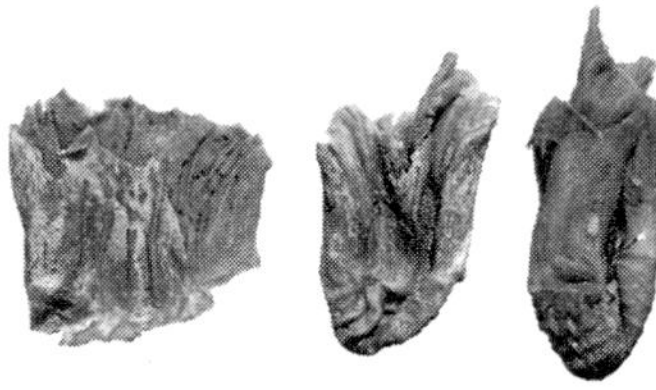

【효능과 응용】

1. 소식건위(消食健胃): 다양한 종류의 飮食積滯, 消化不良과 小兒疳積發熱 등의 증을 치료한다.

2. 축뇨지유(縮尿止遺): 소아의 膀胱約束無力으로 인한 遺尿를 치료할 수 있다. 근래에는 요로결석에도 사용하는데, 消堅化石하는 효능이 있다.

332. 鰻鱺魚 만려어[1]

가 결

鰻鱺魚甘 만려어감　勞瘵殺蟲 노채살충
痔漏瘡疹 치루창진　崩疾有功 붕질유공

鰻鱺魚는 味甘하며 勞瘵, 殺蟲, 痔漏, 瘡疹, 崩疾에 효과가 있다.

【약성설명】

만려어는 성미가 甘平하여 주로 肝腎에 入하고 虛羸諸症을 치료한다.

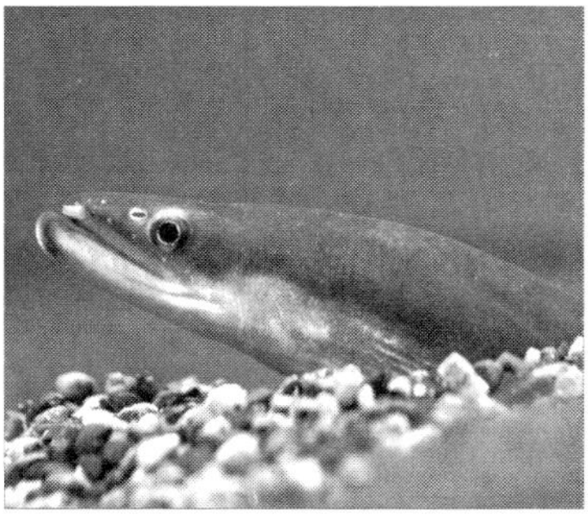

【효능과 응용】

1. 보허(補虛): 남녀의 모든 虛勞弱症, 骨蒸勞瘦을 치료한다.

2. 살충(殺蟲): 腸風, 下蟲을 치료한다.

---

[1] 뱀장어

333. 螃蟹방해[1]

가 결

螃蟹味鹹방해미함 散血解結산혈해결
益氣養筋익기양근 除胸煩熱제흉번열

螃蟹는 味鹹하고 散血, 解結한다. 益氣하고 養筋하며 胸中의 煩熱을 없앤다.

【약성설명】

방해는 성미가 鹹寒하고 주로 肝胃로 入하여 滋養肝陰하고 充胃液하며 養筋續骨의 효능이 있다. 滋補療傷의 좋은 약재이다.

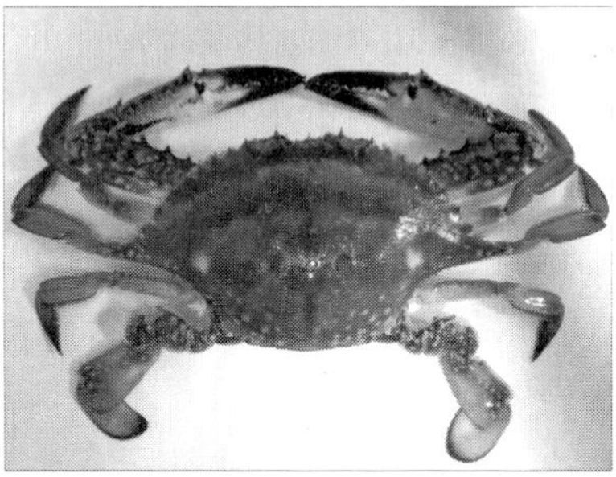

【효능과 운용】

1. 익기혈(益氣血), 양근골(養筋骨): 陰血不足으로 筋骨失養, 軟弱無力하거나 筋骨損傷에 사용한다.

2. 산혈소어(散血消瘀): 산후의 瘀阻腹痛에 쓰인다.

[1] 게

334. 馬肉마육

가 결

馬肉味苦마육미고 堪强腰脊감강요척
自死老死자사노사 拚棄勿食변기물식

馬肉은 味苦하고 腰脊을 强하게 한다.
저절로 죽거나 늙어죽은 말은 먹으면 안 되고 버려야 한다.

【약성설명】

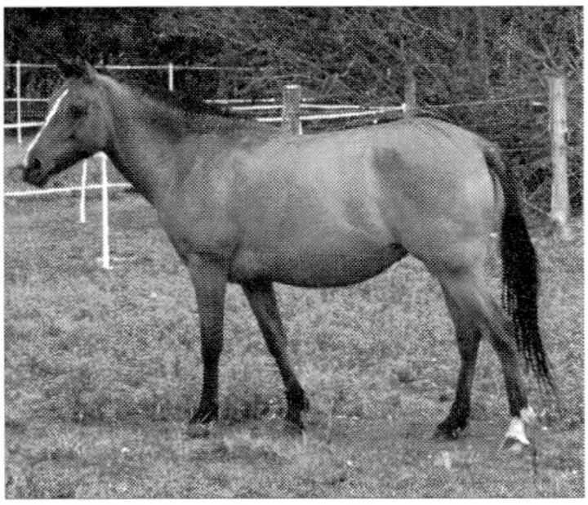

마육은 성미가 辛溫하여 腰脊과 筋肉을 强壯한다. 滋補의 효능이 있지만 下利하는 사람과 瘡疾이 있는 사람은 먹으면 안 되며 복용하면 증세가 심해질 수 있다.

335. 白鴿肉 백합육[1]

가 결

白鴿肉平 백합육평　解諸藥毒 해제약독
能除疥瘡 능제개창　味勝豬肉 미승저육

白鴿肉은 性平하며 藥毒을 解毒한다.
능히 疥瘡을 제거하고 맛은 豬肉보다 낫다.

【약성설명】

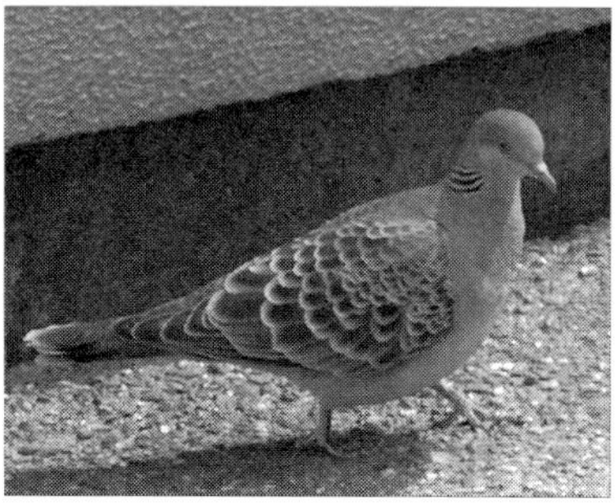

백합육은 성미가 甘平하고 주로 肝腎에 入하여 滋補하는 좋은 약이 된다.

【효능과 운용】

1. 조보간신(調補肝腎): 肝腎不足, 精血虧虛, 虛勞羸瘦, 消渴飮水를 치료하고, 여자의 乾血成癆, 久瘧正虛 등에 활용한다.

[1] 비둘기

336. 兎肉토육

가 결

兎肉味辛토육미신 補中益氣보중익기
止渴健脾지갈건비 解熱療痺해열료비

兎肉은 味辛하고 補中益氣하며 止渴健脾하고 解熱하며 痺症을 치료한다.

【약성설명】

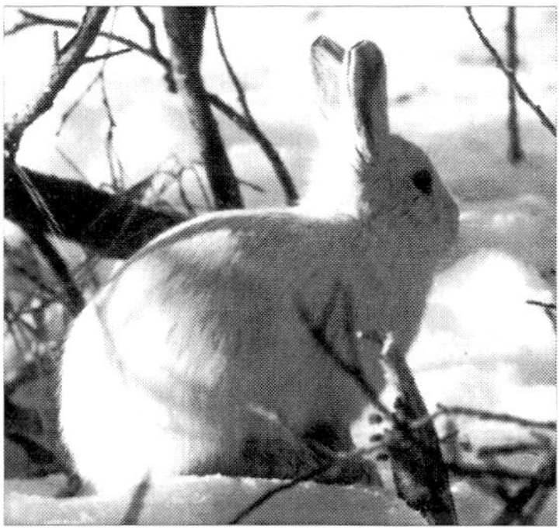

토육은 味甘性平하지만 凉性에 가깝고, 주로 脾胃에 入하여 補中益氣하면서 凉血한다.

【효능과 운용】

1. 보중익기(補中益氣): 中氣不足, 脾胃虛弱, 體虛羸瘦 등의 증상에 활용한다.

2. 제번갈(除煩渴): 內熱消渴, 胃熱嘔吐에 사용할 수 있다.

337. 牛肉우육

가결

牛肉屬土우육속토 補脾胃弱보비위약
乳養虛羸유양허리 善滋血涸선자혈후

牛肉은 土에 속하고 脾胃가 弱한 것을 補하며,
牛乳는 虛羸한 것을 길러주고 血이 마른 것을 잘 滋養한다.

【약성설명】

우육은 성미가 甘平하며 주로 脾胃에 入하여 後天之氣를 보하고 益氣血한다. 氣血虧虛로 羸瘦한 증상에 활용한다.

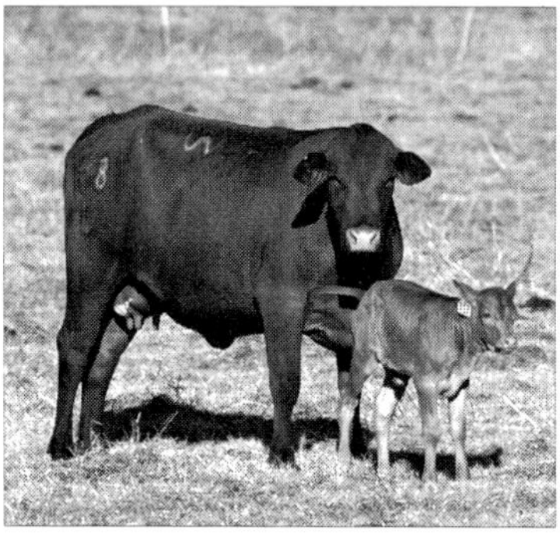

【효능과 응용】

1. 익기혈(益氣血), 강근골(强筋骨): 脾胃虛弱, 氣血不足, 虛損羸瘦, 筋骨軟弱 등의 증상에 사용한다.

338. 猪肉저육

가 결

猪肉味甘저육미감　量食補虛양식보허
動風痰物동풍담물　多食虛肥다식허비

猪肉은 味甘하고 적당히 먹으면 補虛하지만 風痰을 動하게 한다.
많이 먹으면 虛한 사람을 살찌게 한다.

【약성설명】

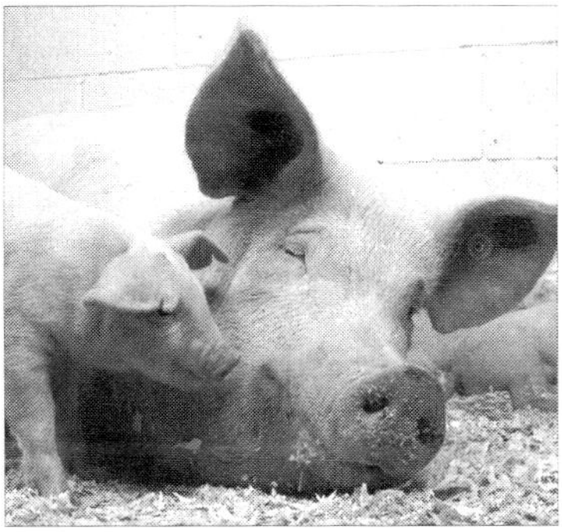

저육은 성미가 甘平하며 滋補한다. 주로 脾腎에 入하고 益腎補虛하고 滋陰潤燥한다. 虛羸, 消渴, 燥結 등의 증상에 활용한다. 많이 먹으면 生痰하고 助熱한다.

【효능과 운용】

1. 자음(滋陰): 熱病傷津, 消渴羸弱에 활용한다.

2. 윤조(潤燥): 肺燥乾咳, 腸燥便秘, 津枯血奪難産 그리고 皮膚燥裂甲錯 등에 사용할 수 있다.

339. 羊肉양육

가 결

羊肉味甘양육미감 專補虛羸전보허리
開胃補腎개위보신 不致陽痿불치양위

羊肉은 味甘하며 전적으로 虛羸를 補한다.
開胃하고 補腎하여, 陽痿에 이르지 않는다.

【약성설명】

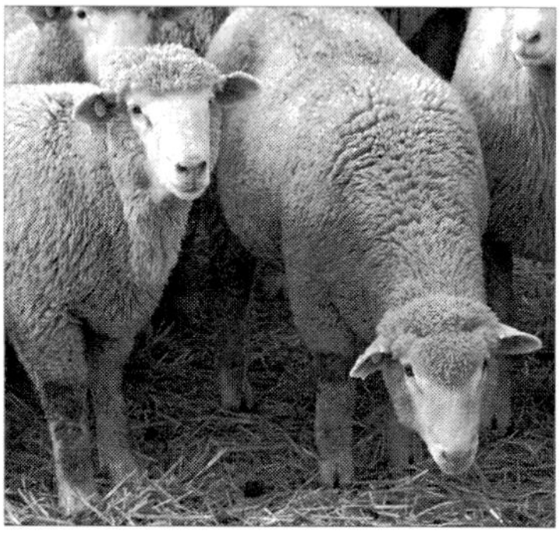

양육은 성미가 甘溫하며, 주로 脾腎에 入하고, 中下二焦를 善暖하며, 補虛益損하기 때문에 脾腎虛寒증에 적절하다.

【효능과 응용】

1. 온중보허(溫中補虛): 中焦虛寒이나 脘腹冷痛, 喜暖喜按에 사용하는데, 溫脾益氣藥과 같이 사용한다.

2. 익신강양(益腎強陽): 腎氣不足과 陽痿早泄 등 증에 사용할 수 있다.

340. 雄鷄肉 웅계육[1]

가 결

雄鷄味甘 웅계미감 動風助火 동풍조화
補虛溫中 보허온중 血漏亦可 혈루역가

雄鷄는 味甘하며, 風火를 動하게 한다.
補虛, 溫中하며 血漏에 또한 사용 가능하다.

【약성설명】

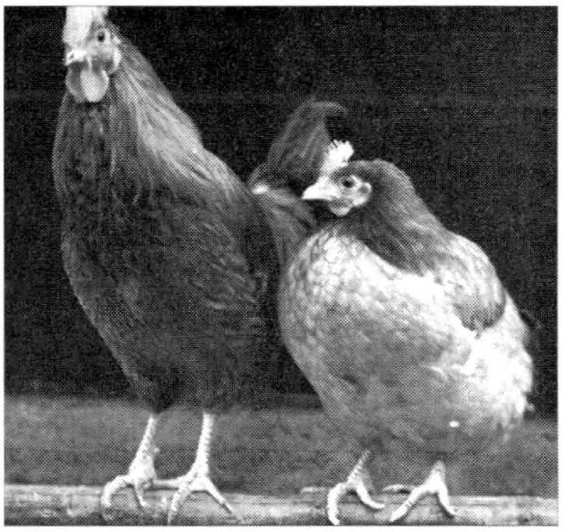

웅계육은 성미가 甘溫하며, 주로 脾胃에 入하고, 補虛扶弱하는 장점이 있어서 虛勞不足之症에 사용한다.

【효능과 응용】

1. 익기온중(益氣溫中): 中氣不足과 脾胃虛寒, 納少, 便溏, 水腫, 下痢, 崩漏, 帶下, 産後乳少, 消渴 등 증에 사용한다.

2. 보정익수(補精益髓): 虛勞大傷, 精血虧虛, 神疲羸瘦, 軟弱無力 등의 증을 치료한다.

[1] 수탉의 닭고기를 말한다.

341. 鴨肉압육[1]

가결

鴨肉散寒압육산한 補虛勞怯보허노겁
消水腫脹소수종창 退驚癎熱퇴경간열

鴨肉은 散寒하며, 虛證과 勞怯를 補하고 水腫脹을 消하며 驚癎熱을 退한다.

【약성설명】

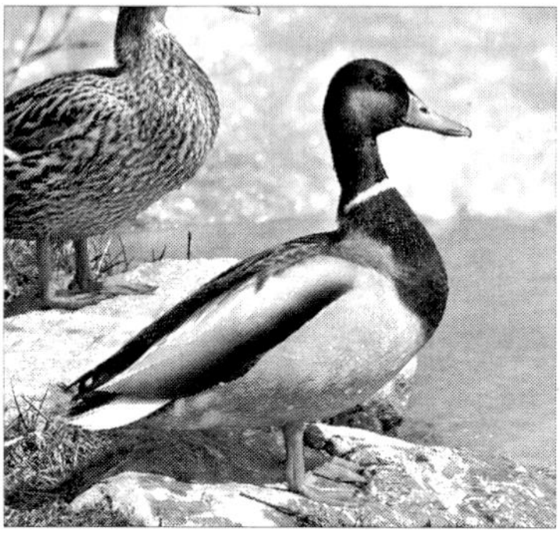

압육은 鹹平하며, 주로 脾胃에 入하고 겸하여 肺腎에도 入한다. 滋陰益氣를 잘하고, 利水除蒸한다. 虛勞內傷에 사용한다.

【효능과 응용】

1. 자음익기(滋陰益氣): 虛勞骨蒸과 發熱喀血, 體虛羸瘦 등 증에 사용한다.

2. 이수소종(利水消腫): 陽虛氣虛와 水腫脹滿, 小便不利를 치료한다.

[1] 오리

342. 鯉魚리어[2]

가결

鯉魚味甘리어미감 消水腫滿소수종만
下氣安胎하기안태 其功不緩기공불완

鯉魚는 味甘하며 水腫滿을 消하며, 下氣安胎는데 그 功力이 느리지 않다.

【약성설명】

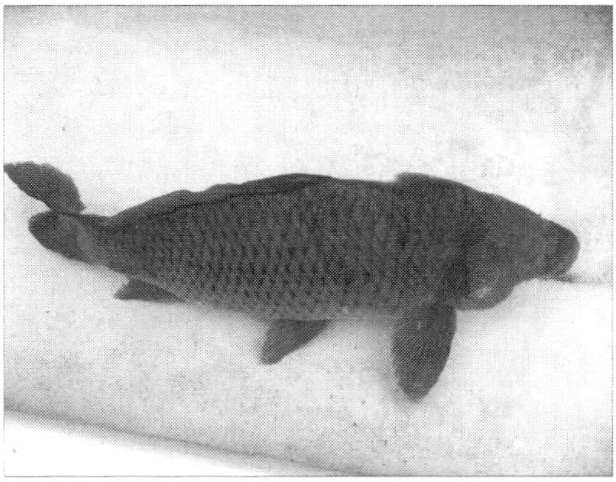

잉어는 甘平하며, 補氣血, 運脾濕하며, 利水消腫, 安胎하고 下乳의 효능이 있다.. 氣虛水腫과 胎動, 乳閉 등에 사용한다.

【효능과 응용】

1. 보기이수(補氣利水)

(1) 氣虛水停, 妊娠水腫, 小便不利를 치료한다.

(2) 氣血虛少, 乳汁不足, 産後無乳에 사용한다.

(3) 氣虛하여 胎動不安한 경우에 사용한다.

[2] 잉어

343. 鯽魚 즉어[1]

가 결

鯽魚味甘 즉어미감 和中補虛 화중보허
理胃進食 리위진식 腸辟瀉痢 장피사리

鯽魚는 味甘하고, 和中하고 補虛하며, 위를 다스려 進食하게 하고
腸의 瀉痢를 그치게 한다.

【약성설명】

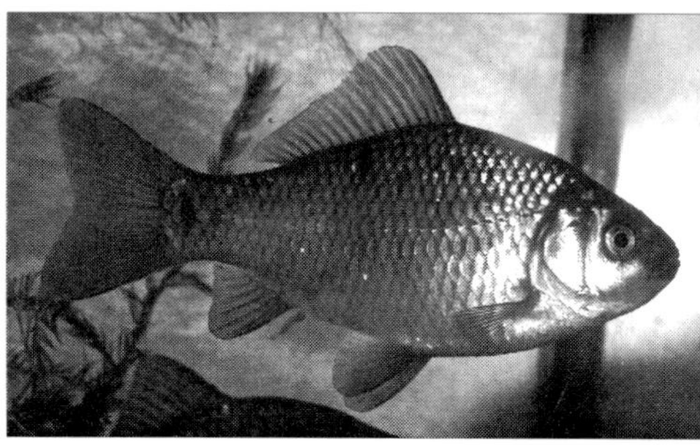

붕어는 성미가 甘平하고 주로 脾胃에 入하여 오로지 溫中補虛, 利水消腫한다. 胃弱하여 食不下하거나 氣虛하여 水濕內停한 경우에 사용한다.

【효능과 응용】

1. 온중익기(溫中益氣): 주로 脾胃虛弱이나 脾胃不足, 身體虛羸, 神疲乏力 등 증을 치료한다.

2. 이수소종(利水逍腫): 氣虛水乏이나 全身浮腫, 小便不利를 잘 치료한다.

이외에도 産後乳少를 치료하고 외용하여 瘡腫을 치료한다.

[1] 붕어

344. 驢肉 려육[2]

가 결

驢肉微寒 려육미한 安心解煩 안심해번
能發痼疾 능발고질 以動風淫 이동풍음

驢肉은 微寒하며 安心하여 除煩하지만 능히 痼疾이 발생하게하고
風을 動하게 되어 어지럽게 된다.

【약성설명】

려육은 성미가 甘平하며 氣血補益하고 虛勞를 치료한다.

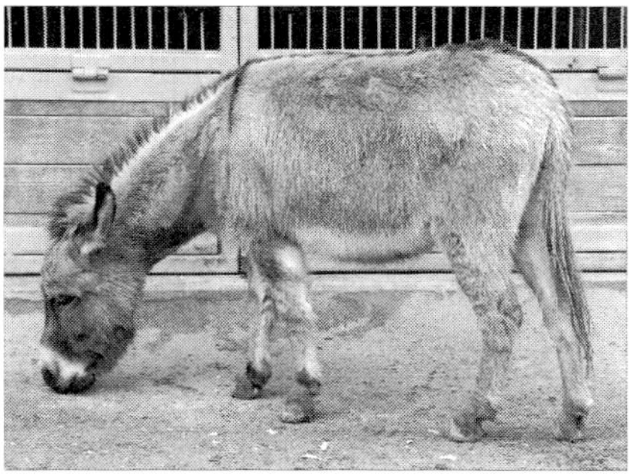

【효능과 응용】

1. 익기양혈(益氣養血): 虛勞日久, 身體衰弱, 心中虛煩不安한 증에 사용한다.

2 당나귀 고기

345. 鱔魚선어[1]

가 결

鱔魚味甘선어미감　益智補中익지보중
能袪狐臭능거호취　善散濕風선산습풍

鱔魚는 味甘하고, 益智, 補中하며, 능히 암내를 제거하고, 濕風을 잘 흩트린다.

【약성설명】

선어는 성미가 甘溫하여 補中焦, 益氣血 한다. 溫散하기 때문에 祛風하고 療痺하여 虛勞나 痺症치료에 사용한다.

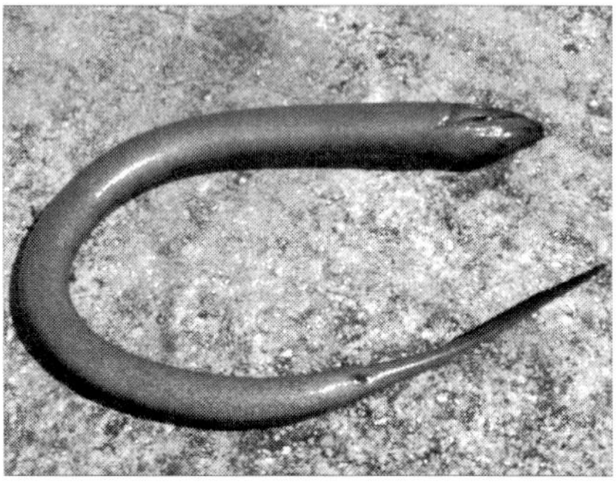

【효능과 응용】

1. 보허손(補虛損): 虛勞內傷, 軟弱無力한 것을 치료한다.

2. 제풍습(除風濕): 風溫痺症, 肢體節痛을 치료한다.

이 외에 또한 久痢와 痔血 등 證을 치료한다.

[1] 드렁허리

346. 白鵝肉 백아육[2]

가 결

白鵝肉甘 백아육감 **大補臟腑** 대보장부
最發瘡毒 최발창독 **痼疾勿與** 고질물여

白鵝肉은 味甘하며 臟腑를 大補한다.
瘡毒을 뽑아내는데 가장 좋지만 痼疾에는 쓰면 안 된다.

【약성설명】

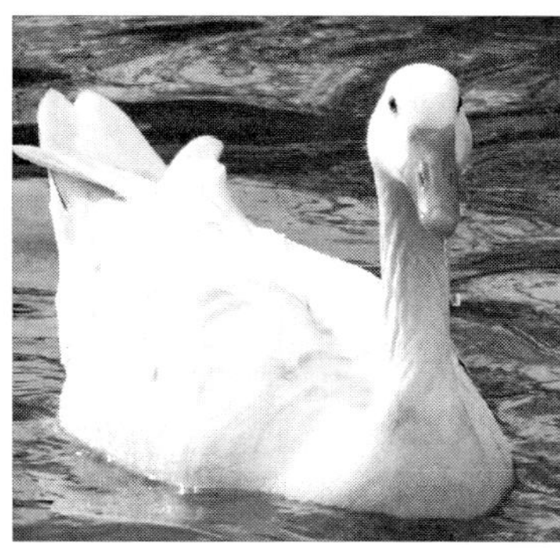

백아육은 성미가 甘平하며 주로 脾胃로 入하여 효능이 補中氣血에 집중되어있어서, 虛羸와 消渴을 치료한다.

【효능과 응용】

1. 익기생진(益氣生津): 氣陰不足으로 虛羸消瘦, 津虧消渴한 것을 치료할 수 있다.

---

[2] 흰거위 고기

347. 犬肉견육

가결

犬肉性溫견육성온 益氣壯陽익기장양
炙食作渴자식작갈 陰虛禁嘗음허금상

犬肉은 性溫하고 益氣하고 壯陽한다.
구워서 먹으면 渴症이 심해지기 때문에, 陰虛한 사람은 먹어서는 안 된다.

【약성설명】

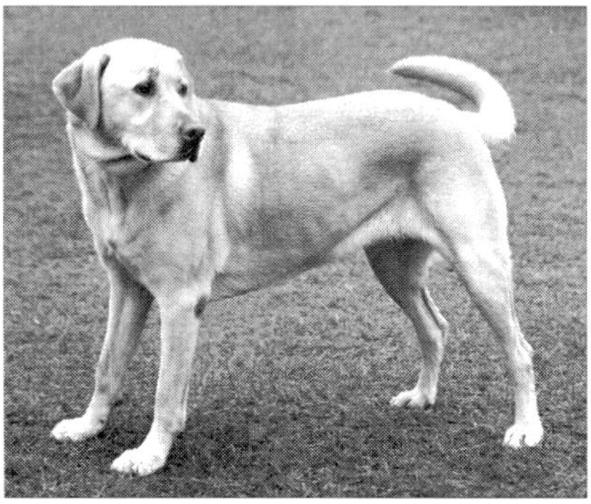

견육은 성미가 鹹溫하고 脾腎으로 入하여 中下焦를 溫暖하게 하여 益氣助陽한다. 脾腎陽虛를 치료하는 데 우수하다.

【효능과 응용】

1. 보중익기(補中益氣): 脾胃虛冷과 腹滿刺痛을 치료하고 氣虛로 인한 水腫脹滿을 치료한다.

2. 온신조양(溫腎助陽): 腎虛로 腰膝冷痛한 것을 다스린다.

348. 鱉肉 별육[1]

가 결

鱉肉性冷 별육성랭　凉血補陰 량혈보음
癥瘕勿食 징가물식　孕婦勿侵 잉부물침

鱉肉은 性冷하여 凉血하고 補陰한다.
癥瘕에는 먹어서는 안 되며 孕婦도 먹어서는 안 된다.

【약성설명】

별육은 甘平하고 肝經으로 入하여 益肝陰, 退虛熱하기 때문에 勞熱에 사용한다.

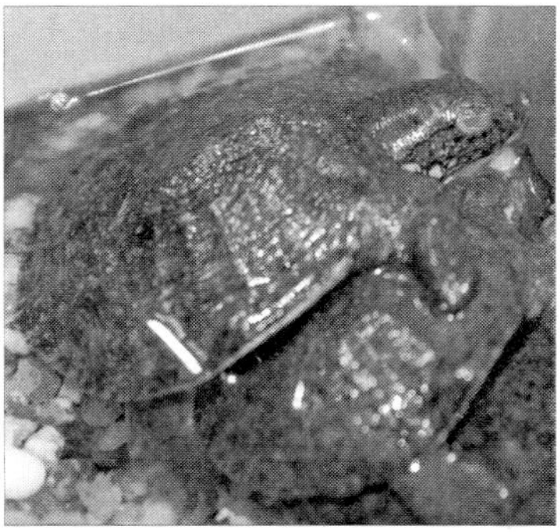

【효능과 응용】

1. 자음량혈(滋陰凉血): 陰虛內熱, 骨蒸勞嗽를 치료하고, 陰虛血熱과 崩漏에도 사용한다.

[1] 자라고기

349. 芡實 검실

가 결

芡實味甘 검실미감　能益精氣 능익정기
腰膝酸疼 요슬산동　固精止遺 고정지유

芡實은 味甘하고 능히 精氣를 더해준다.
腰膝의 酸疼을 치료하고, 固精하여 遺精을 다스린다.

【약성설명】

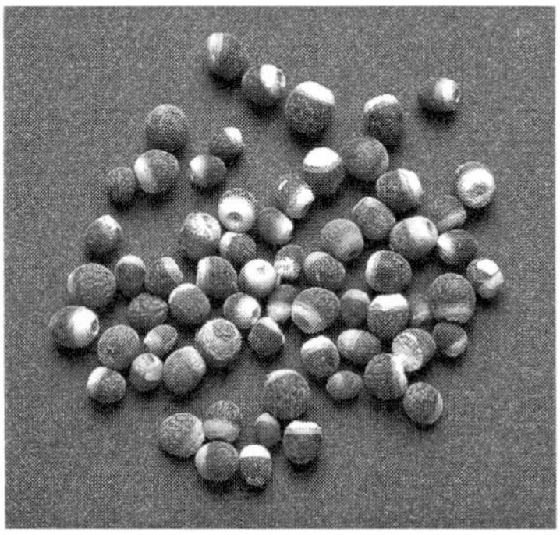

검실의 甘平한 성미는 脾腎을 補益해주고 味澁함은 固精하고 止瀉하기 때문에 脾腎虛損과 下元不固의 要藥이 된다.

【효능과 응용】

1. 건비지사(健脾止瀉): 脾虛泄瀉를 치료하는데, 益氣藥과 배오한다.

2. 익신고정(益腎固精): 腎虛不固하여 滑精하고 尿頻한 것을 치료한다.

이 외에도 濕熱帶下와 脾腎虛寒으로 帶下가 靑白한 것을 치료한다.

350. 石蓮子 석련자

가 결

石蓮子苦석련자고　療噤口痢료금구리
白濁遺精백탁유정　淸心良劑청심량제

石蓮子는 味苦하고 噤口痢를 치료한다.
白濁과 遺精을 치료하고 淸心하는 우수한 약이 된다.

【약성설명】

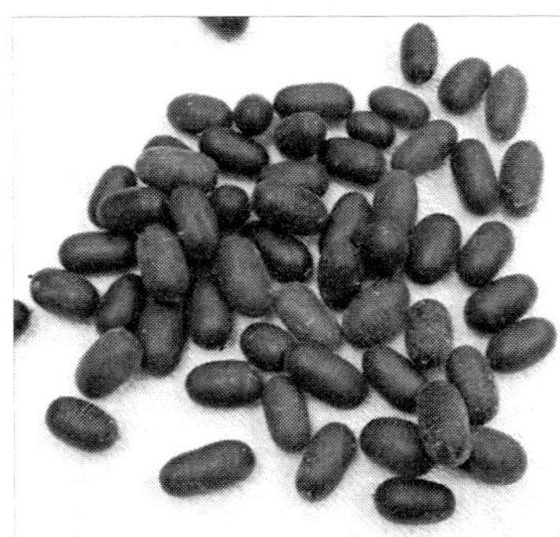

석련자는 성미가 苦寒하여 心胃의 열을 식히고 止遺, 治痢한다. 心火下移와 痢疾 등에 사용한다.

【효능과 응용】

1. 청심리탁(淸心利濁): 心火로 인한 不眠을 치료한다. 혹은 心火가 膀胱으로 옮겨져서 淋痛이나 白濁, 遺精등의 증상이 생긴 것을 치료한다.

2. 해독치리(解毒治痢): 熱毒으로 인한 噤口痢에 淸熱燥濕藥과 배오하여 사용한다.

351. 藕우

가결

藕味甘寒우미감한 **解酒淸熱**해주청열[1]
消煩逐瘀소번축어 **止吐衄血**지토뉵혈

藕는 甘寒하고 酒毒을 풀어주며 淸熱한다.
煩을 없애고 瘀를 제거하며 吐와 衄血을 멈춘다.

【약성설명】

연근은 甘寒淸潤하여 凉血止血하는 효능이 있다. 또 淸熱生津除煩하는 효능이 있고, 散瘀하는 효능이 있는데 止血은 하되 瘀血을 생기게 하는 폐단이 없기 때문에 血熱에 속하는 여러 종류의 출혈증에 사용한다.

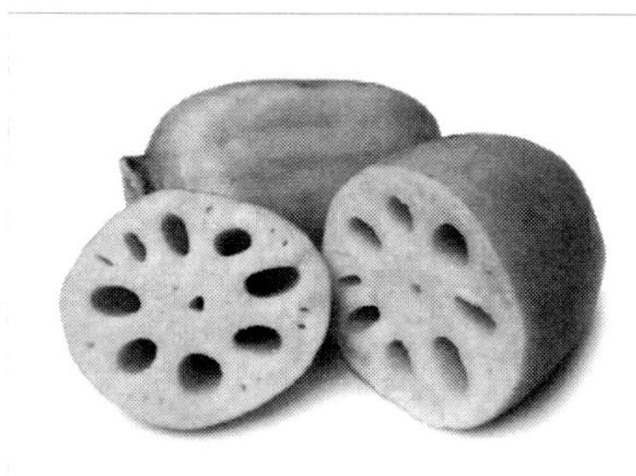

【효능과 응용】

1. 량혈지혈(凉血止血): 血熱妄行하여 생긴 吐血, 衄血, 尿血 등 여러 종류의 출혈을 치료한다.

2. 활혈산어(活血散瘀): 出産 후의 瘀阻腹痛과 熱象을 겸한 것을 치료한다.

이 외에 津傷으로 煩熱口渴한 것과, 小便이 熱淋澁痛한 것을 다스린다.

[1] 다른 판본에는 藕味甘寒이 藕味甘甜으로 된 것이 있다.

352. 龍眼肉 용안육

가 결

龍眼味甘 용안미감　歸脾益智 귀비익지
健妄怔忡 건망정충　聰明廣記 총명광기

龍眼肉은 味甘하고 歸脾하며 益智한다.
健忘과 怔忡을 다스리고 聰明하게 하여 기억력을 좋게 한다.

【약성설명】

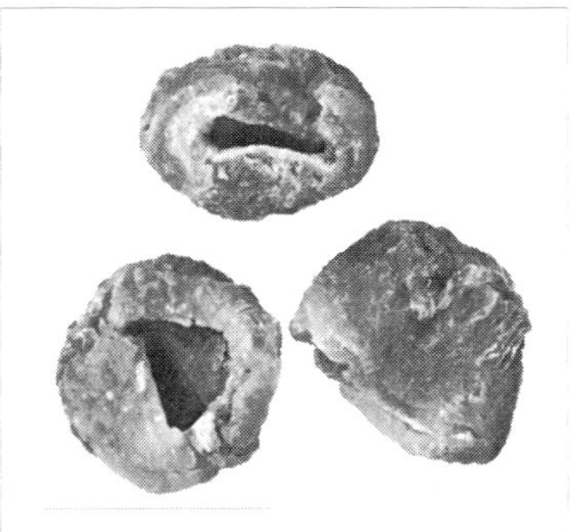

용안육은 성미가 甘平하여 心脾로 入하여 오로지 益心脾, 安神志하게 한다. 心脾가 虧虛한 것에 要藥이 된다.

【효능과 응용】

1. 보익심비(補益心脾), 양혈안신(養血安神): 주로 心脾兩虛, 氣血雙虧로 失眠健忘, 食少倦怠하고 여자의 경우 崩漏出血 등의 증에 사용한다.

353. 蓮鬚 연수

가 결

蓮鬚味甘 연수미감　益腎烏鬚 익신오수
澁精固髓 삽정고수　悅顏補虛 열안보허

蓮鬚는 味甘하며 腎을 補益하고 수염을 까맣게 한다.
澁精하고 骨髓를 固密하게 하며 얼굴을 좋게 하고 補虛한다.

【약성설명】

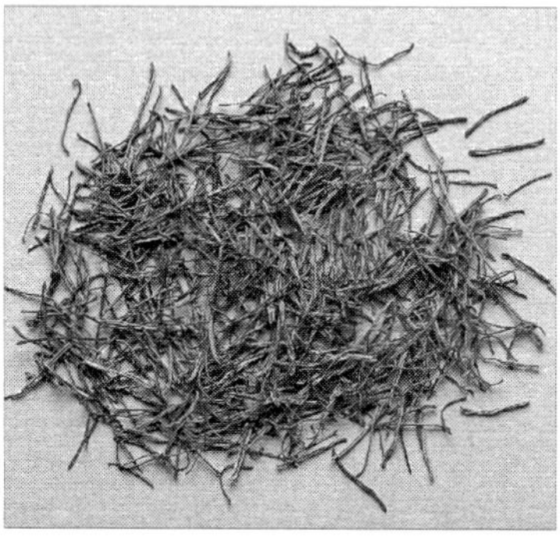

연수는 맛이 甘澁, 성질이 平하여 편향됨이 없다. 효능이 오로지 수렴함에 집중되어있어 固精, 止血하기 때문에 腎虛不固의 증상에 적합하다.

【효능과 응용】

1. 고정(固精): 腎虛精關不固하여 遺精滑泄, 神疲乏力, 頭暈健忘 등의 증상에 사용한다.

2. 지혈(止血): 虛損不固에 속하는 吐血, 崩漏 등을 다스린다.

354. 柿子 시자[1]

가 결

柿子氣寒 시자기한 能潤心肺 능윤심폐
止渴化痰 지갈화담 澁腸禁痢 삽장금리

柿子는 氣寒하고 능히 心肺를 潤하게 한다.
止渴, 化痰하고, 澁腸하게 해 禁痢한다.

【약성설명】

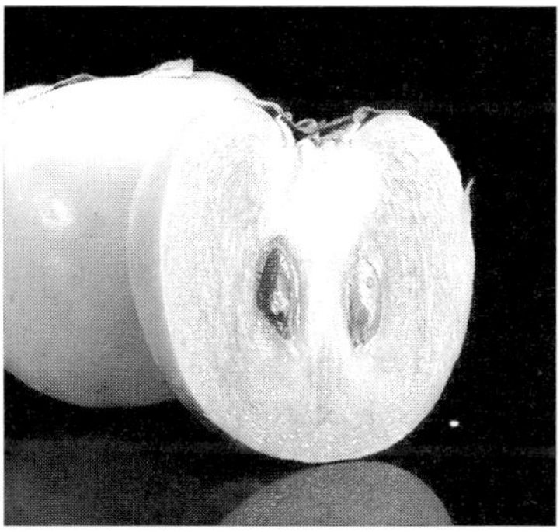

시자는 성미가 甘寒하여 淸潤하는데, 淸肺熱, 潤肺燥하고, 止煩渴한다. 大腸으로 入하여 收澁하는 효능이 있다.

【효능과 응용】

1. 청열지갈(淸熱止渴): 內熱煩渴, 口焦舌爛에 사용한다.

2. 청윤폐조(淸潤肺燥): 肺燥陰傷, 乾咳燥咳를 다스린다.

[1] 감

355. 石榴皮 석류피

가결

石榴皮酸 석류피산　能禁精漏 능금정루
止痢澁腸 지리삽장　染鬚尤妙 염수우묘

石榴皮는 味酸하고, 능히 精漏를 막을 수 있으며,
痢疾을 멈추고 澁腸하게 하며, 털을 염색하는 것이 특히 묘하다.

【약성설명】

석류피는 성미가 酸澁하여 收斂하기 때문에 止瀉止血의 효능이 있다. 또 味酸함으로 安蛔하기 때문에 久瀉, 出血, 蛔蟲 등에 사용한다.

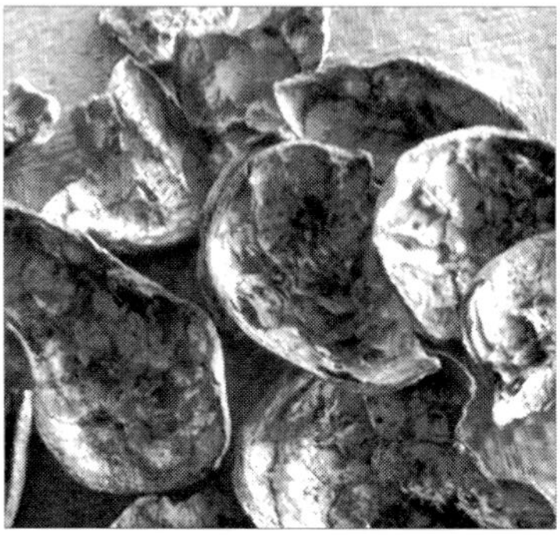

【효능과 응용】

1. 지사지혈(止瀉止血): 久瀉, 久痢, 腸滑不禁, 崩漏出血에 사용한다.
2. 살충료선(殺蟲療癬): 蛔蟲, 條蟲, 蟯蟲에 활용되며 다른 구충약과 배오하여 사용한다. 외용약으로 사용하면 牛皮癬을 치료한다.

356. 陣倉米 진창미

가결

陣倉穀米 진창곡미　調和脾胃 조화비위
解渴除煩 해갈제번　能止瀉痢 능지사리

陳倉穀米는 脾胃를 調和롭게 하며, 解渴除煩하며, 능히 瀉痢를 멈추게 한다.

【약성설명】

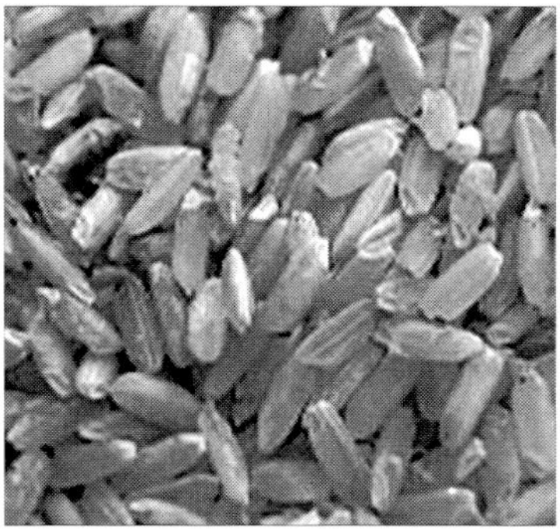

진창미는 성미가 甘平하여 脾胃를 조리하고 煩渴을 없애준다. 약력이 약한데, 寒凉한 약을 사용할 때 배오하면 益胃護中하여 寒傷을 예방할 수 있다.

【효능과 응용】

1. 보위조중(補胃調中): 病後體虛, 脾胃虛弱, 納少不飢한 것을 다스린다. 寒凉淸熱한 약재와 배오하면 中陽을 보호할 수 있다.

2. 제번지갈(除煩止渴): 吐痢 이후에 煩渴飮水不止한 것을 다스린다.

357. 蘿菔子 내복자

가결

蘿菔子辛 내복자신 喘咳下氣 천해하기
倒壁衝墻 도벽충장 脹滿消去 창만소거

蘿菖子는 味辛하여, 喘咳를 다스리고 下氣한다. 담벼락을 허물듯이, 脹滿을 없애준다.

【약성설명】

내복자는 辛散行氣하고 주로 脾肺로 入하여 消食除脹과 降氣化痰의 효능이 있어서 食積脹滿과 痰阻氣滯의 상용한다.

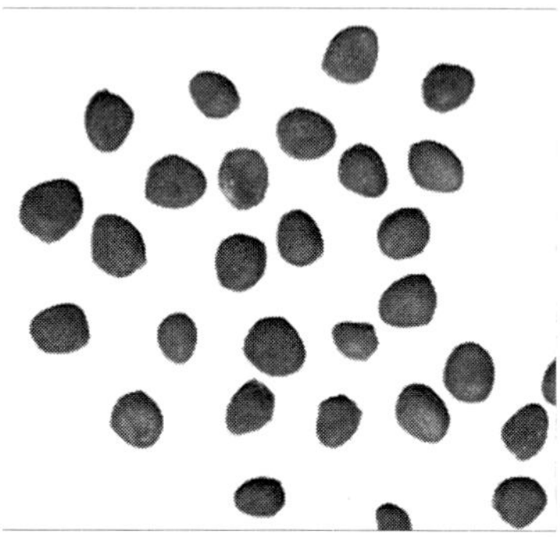

【효능과 응용】

1. 소식제창(消食除脹): 食積氣滯, 脘腹脹滿, 嘔吐, 泄瀉 등의 증에 사용한다.

2. 하기화담(下氣化痰): 痰濕內盛, 氣機不暢, 咳嗽痰多, 胸悶嘔逆하는데 활용한다. 健脾消痰藥과 배오하여 사용한다.

358. 芥菜개채

가 결

芥菜味辛개채미신 除邪通鼻제사통비
能利九竅능리구규 多食通氣다식통기

芥菜는 味辛하여, 邪氣를 除祛하고 通鼻하며 능히 九竅를 이롭게 한다.
많이 먹으면 通氣한다.

【약성설명】

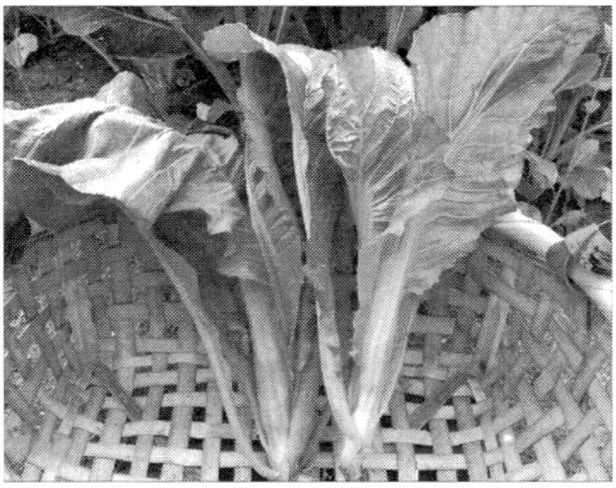

개채는 辛溫行散하고 주로 肺胃에 入하여 通肺氣, 化痰濕하고 行胃氣, 除痞滿한다. 肺胃의 氣機不暢에 활용한다.

【효능과 응용】

1. 행기화담(行氣化痰): 痰飮壅滯, 咳嗽喘滿에 사용한다.

2. 개위조중(開胃調中): 脾胃氣滯, 胸膈滿悶에 사용한다.

359. 漿水 장수

가결

漿水味酸 장수미산 酷熱當茶 혹열당차
除煩消食 제번소식 瀉痢堪夸 사리감과

漿水는 味酸하며 심한 더위에 茶로 적당하다.
除煩하고 消食하며 瀉痢를 다스림이 자랑할 만하다.

【약성설명】

장수는 甘酸性凉하여 和中止嘔하며 淸熱止渴하기 때문에 嘔噦, 煩渴에 사용한다.

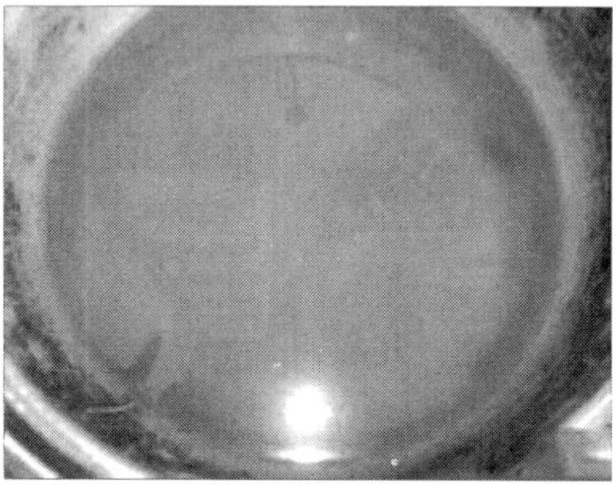

【효능과 응용】

1. 화중지구(和中止嘔): 吐瀉霍亂, 傷食瀉痢에 사용한다.

2. 소서지갈(消暑止渴): 暑天煩渴, 精神倦怠에 사용한다.

360. 沙糖사당

가 결

沙糖味甘사당미감 潤肺利中윤폐리중[1]
多食損齒다식손치 濕熱生蟲습열생충

沙糖은 味甘하고 潤肺하고 中焦를 이롭게 한다.
많이 먹으면 齒牙를 손상시키고, 濕熱과 벌레가 생긴다.

【약성설명】

사당은 성미가 甘溫하고 色赤入血하며 溫通散瘀한다.

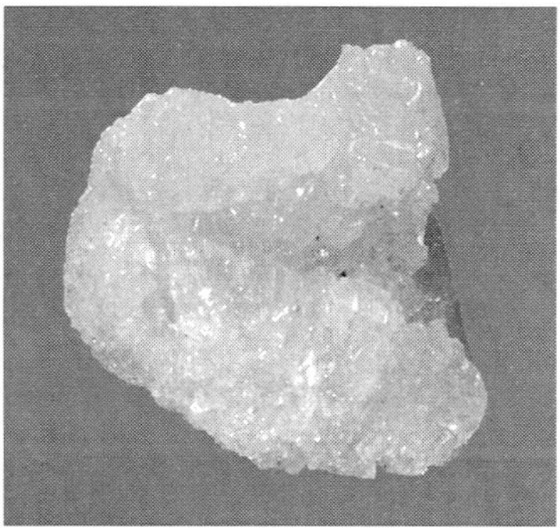

【효능과 응용】

1. 행혈화어(行血化瘀): 婦女가 感寒하여 經寒血滯, 痛經하거나 産後에 瘀阻腹痛을 치료한다.

이외에도 嘔逆, 喘咳에 사용되고 또 潤肺, 溫中의 효능이 있다.

---

[1] 다른 판본에는 潤肺利中이 潤肺和中으로 된 것이 있다.

361. 飴糖 이당

가결

飴糖味甘 이당미감 **和脾潤肺** 화비윤폐
止渴消痰 지갈소담 **中滿休食** 중만휴식

飴糖은 味甘하고 和脾하고 潤肺한다.
止渴, 消痰하고 복용하면서 中滿하게 되면 복용을 쉰다.

【약성설명】

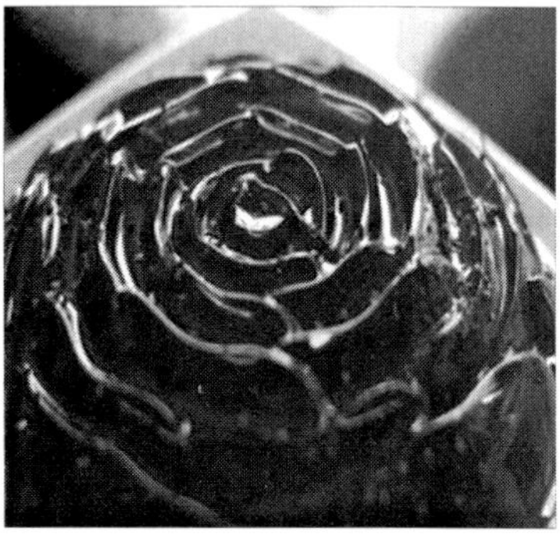

이당은 甘溫하고 質潤하여 주로 脾肺로 入하고 溫中, 補虛, 止痛과 潤肺止咳 작용을 한다. 中焦의 虛寒부터 肺虛咳喘까지 사용할 수 있다.

【효능과 응용】

1. 온중지통(溫中止痛): 주로 脾胃氣虛와 中焦虛寒하여 食少乏力하고 脘腹冷痛한 것을 다스린다. 益氣溫中藥이나 養血藥과 같이 사용된다.

2. 윤폐지갈(潤肺止渴): 肺虛久咳로 乾咳小痰한 것에 止咳藥과 배오하여 사용한다.

이외에 草烏, 川烏, 附子 중독에 이당을 單服하여 치료할 수 있다.

362. 麻油 마유

가 결

麻油性冷마유성냉 善解諸毒선해제독
百病能除백병능제 攻難悉述공난실술

麻油는 性冷하고 諸毒을 잘 解毒한다.
많은 병을 없앨 수 있어서 전부 말하기 어렵다.

【약성설명】

마유는 성미가 甘潤하고 微寒하여 外用하면 解毒하고 內服하면 潤腸한다.

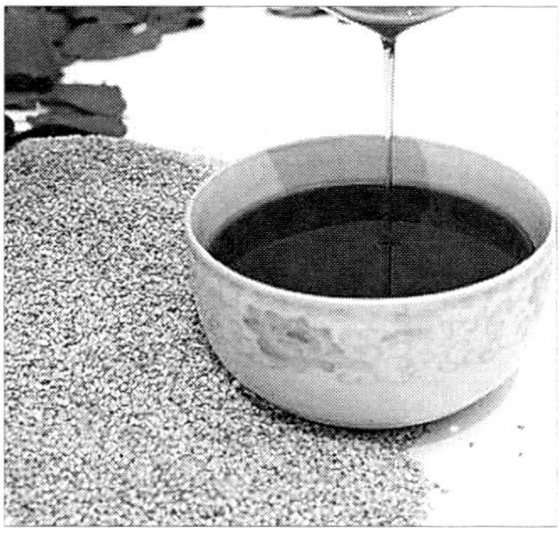

【효능과 응용】

1. 해독(解毒): 瘡癰腫毒과 梅花頑癬에 사용할 수 있다.

2. 윤장(潤腸): 腸燥하여 大便不通한 것에 사용한다.

363. 白果백과

가 결

白果甘苦백과감고 喘嗽白濁천수백탁
點茶壓酒점차압주 不可多嚼불가다작

白果는 甘苦하고 喘嗽, 白濁을 다스린다.
차로 마시거나 술로 마시고 많이 복용하면 안 된다.

【약성설명】

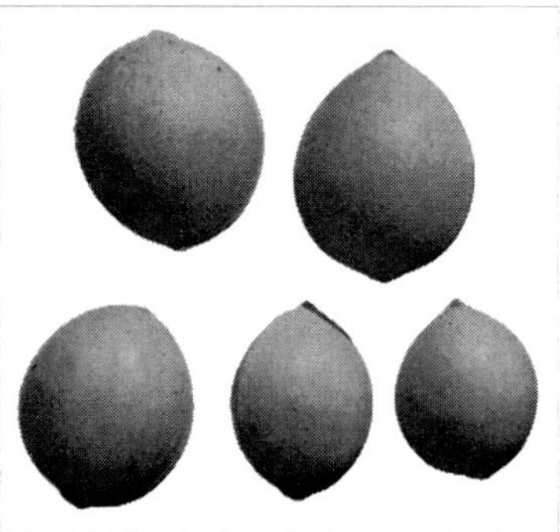

백과의 味苦한 성미는 燥濕하고, 澁味는 收斂시켜, 주로 肺經으로 入하여 斂肺定喘과 止帶작용을 하기 때문에 痰喘과 帶濁에 상용한다.

【효능과 응용】

1. 렴폐정천(斂肺定喘): 痰咳哮喘에 사용하고 淸肺藥들과 배오하면 痰熱咳嗽와 咳痰黃稠에도 응용할 수 있다.

2. 수렴지대(收斂止帶): 下元虛損, 小便白濁, 赤白帶下에 사용하고 적당히 배오하면 濕熱帶下에도 사용할 수 있다.

364. 胡桃호도

가결

胡桃肉甘호도육감 補腎黑髮보신흑발
多食生痰다식생담 動氣之物동기지물

胡桃肉은 味甘하고 補腎하며 黑髮을 나게 한다.
많이 먹으면 가래가 생기고 動氣가 되게 하는 약재이다.

【약성설명】

호도는 甘溫하고 潤한 약재로 補肺腎하고 定喘助陽하며 겸하여 潤腸通便한다. 따라서 肺腎兩虛와 腸燥 등에 사용한다.

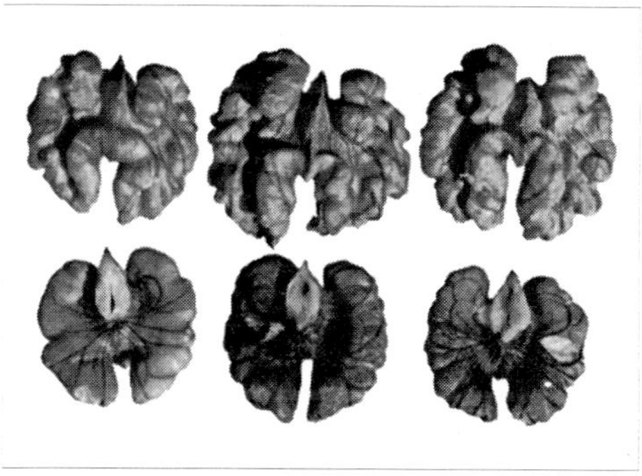

【효능과 응용】

1. 보신조양(補腎助陽): 腎虛腰痛, 筋骨無力에 사용한다.

2. 보폐지해(補肺止咳): 肺虛 혹은 肺腎兩虛로 인한 久咳氣喘에 사용한다.

3. 윤장통변(潤腸通便): 津枯로 인한 腸燥便秘를 치료한다.

365. 梨리

가결

梨味甘酸리미감산 解酒除渴해주제갈
止嗽消痰지수소담 善驅煩熱선구번열

梨의 맛은 甘酸하여 술독을 풀어주고 渴症을 없앤다.
止嗽와 消痰의 효능이 있으며 煩熱을 잘 쫓아낸다.

【약성설명】

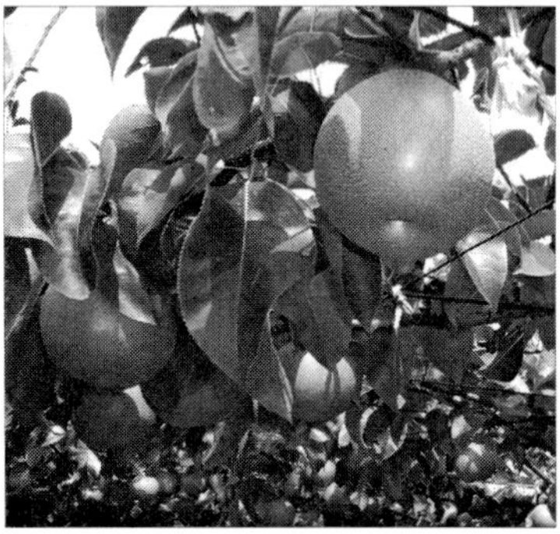

배는 성미가 甘酸하고 淸潤하여 주로 肺胃로 入하여 淸熱, 生津, 止渴, 潤肺, 滋燥, 止咳하기 때문에 肺胃陰傷하여 燥熱할 때 상용한다.

【효능과 응용】

1. 제번지갈(除煩止渴): 熱盛津傷으로 인한 心煩, 口渴과 酒毒으로 생긴 煩渴, 嘔逆에 사용한다.

2. 윤폐지해(潤肺止咳): 肺燥로 인한 津傷乾咳에 사용한다.

366. 榧實 비실

가 결

榧實味甘 비실미감 **主療五痔** 주료오치
蠱毒三蟲 고독삼충 **不可多食** 불가다식

榧實은 味甘하며 五痔를 주로 치료한다.
蠱毒과 三蟲을 없애지만, 많은 양을 복용하면 안 된다.

【약성설명】

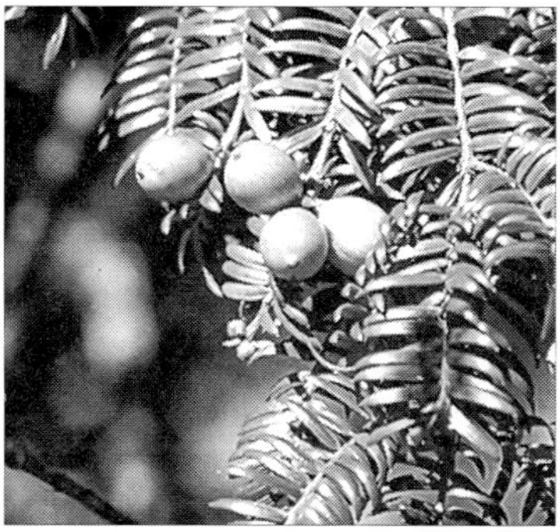

비실은 蟲을 잘 驅逐하지만 독성이 없고 작용이 緩和하여 각종 장내 기생충에 적당하다. 또한 油潤한 성미는 潤腸, 潤肺하는 효능이 있으므로 腸燥, 肺燥를 치료할 수 있다.

【효능과 응용】

1. 살충(殺蟲): 鉤蟲, 蛔蟲, 寸蟲 등의 각종 장내 기생충에 사용할 수 있다.

2. 윤폐지해(潤肺止咳): 肺燥, 乾咳少痰에 潤肺養陰藥과 配伍하여 사용한다.

367. 竹茹죽여

가 결

竹茹止嘔죽여지구 能除寒熱능제한열
胃熱咳噦위열해얼 不寐安歇불매안헐

竹茹는 止嘔하며 능히 寒熱을 제거한다.
胃熱로 인한 咳噦와 不寐하는 것을 편안하게 한다.

【약성설명】

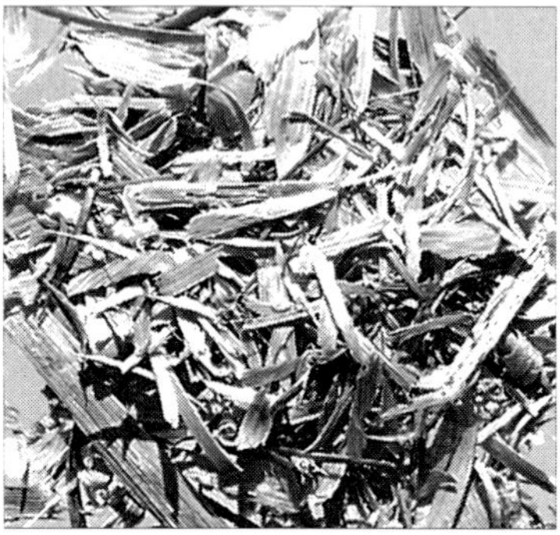

죽여는 성미가 甘寒하여 淸降하기 때문에 肺胃의 열을 淸熱하고 化痰止嘔하며, 開鬱하여 除煩한다. 따라서 熱咳, 鬱煩 및 각종 嘔吐에 常用한다.

【효능과 응용】

1. 청열화담(淸熱化痰): 痰熱咳嗽와 痰黃粘稠를 치료하며, 痰熱中風과 舌强失語를 치료한다. 그리고 痰火內鬱로 인한 心煩不眠 등의 증상을 치료한다.

2. 지구(止嘔): 胃熱嘔吐, 痰熱嘔逆, 虛熱嘔噦 및 姙娠嘔吐등의 각종 嘔逆을 잘 치료한다.

368. 竹葉죽엽

가결

竹葉味甘죽엽미감 退熱安眠퇴열안면
化痰定喘화담정천 止渴消煩지갈소번

竹葉은 味甘하며 退熱하고 安眠한다.
化痰하여 定喘시키고 渴症을 멎게 하며 消煩한다.

【약성설명】

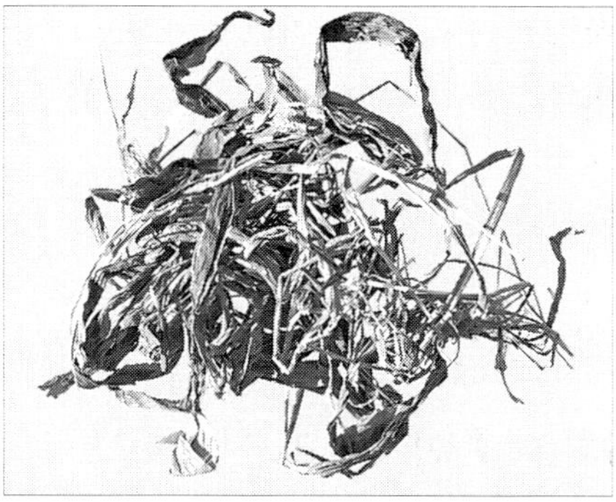

죽여는 性寒하여 清熱작용을 하며 성미가 甘淡하여 淡滲利濕한다. 清心除煩과 利尿通淋하는 효능이 좋기 때문에 心火煩熱과 淋痛한 증상에 要藥이 된다. 또한 質輕하여 浮散하는 성질이 있어 風熱을 涼散하는 효과가 있다.

【효능과 응용】

1. 청열제번(清熱除煩): 心火內盛으로 口舌生瘡, 心煩不眠한 것을 주로 치료하고, 熱病에 邪入心包하여 발생한 高熱, 煩躁譫語등을 치료한다. 또한 熱病 후기 또는 外感 風熱로 인한 煩熱, 口渴 등의 증상을 치료한다.

2. 이뇨통림(利尿通淋): 心火가 膀胱으로 移熱하여 생긴 熱淋, 小便澁痛, 口舌生瘡과 濕熱黃疸등의 증상을 치료하는데 좋다.

369. 竹瀝죽력

가결

竹瀝味甘죽력미감 陰虛痰火음허담화
汗熱渴煩한열갈번 效如開鎖효여개쇄

竹瀝은 味甘하며 陰虛, 痰火, 汗熱과 煩渴을 다스린다.
약효가 자물쇠를 푸는 것과 같다.

【약성설명】

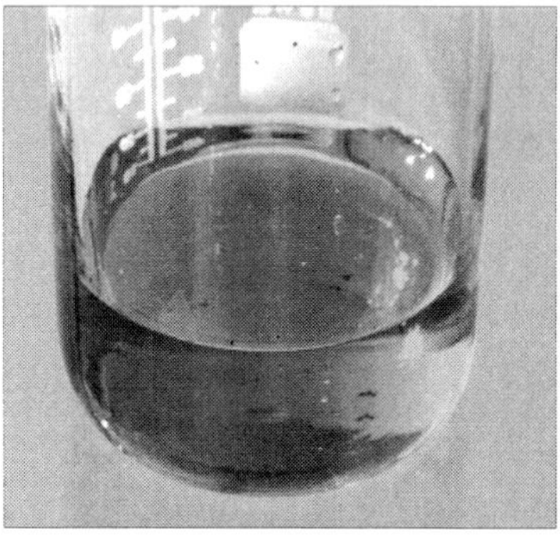

죽력은 性味가 甘寒하여 滑利하는 작용이 있어 心肺를 清熱하여 蕩滌頑痰하고 除煩하는데 좋다. 또한 定驚과 透絡의 효능이 있어 痰熱內盛하여 생긴 中風과 驚厥에 常用하는 약이 된다.

【효능과 응용】

1. **청열활담(清熱滑痰): 痰熱咳嗽와 痰黃粘稠한 것을 치료하며, 痰熱中風, 舌强偏癱을 치료한다. 또한 小兒驚風, 四肢抽搐에 清熱化痰, 息風定驚하는 약물과 같이 사용한다.**

최근에는 痰熱內盛한 경우에 속하는 유행성 뇌막염, 유행성 B형 뇌염 등을 치료하는데 사용된다.

370. 萊菔根내복근

가결

萊菔根甘내복근감　下氣消穀하기소곡
痰癖咳嗽담벽해수　兼解面毒겸해면독

來菔根은 味甘하며 下氣하고 消穀하는 효능이 있다.
痰癖과 咳嗽를 치료하고, 겸하여 面毒을 풀어준다.

【약성설명】

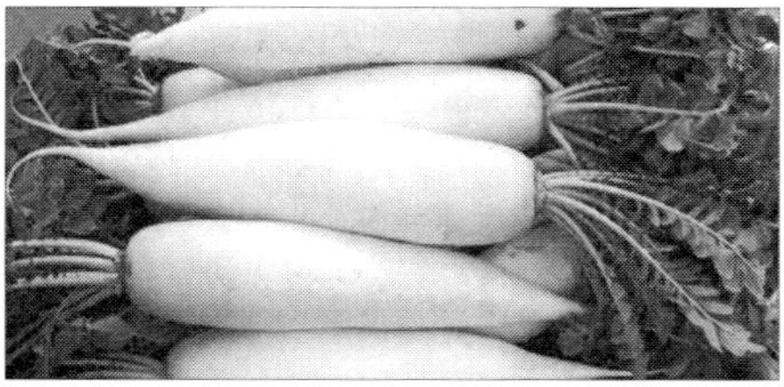

내복근은 味甘하여 益胃하고 消食작용을 한다. 또 性이 微寒하기 때문에 淸降하여 下氣, 消痰한다. 따라서 食積과 痰滯의 증상에 사용하기 적당하며 氣機不暢한 증상을 겸한 것에 더욱 우수한 효과가 있다.

【효능과 응용】

1. 소식제만(消食除滿): 食積, 氣滯, 脹滿, 嘔惡를 주치한다.

2. 강기화담(降氣化痰): 濕痰이 內盛한 咳嗽喘滿에 사용하는 것이 적당하다.

371. 燈草등초(등심초)

가 결

燈草味甘등초미감 運利小便운리소변
癃閉成淋융폐성림 濕腫爲最습종위최

燈草는 味甘하여 小便이 잘 나오게 한다.
癃閉로 생긴 淋症과 濕腫에 사용되는 최고의 약이다.

【약성설명】

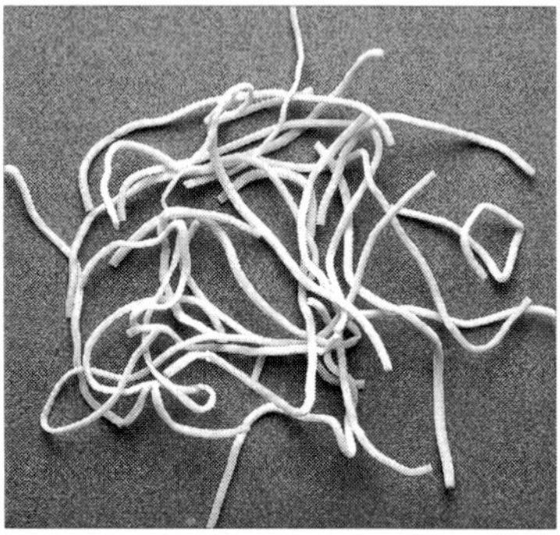

등초는 味甘하여 淡滲利濕하며 微寒淸降하는 작용이 있다. 心臟과 小腸의 열을 淸熱시키고 利尿通淋을 치료하는데 좋다. 熱淋의 要藥이 된다.

【효능과 응용】

1. 이뇨통림(利尿通淋): 熱淋으로 인한 澁痛과 小便不利를 주치한다.

2. 청심제번(淸心除煩): 心經火盛으로 心煩不眠하거나 小兒가 熱盛하여 急驚하는 경우에 사용한다.

372. 艾葉애엽

가 결

艾葉溫平애엽온평 溫經散寒온경산한
漏血安胎루혈안태 心痛即安심통즉안

艾葉은 성미가 溫平하여 溫經하고 散寒한다.
漏血을 다스리고 安胎하며 心痛을 즉시 편안하게 한다.

【약성설명】

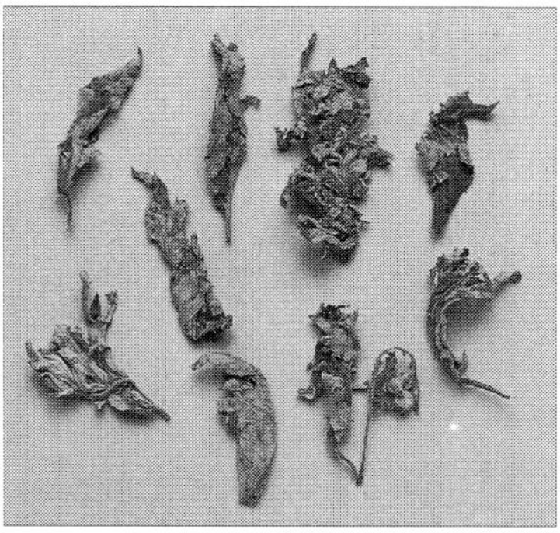

애엽의 辛溫한 성미는 行散하고 苦溫함은 除濕하여 溫暖下焦와 除寒濕에 뛰어나다. 부인과 질환에 상용하고, 辛溫한 성미를 이용하여 뜸의 재료로 활용한다.

【효능과 응용】

1. 온경지혈(溫經止血): 下元虛冷으로 痛經, 經閉, 崩漏出血, 宮冷不孕하는 것을 다스린다.
   약력이 비교적 약한편이므로 다른 약의 보조약으로 많이 사용된다.

2. 산한지통(散寒止痛): 風濕痺證과 關節疼痛을 치료하는데 상용되며, 침치료시에 艾灸로 응용한다.

이외에 애엽을 달인 물을 이용하여 濕痒을 치료하는데 응용한다.

373. 綠豆 녹두

가 결

綠豆氣寒 녹두기한　能解百毒 능해백독
止渴除煩 지갈제번　諸熱可服 제열가복

綠豆는 氣寒하고 백가지 毒을 능히 解毒한다.
止渴, 除煩하며, 모든 熱證에 복용할 수 있다.

【약성설명】

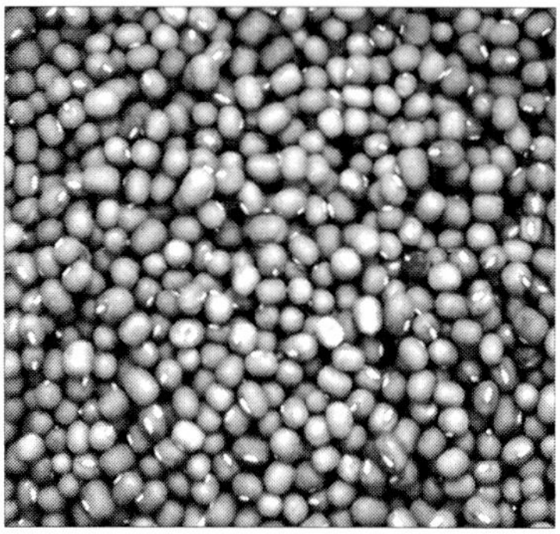

녹두는 味甘性寒하여 暑熱을 제거하기 때문에 暑熱로 인한 煩渴을 치료하는데 좋은 효과를 보인다. 이외에도 약물로 인한 中毒증세를 치료하는 효능이 있다.

【효능과 응용】

1. 청서열(淸暑熱): 여름철의 暑熱로 인한 煩渴, 小便短赤을 치료한다.

2. 해약독(解藥毒): 附子 등 유독한 약재로 인한 중독증세를 해독한다.

374. 川椒 천초

가결

川椒辛熱 천초신열　祛邪逐寒 거사축한
明目殺蟲 명목살충　溫而不猛 온이불맹

川椒는 辛熱하고 邪氣를 제거하며 寒氣를 몰아낸다.
明目, 殺蟲작용을 하고, 溫하나 맹렬하지는 않다.

【약성설명】

천초는 辛熱하고 中焦를 溫暖하며 燥散하는 성질이 있어 除濕散寒하고 더불어 止痛에 양호한 효과가 있다. 따라서 주로 寒腹痛에 사용하고, 殺蟲에도 응용한다.

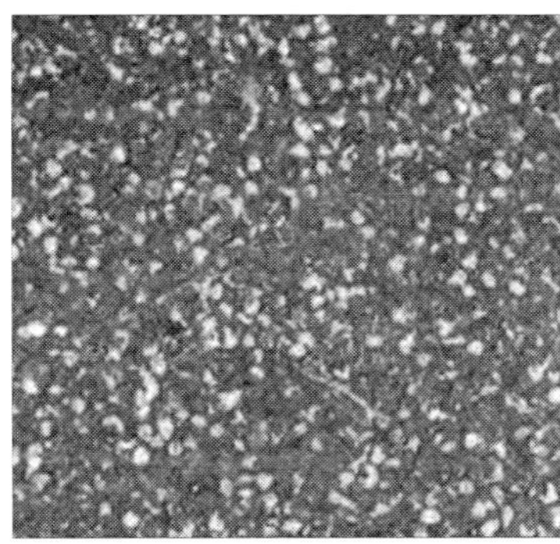

【효능과 응용】

1. 온중지통(溫中止痛): 中焦虛寒으로 脘腹冷痛, 吐逆腹瀉등의 증세가 있는 것과 寒濕으로 泄瀉하는 것을 다스리는데, 溫中補虛止痛하는 약들과 배오하여 사용한다.

2. 살충(殺蟲): 蛔蟲腹痛으로 吐蛔, 便蛔하는 것을 치료한다.

375. 胡椒호초

가결

胡椒味辛호초미신　心腹冷痛심복냉통
下氣溫中하기온중　跌撲堪用질박감용

胡椒는 味辛하고 心腹의 冷痛을 다스린다. 下氣, 溫中하며 跌撲을 잘 치료한다.

【약성설명】

호초는 味辛性熱하여 주로 胃經에 入하여 溫中散寒하고 暖胃止痛하기 때문에 胃寒脘痛에 사용한다.

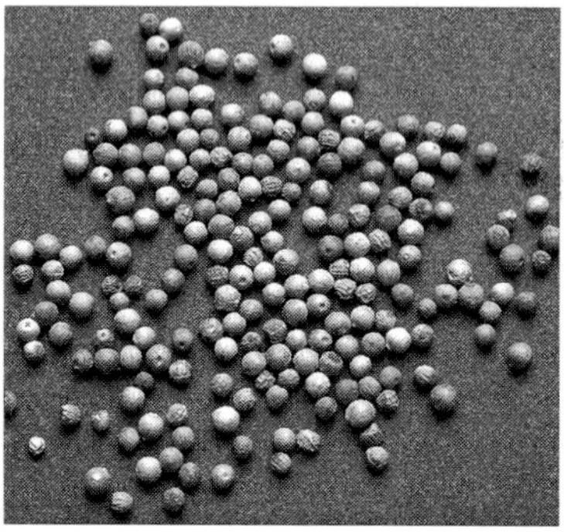

【효능과 응용】

1. 온중지통(溫中止痛): 胃寒脘痛, 嘔吐腹瀉, 食少納保등을 다스린다. 調味料로 사용하면 開胃, 增食하는데 도움이 된다.

376. 石蜜 석밀

가 결

石蜜甘平 석밀감평　入藥煉熟 입약련숙
益氣補中 익기보중　潤燥解毒 윤조해독

石蜜은 甘平하고 入藥시에는 煉熟해야 한다. 益氣補中하며 潤燥하고 解毒한다.

【약성해설】

석밀은 甘平質潤한 성미로 滋補潤燥하고 補中潤肺와 滑腸通便을 잘하기 때문에 中虛肺燥와 津傷便秘에 주로 사용한다.

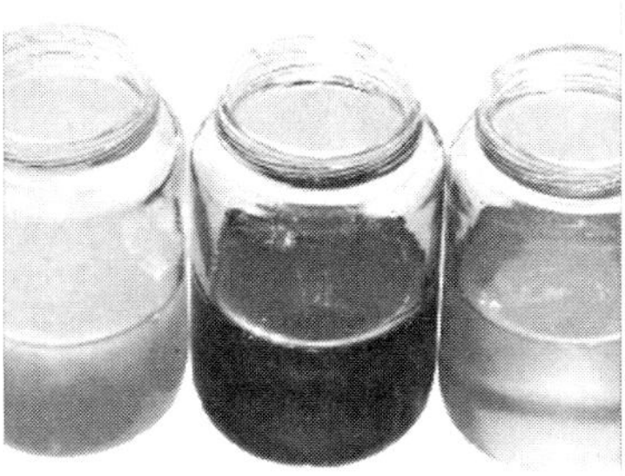

【효능과 응용】

1. 윤조활장(潤燥滑腸): 津枯로 인한 腸燥便秘에 사용한다.

2. 윤폐지해(潤肺止咳): 肺燥乾咳, 肺虛久咳를 다스린다.

3. 완급지통(緩急止痛): 中焦虛寒으로 인한 脘痛과 寒疝腹痛을 치료한다.

이외에도 烏頭毒을 解毒하고, 환제를 만들 때 석밀을 넣으면 滋補함이 증대되고 방부 역할을 한다.

377. 馬齒莧마치현

가 결

馬齒莧寒마치현한 靑盲白翳청맹백예
利便殺蟲리변살충 癥癰咸治징옹함치

馬齒莧은 性寒하고 靑盲과 白翳를 치료한다.
利便과 殺蟲을 하며 癥癰을 모두 치료한다.

【약성설명】

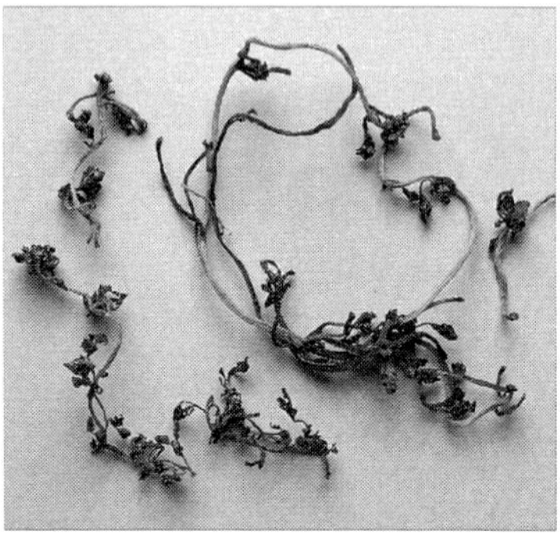

마치현은 酸寒하여 心經으로 入하고 血分으로 走하여 凉血止血하고 解毒療癰한다. 또한 大腸으로 入하여 淸腸하고 凉血治痢한다. 따라서 血痢와 瘡毒에 상용한다.

【효능과 응용】

1. 양혈치리(凉血治痢): 熱毒血痢와 濕熱痢疾을 치료한다.

2. 해독소옹(解毒消癰): 火毒으로 인한 瘡瘍을 치료한다.

이외에도 崩漏下血과 凉血止血의 효능이 있다.

378. 葱白 총백

가 결

葱白辛溫 총백신온　發表出汗 발표출한
傷寒頭疼 상한두동　腫癰皆散 종통개산

葱白은 辛溫하고 發表, 汗出한다. 傷寒頭疼과 腫癰을 모두 흩어버린다.

【약성설명】

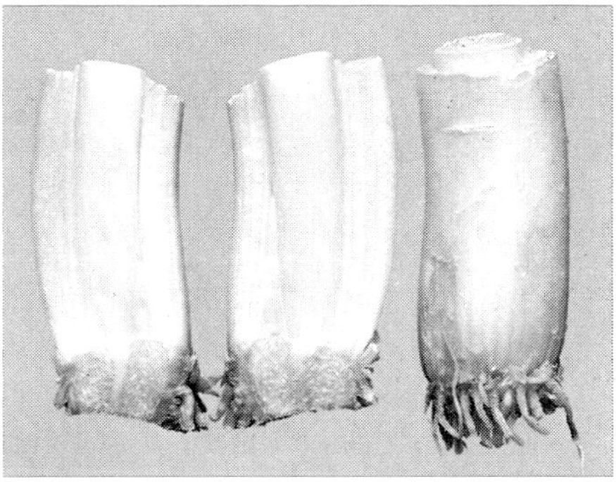

총백은 辛散溫通하고 성질이 走竄하기 때문에 밖으로는 發汗解表하고 안으로는 陽氣를 通達하지만 약력이 비교적 약하기 때문에 風寒外感과 陰盛格陽등의 증상에 사용되지만, 주로 다른 약의 보조약으로 사용된다.

【효능과 응용】

1. 발한해표(發汗解表): 輕證의 外感風寒을 다스린다.

2. 통달양기(通達陽氣): 陰寒內盛으로 외부로 格陽되어 脈微, 厥逆, 腹瀉등의 증상이 있는 것을 치료하는데, 주로 附子등의 약과 배오하여 사용한다.

그 외에 瘡癰疔毒을 치료하는데 外敷하여 사용한다.

379. 胡荽 호유

가 결

胡荽味辛 호유미신 上止頭疼 상지두동
內消穀食 내소곡식 痘疹發生 두진발생

胡荽는 味辛하여 위로는 頭疼을 그치게 하고, 안으로는 곡식을 소화되게 하며, 痘疹이 발생한 것을 치료한다.

【약성설명】

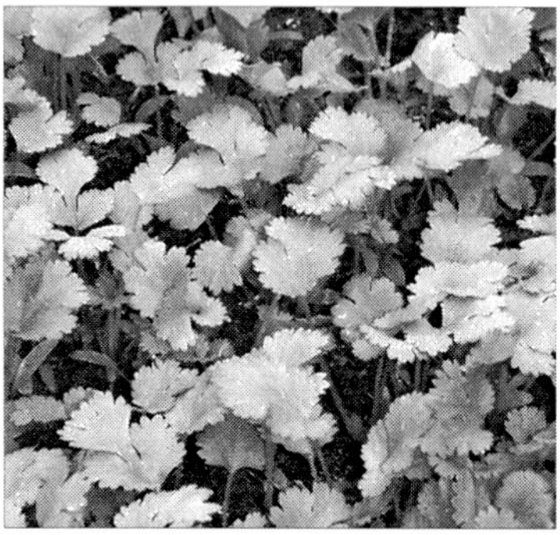

호유는 辛散香竄하여 散寒透疹하며 開胃增食한다. 주로 痲疹에 응용한다.

【효능과 응용】

1. 발표투진(發表透疹): 痲疹 초기에 透發不暢하거나 出疹感寒, 瘡毒內陷한 것을 치료한다.

이외에 호유를 조미료로 사용하면 開胃增食한다.

380. 韭구

가결

韭味辛溫구미신온 祛除胃寒거제위한
汁清血瘀즙청혈어 子醫夢泄자의몽설

韭는 辛溫하여 胃寒을 제거한다.
부추즙은 瘀血을 淸하고 韭子는 夢泄을 낫게 한다.

【약성설명】

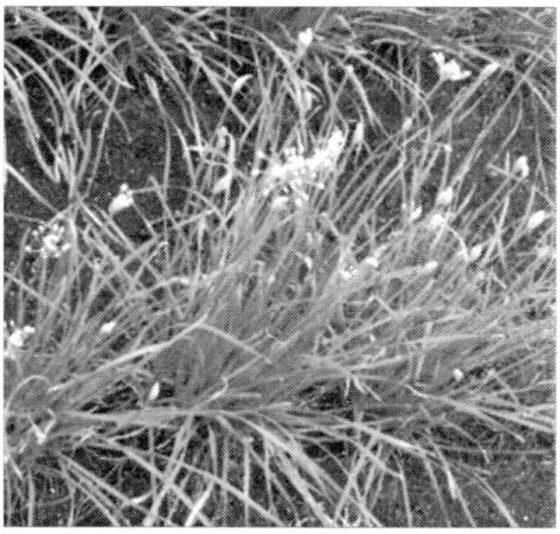

구는 辛溫行散하여 胃腸氣滯를 先通하고 散寒하기 때문에 腸胃의 寒鬱氣滯를 낫게 한다. 구자는 助腎陽, 固精關하여 下元虛損不固에 사용한다.

【효능과 응용】

1. 온중행기(溫中行氣): 腸胃의 寒鬱氣滯된 것과 脘脹悶痛을 다스린다.

2. 조양고정(助陽固精): 腎陽不足, 精關不固하여 遺精滑泄한 것을 치료한다.

381. 大蒜대산

가 결

大蒜辛溫대산신온 化肉消穀화육소곡
解毒散癰해독산옹 多用傷目다용상목

大蒜은 辛溫하여 肉穀을 소화시키고 解毒, 散癰하며 多用하면 傷目한다.

【약성설명】

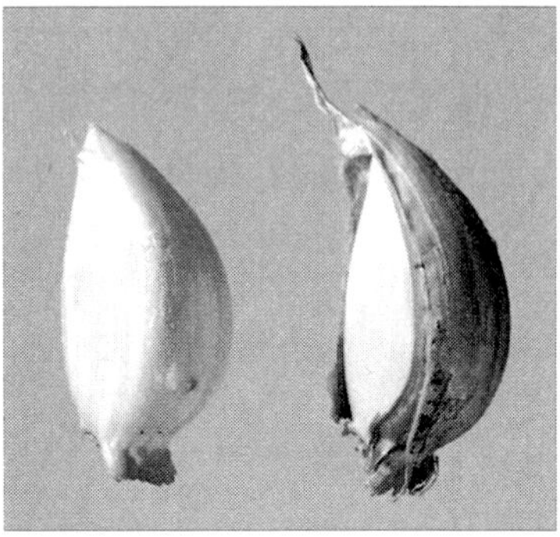

대산은 辛溫하여 解毒과 抑菌작용을 하며 消炎消腫에 효과가 있고, 殺蟲작용을 하기 때문에 瘡癤膿腫과 여러 종류의 감염성 질병 및 장내 기생충 질환에 사용한다.

【효능과 응용】

1. 억균해독(抑菌解毒): 瘡癰癤腫, 肺勞咳嗽, 急性菌痢에 사용한다.

2. 살충(殺蟲): 鉤蟲, 蟯蟲을 치료한다.

이외에도 유행성 감기를 예방하는 효과가 있다.

382. 食鹽 식염

가 결

食鹽味鹹 식염미함　能吐中痰 능토중담
心腹卒痛 심복졸통　過多損顔 과다손안

食鹽은 味鹹하고 중초의 痰을 吐하게 한다.
心腹의 卒痛을 치료하며, 과다하게 복용하면 안면을 손상한다.

【약성설명】

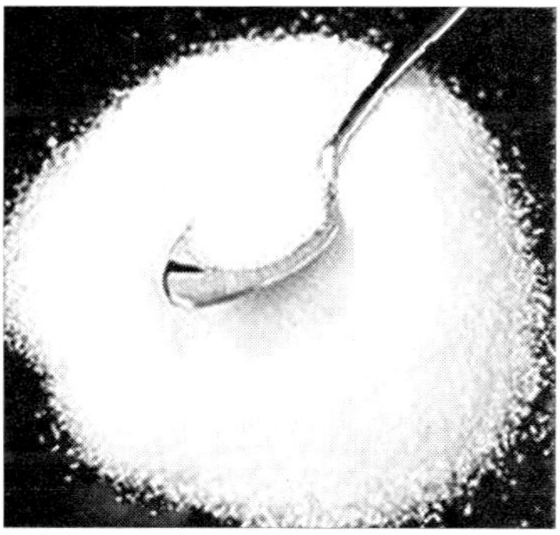

식염을 내복하면 催吐의 효과가 있어서 食積痰飮을 제거할 수 있다. 外用하면 殺菌解毒의 효능이 있고 目赤과 瘡腫을 치료할 수 있다.

【효능과 응용】

1. 내복최토(內服催吐): 胃中의 食積不化로 脘腹脹悶한 것을 다스리고, 痰飮內盛으로 痰迷癲狂한 것을 다스린다.

2. 외세해독(外洗解毒): 目赤腫痛, 齒齦腫爛, 火毒瘡瘍을 다스린다.

383. 茶다

가 결

茶茗性苦다명성고　熱渴能濟열갈능제
上淸頭目상청두목　下消食氣하소식기

茶茗은 성미가 苦하고 熱渴을 능히 救濟한다.
위로는 頭目을 淸하고, 아래로는 食氣를 消한다.

【약성설명】

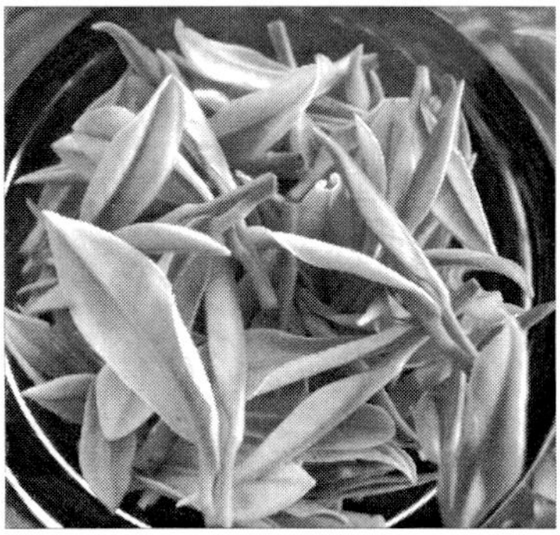

차는 성미가 苦寒하여 淸降하기 때문에 淸心降火하고 利尿解暑한다. 暑熱로 煩渴, 尿赤한 것에 사용하고, 醒腦하는 흥분작용이 있다.

【효능과 응용】

1. 청열리뇨(淸熱利尿): 暑熱로 心煩, 發熱口渴, 尿赤短少한 것을 다스린다.

2. 흥분성뇌(興奮醒腦): 神疲, 嗜眠을 치료한다.

384. 酒주

가결

酒通血脈주통혈맥 消愁遣興소수견흥
少飮壯神소음장신 過多損命과다손명

술은 血脈을 通하게 하고 시름을 잊게 하며 흥이 나게 한다.
적게 마시면 壯神하지만 과다하게 마시면 壽命을 損傷시킨다.

【약성설명】

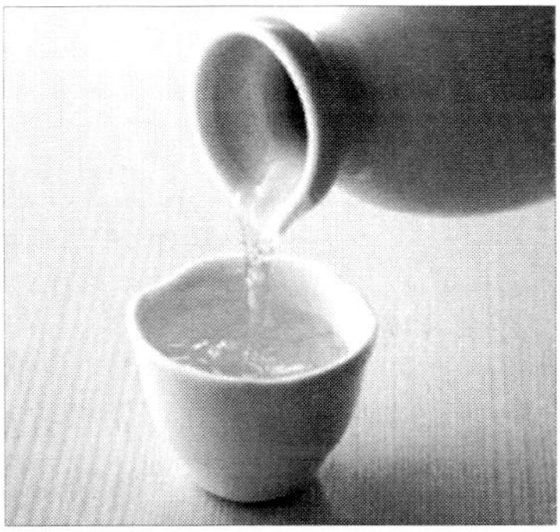

술은 辛熱한 성미로 성질이 走竄하여 血脈을 善行시키고, 약의 기운을 上行시킨다. 血分의 瘀滯로 인한 증상에 적용하며 다른 약을 炮炙할 때 輔料로 사용한다. 다른 약의 기운을 上達하는 인경약으로 사용하며 活血하는 효능을 增强시킬 때 사용한다.

【효능과 응용】

1. 통리혈맥(通利血脈): 風濕痺證, 肢節疼痛에 사용하고 胸痺心痛을 치료하는 처방을 복용할 때 효과를 증진하기 위해 酒服한다.

2. 인약상행(引藥上行): 다른 약과 같이 사용하면, 약기운을 上達시키기 때문에 頭面, 口舌등의 上部 질병을 치료하는데 사용된다.

385. 醋초

가 결

醋消腫毒초소종독 積瘕可去적가가거
產後金瘡산후금창 血暈皆治혈훈개치

醋는 腫毒을 없애고, 積瘕를 가히 제거한다.
産後나 金瘡으로 血暈한 것을 모두 치료한다.

【약성설명】

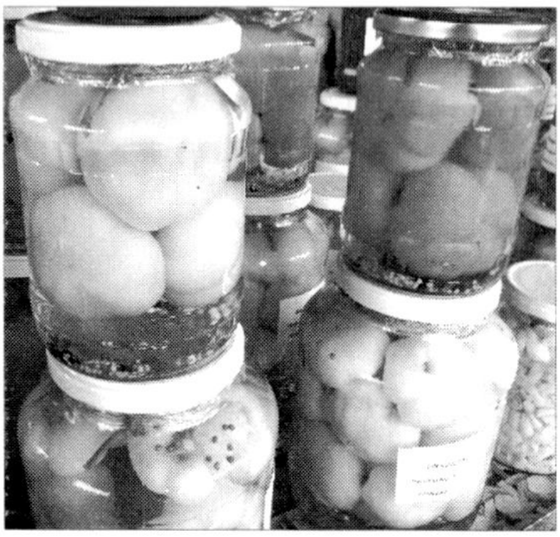

식초의 味酸함은 安蛔하고, 苦溫함은 散瘀하기 때문에 蛔蟲腹痛과 血分瘀滯의 諸症에 사용한다.

【효능과 응용】

1. 안회(安蛔): 蛔蟲腹痛과 膽道蛔蟲에 사용하는데 緩急止痛과 驅蟲을 한다.

2. 산어(散瘀): 血分瘀滯, 胸腹疼痛을 치료한다.

386. 淡豆豉담두시

가 결

淡豆豉寒담두시한 能除懊憹능제오뇌
傷寒頭痛상한두통 兼理瘴氣겸리장기

淡豆豉는 性寒하고 懊憹를 능히 제거한다.
傷寒頭痛을 치료하고 겸하여 瘴氣를 다스린다.

【약성설명】

담두시는 辛散苦泄하고 宣散透發하여 밖으로는 表邪를 풀고, 안으로는 鬱煩을 제거하여 外感表證과 心胸鬱悶을 치료하는데 사용한다.

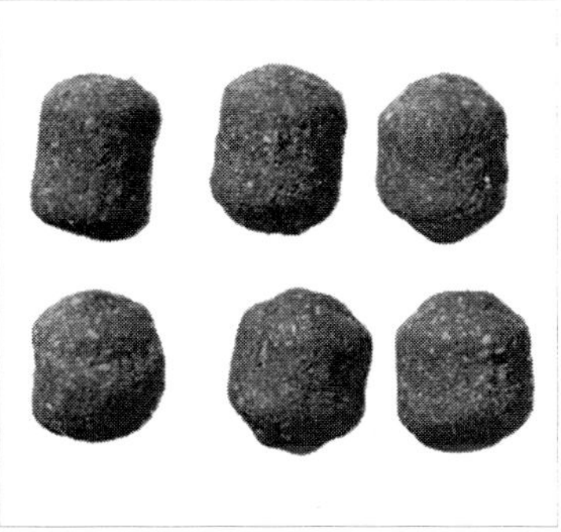

【효능과 응용】

1. 발한해표(發汗解表): 外感表證으로 惡寒發熱하는 증에 사용한다.
2. 산울제번(散鬱除煩): 熱鬱胸膈으로 煩悶不眠한 증에 사용한다.

387. 蓮子 연자

가 결

蓮子味甘 연자미감 健脾理胃 건비리위
止瀉澁精 지사삽정 清心養氣 청심양기

蓮子는 味甘하고 脾胃를 튼튼히 한다. 止瀉와 澁精을 하며 淸心하고 養氣한다.

【약성설명】

연자의 甘平한 성미는 心脾를 補益하고, 味澁함은 固精止瀉한다. 따라서 脾腎이 虛損不固한 증세에 사용하는데, 芡實과 효능이 비슷하지만, 연자는 淸心安神의 효능도 있다.

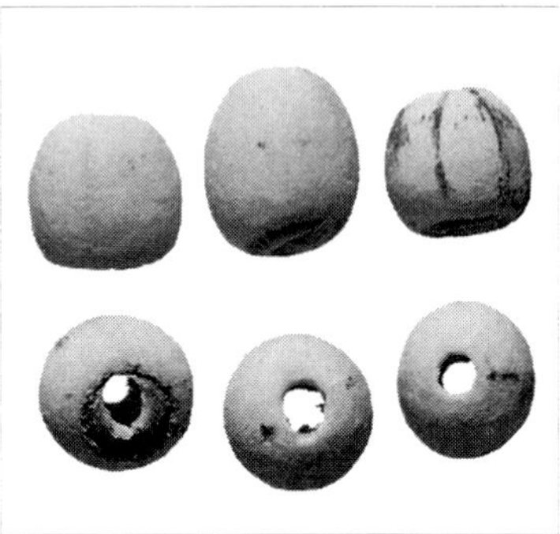

【효능과 응용】

1. 건비지사(健脾止瀉): 脾虛久瀉에 補氣藥과 같이 배오하여 사용한다.

2. 익신고정(益腎固精): 下元虛損으로 小便白濁, 遺精滑泄한 것을 다스린다.

3. 양심녕신(養心寧神): 氣陰不足, 心失所養, 失眠多夢 등을 치료한다.

388. 大棗대조

가 결

大棗味甘대조미감 調和百藥조화백약
益氣養脾익기양비 中滿休嚼중만휴작

大棗는 味甘하고 百藥을 調和시킨다.
益氣와 養脾하며, 만약 中滿하면 복용을 쉬어야 한다.

【약성설명】

대조의 甘溫함은 益氣하고 質潤함은 養血하며, 味甘함은 緩和하기 때문에 氣血虧虛 및 다른 약의 毒烈함을 완화하는데 사용된다.

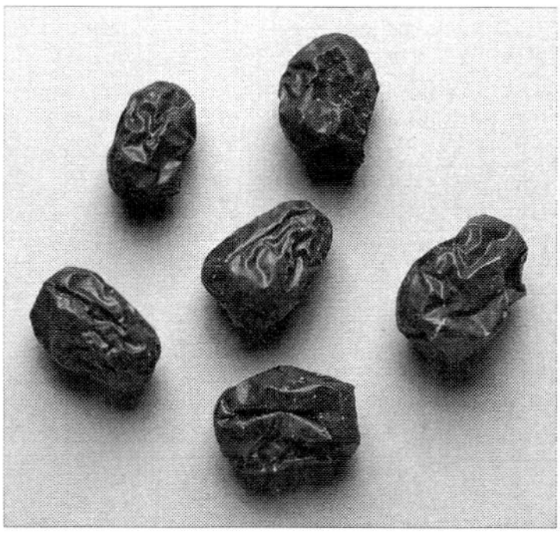

【효능과 응용】

1. 양혈안신(養血安神): 血虛로 面色痿黃, 心失所養하거나 血虛臟躁한 증세를 다스린다.

2. 보중익기(補中益氣): 中氣不足, 脾胃虛弱으로 인한 諸症을 다스린다.

3. 완화약성(緩和藥性): 다른 약과 배오되어 毒烈한 성질을 완화하고 正氣를 보호한다.

389. 人乳 인유

가 결

人乳味甘 인유미감 補陰益陽 보음익양
悅顔明目 열안명목 羸劣妙方 리렬묘방

人乳는 味甘하고 補陰, 益陽한다.
얼굴을 좋게 하고, 明目하며 여윈 것에 효과가 좋은 약이다.

【약성설명】

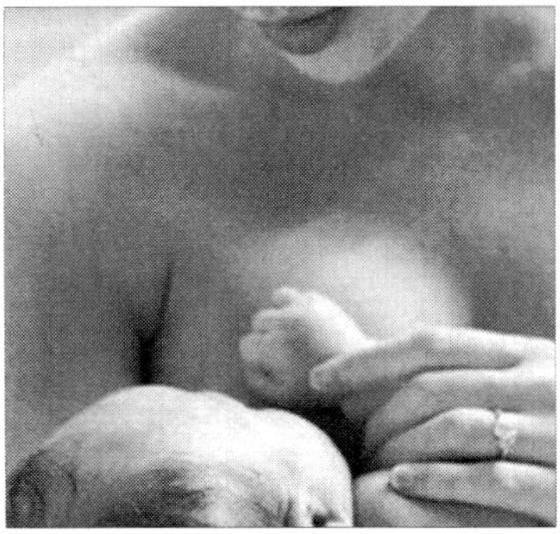

인유는 甘平한 성미로 滋陰養血하고 益氣助陽한다. 虛損羸弱으로 不足한 諸症을 다스린다.

【효능과 응용】

1. 자음양혈윤조(滋陰養血潤燥): 남녀의 氣血虛損으로 體弱羸瘦, 津傷消渴, 虛風癱瘓, 血虛經閉, 便秘, 陰虛目暗昏花 등의 증세를 다스린다.

390. 童便동변

가 결

童便味凉동편미량　打撲瘀血타박어혈
虛勞骨蒸허로골증　熱嗽尤捷열수우첩

童便은 性凉하고 打撲과 瘀血을 치료한다.
虛勞骨蒸과 熱嗽에 대한 효과가 심히 빠르다.

【약성설명】

동변은 鹹寒한 성미로 滋陰降火하는 효과가 좋다. 入血하여 散瘀血하면서 凉血止血하기 때문에 모든 陰虛內熱과 血熱出血, 血分瘀熱에 사용할 수 있다.

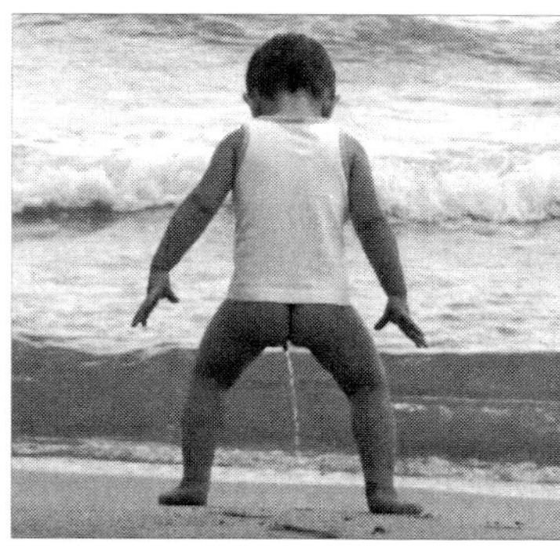

【효능과 응용】

1. 자음강화(滋陰降火): 肺痿咳嗽, 虛火頭痛, 咽腫, 陰虛發熱, 內熱消渴에 사용한다.

2. 량혈지혈산어(凉血止血散瘀): 血熱妄行으로 吐血, 衄血하거나 外傷으로 出血, 瘀血腫痛하거나 癥積腹滿 등의 증을 다스린다.

391. 生薑생강

가결

生薑性溫생강성온 通暢神明통창신명
痰嗽嘔吐담수구토 開胃極靈개위극령

生薑은 性溫하고 神明을 通暢시킨다.
痰嗽, 嘔吐를 치료하고 開胃함이 지극히 신령스럽다.

【약성설명】

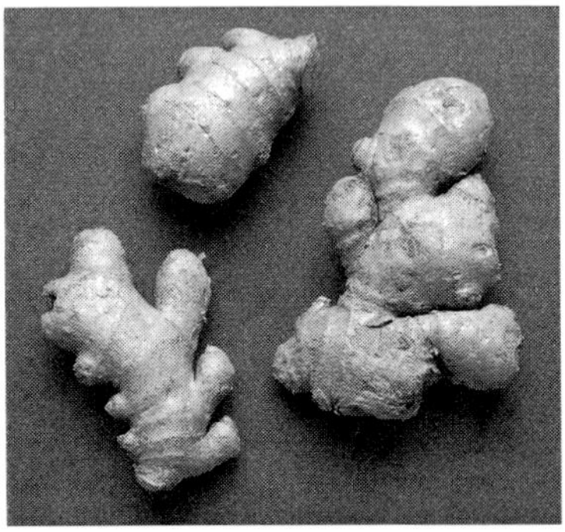

생강은 辛溫發散하고 肺經으로 入하여 밖으로는 發汗하고 안으로는 化痰하는데 發表力은 비교적 약하지만 風寒咳嗽를 잘 다스린다. 胃經으로 入하여 溫中止嘔에 뛰어나기 때문에 여러 종류의 嘔吐症에 사용한다.

【효능과 응용】

1. 발한해표(發汗解表): 경증의 風寒感冒에 사용한다.

2. 온폐지해(溫肺止咳): 風寒客肺로 咳嗽痰多한 것을 치료한다.

3. 온중지구(溫中止嘔): 胃寒嘔吐를 치료하고, 다른 약을 배오하면 여러 종류의 嘔吐症에 사용할 수 있다.

찾아보기

저자 최 현 명

- 한의학박사
- 상지대학교 한의과대학 대학원 외래교수(現)
- 경희영창한의원 원장(現)
- KBS1, KBS2, tvn, 이데일리티비, 채널A, 채널view, mbn 자문 출연
- 저서 : 내 몸을 살리는 공진단이야기

본초학 입문 필독서 시리즈 1

약성가괄사백미

인 쇄	2016년 3월 28일
발 행	2016년 3월 31일
편 저	최현명
발 행 인	김정찬
발 행 처	도서출판 정담
주 소	서울특별시 송파구 송이로17길 50-27 (가락동 13-10) 2층
전 화	02-443-2791
팩 스	02-430-7370
홈페이지	www.jdb.co.kr
등 록	제 22-135호
정 가	28,000원
I S B N	978-89-8085-810-1